Questões Comentadas em Cirurgia da Mão

Guia para Concursos

São Paulo

2020

Questões Comentadas em Cirurgia da Mão

Guia para Concursos

Autor
Bruno Ferreira Gonçalves
Médico pela Universidade Federal de Uberlândia (UFU).
Ortopedista pelo Hospital das Clínicas da Universidade Federal de Uberlândia (HC-UFU).
Cirurgião de Mão pelo Hospital das Clínicas da Universidade Federal de Goiás (HC-UFG).

Coautor
Eisenhower Pêgo de Sales Filho
Médico pela Universidade Federal de Minas Gerais (UFMG).
Ortopedista pelo Hospital do Ipsemg (Belo Horizonte, MG)
Cirurgião de Mão pelo Hospital São Francisco de Assis (grupo Dr. Pardini).

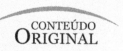

Produção editorial: Equipe Editora dos Editores
Revisão: Equipe Editora dos Editores
Diagramação: Equipe Editora dos Editores
Capa: Equipe Editora dos Editores

Impresso no Brasil
Printed in Brazil
1ª impressão – 2020

© 2020 Editora dos Editores

Todos os direitos reservados. Nenhuma parte deste livro poderá ser reproduzida, sejam quais forem os meios empregados, sem a permissão, por escrito, das editoras. Aos infratores aplicam-se as sanções previstas nos artigos 102, 104, 106 e 107 da Lei nº 9.610, de 19 de fevereiro de 1998.

ISBN: 978-65-86098-01-3

Editora dos Editores

São Paulo: Rua Marquês de Itu, 408 - sala 104 – Centro.
(11) 2538-3117
Rio de Janeiro: Rua Visconde de Pirajá, 547 - sala 1121 – Ipanema.
www.editoradoseditores.com.br

Este livro foi criteriosamente selecionado e aprovado por um Editor científico da área em que se inclui. A Editora dos Editores assume o compromisso de delegar a decisão da publicação de seus livros a professores e formadores de opinião com notório saber em suas respectivas áreas de atuação profissional e acadêmica, sem a interferência de seus controladores e gestores, cujo objetivo é lhe entregar o melhor conteúdo para sua formação e atualização profissional.
Desejamos-lhe uma boa leitura!

Dados Internacionais de Catalogação na Publicação (CIP)
Angélica Ilacqua CRB-8/7057

Gonçalves, Bruno Ferreira
  Questões comentadas em cirurgia dA mão: guia para concursos / Bruno Ferreira Gonçalves, Eisenhower Pêgo de Sales Filho.-- São Paulo : Editora dos Editores, 2020.
  336 p.

ISBN 978-65-86098-01-3
1. Mãos- Cirurgia 2. Mãos- Cirurgia- Problemas, questões, exercícios I. Título II. Sales Filho, Eisenhower Pêgo de

CDU 617.575

20-1489

Índices para catálogo sistemático:
1. Mãos- Cirurgia- Problemas, questões, exercícios

Colaboradores

Aedo Souza Khouri da Silva
Médico pela Faculdade de Tecnologia e Ciências (FTC), Salvador. Ortopedista pelo Hospital São Rafael, Salvador. Cirurgião de Mão pelo Hospital Ortopédico de Belo Horizonte (Serviço de Mão Professor Arlindo G. Pardini).

Alexwell Rodrigues Campos Segalla
Médico pela Universidade Federal de Uberlândia (UFU). Ortopedista pelo Hospital das Clínicas da Universidade Federal de Uberlândia (HC-UFU). Cirurgião de Joelho/ Médico Assistente pela Faculdade de Medicina do ABC, São Paulo.

Carlucci Martins Lopes
Médico pela Faculdade de Medicina de Itajubá, MG. Ortopedista pela Santa Casa de Misericórdia de Belo Horizonte. Cirurgião de Mão pelo Hospital Lifecenter. Membro Titular da Sociedade Brasileira de Ortopedia e Traumatologia (SBOT) e da Sociedade Brasileira de Cirurgia da Mão (SBCM).

Felipe Basilato Mazega
Médico pela Faculdade Ciências Médicas de Minas Gerais. Ortopedista pelo Hospital Universitário Ciências Médicas de Minas Gerais. Cirurgião de Mão pelo Hospital Maria Amélia Lins /Fundação Hospitalar do Estado de Minas Gerais (HMAL/FHEMIG). Cirurgião de Mão do Hospital Universitário Ciências Médicas e do Hospital Municipal de Contagem.

Hamilton Lobato Moreira Júnior
Médico pela Universidade Federal de Minas Gerais (UFMG). Ortopedista pela Santa Casa de Misericórdia de Montes Claros (Irmandade Nossa Senhora das Mercês). Cirurgião de Mão pelo Hospital Ortopédico de Belo Horizonte (Serviço de Mão – Professor Arlindo G. Pardini).

Henrique Gubert Freua Bufaical
Médico pela Universidade Federal de Goiás (HC-UFG). Ortopedista pelo Hospital das Clínicas da Universidade Federal de Goiás (HC-UFG). Cirurgião de Mão pelo Hospital Ortopédico de Belo Horizonte (Serviço de Mão Professor Arlindo G. Pardini). Fellowship no Institut Europeen de la Main França/Luxemburgo. Chefe do Serviço de Mão do Crer (Goiânia-GO)

Leonardo Peixoto Pancini
Médico pela Universidade Federal do Espírito Santo (UFES). Ortopedista pelo Hospital Maria Amélia Lins/Fundação Hospitalar do Estado de Minas Gerais (HMAL/FHEMIG). Cirurgião de Mão pelo Hospital Ortopédico de Belo Horizonte, Hospital Ortopédico de Belo Horizonte. Ortopedista e Cirurgião de Mão da Rede Meridional, Vitória, ES.

Marcos Vinicius Muniz Lemos Souto
Médico pela Universidade Federal de Goiás (HC-UFG). Ortopedista pelo HC-UFG. Residente em Cirurgia da Mão pelo HC-UFG.

Mario Yoshihide Kuwae
Supervisor da Residência de Cirurgia da Mão do Hospital das Clínicas da Universidade Federal de Goiás (HC-UFG).

Renata de Abreu Pedra
Médico pela Pontifícia Universidade Católica de São Paulo (PUC-SP). Ortopedista pelo Hospital Ortopédico de Goiânia. Cirurgia de Mão pelo Hospital das Clínicas da Universidade Federal de Goiás (HC-UFG).

Wilson Huang
Médico pela Universidade de Brasília (UNB). Ortopedista pelo Hospital de Base do Distrito Federal, DF. Cirurgião de Mão pelo Hospital das Clínicas da Universidade Federal de Goiás (HC-UFG).

Prefácio

Com o melhor entendimento do modo de aprendizado do adulto e da compreensão da memória humana, sabe-se hoje que métodos de aprendizagem passivos, como a simples leitura ou a simples participação como ouvinte de uma aula teórica, são insuficientes para o aprendizado significativo. É necessário exercitar! De todas as formas!

A formação médica é um processo complexo e multifatorial que necessita de estudo árduo e muito treinamento prático. Estão envolvidos, além de muito esforço pessoal, dezenas de professores, preceptores, colegas e pacientes durante muitos anos. Mas ser médico não é apenas ser bem formado. É, também, lidar com a dor e o sofrimento alheios e, às vezes, próprios. Sendo assim, é necessário que fique claro que a intenção principal deste livro é realizar uma contribuição teórica na formação do cirurgião da mão e do ortopedista mais audaz. O ensino do profissionalismo e de técnicas apuradas de estudo fogem do nosso escopo.

Este livro deve ser entendido como uma fonte de estudo objetiva para a preparação para provas de concursos na área de cirurgia da mão em geral e, por conseguinte, de ortopedia e cirurgia plástica, que a englobam. É, em verdade, fruto de um estudo focado que durou dois anos e culminou na aprovação do autor idealizador do projeto em 2º lugar na prova de título da Sociedade Brasileira de Cirurgia da Mão, mesmo tendo que dividir o tempo entre atividades da residência, estudos, trabalho, esposa, filho de três anos e filha de seis meses, restante da família, amigos e demais obrigações. Tentar-se-á contar um pouco do segredo que fez com que, mesmo entre noites mal dormidas e trocas de fraldas às vésperas da prova, o sucesso pôde ser obtido com direito a cereja no bolo: nota 10 na prova oral!

A intenção é, portanto, ajudar no preparo para a realização de provas teóricas dessa especialidade cheia de detalhes, às vezes de difíceis percepção e memorização com a simples leitura.

Sendo assim, o livro foi dividido em seções, da seguinte forma:

- **Questões resolvidas:** mais de 400 questões comentadas;
- *Hotpoints:* aproximadamente 170 frases rápidas e de assuntos diversos e aleatórios – revisão direta pontual em muitos tópicos "quentes";
- **Palavras-chave:** foi feita uma varredura do livro "*Green´s*" (7ª ed.) focada principalmente em epidemiologia, buscando os "mais" comuns, "mais" importantes, maiores, predominantes, etc., nas diversas áreas da especialidade;
- **Assuntos extras:** noções básicas de retalhos pediculados de membros inferiores que já foram cobrados em prova oral de título da SBCM, ou têm potencial para tal, e não estão no *Green's* ou no livro do prof. Pardini;

- simulados: cerca de 400 questões de fixação, que cobrem praticamente todo o conteúdo da especialidade.

Inicialmente, foi pensado que a simples presença dessas informações num material como este poderia transformar todo ele automaticamente em *"coldpoints"*. Ou seja, que as bancas poderiam começar a evitar a cobrança dos conteúdos aqui presentes por serem considerados como "carta marcada". No entanto, chegou-se à conclusão de que isso não é possível. Pelo menos não enquanto o *Green's* for a principal referência em cirurgia da mão no mundo e o livro do prof. Pardini no Brasil. São abordados assuntos de extrema importância para a cirurgia da mão e para a microcirurgia que não podem ser evitados em provas, sob o risco de se preterir o principal em prol do que é menos relevante. Isso nunca foi o objetivo da SBCM e não é o que se espera de nenhuma banca examinadora, portanto não acreditamos que irá ocorrer.

Sem mais, muito obrigado e bom estudo!

Eisenhower Pêgo de Sales Filho

Sumário

QUESTÕES COMENTADAS	1

1. Anatomia, princípios básicos e outros temas ... 3
2. Mão ... 13
3. Punho ... 43
4. Cotovelo e antebraço ... 77
5. Nervos ... 85
6. Mão pediátrica ... 113
7. Reconstrução óssea e de partes moles ... 137
8. Outros distúrbios dos membros superiores ... 151

HOTPOINTS	165

9. Hotpoints ... 167

PALAVRAS-CHAVE	179

10. More common e most common ... 181
11. Mostly, mainly, most frequent, frequently, pathognomonic, predominantly ... 193

ASSUNTOS EXTRA 207

12 Retalhos pediculados mais usados em MMII 209

SIMULADOS 217

13 Anatomia, vias de acesso e princípios básicos 219
14 Mão I 231
15 Mão 2 243
16 Punho 255
17 Cotovelo e antebraço 267
18 Nervos 279
19 Mão pediátrica 291
20 Reconstrução óssea e de partes moles 303
21 Outros distúrbios dos membros superiores 315
22 Miscelânea 327

QUESTÕES COMENTADAS

Bruno Ferreira Gonçalves

Anatomia e Princípios Básicos

Perguntas

1. O músculo conhecido como acessório do flexor longo do polegar é o:
   A. Músculo de Gantzer.
   B. Pronador terceiro.
   C. Músculo de Lister.
   D. Músculo de Swanson.

2. Em qual local se dá a inserção distal do músculo abdutor longo do polegar?
   A. Base do primeiro metacarpo.
   B. Cabeça do primeiro metacarpo.
   C. Base da falange proximal do polegar.
   D. Parte distal da falange proximal do polegar.

3. O primeiro músculo inervado pelo mediano, no antebraço, é o:
   A. Palmar longo.
   B. Pronador redondo.
   C. Flexor radial do carpo.
   D. Flexor profundo dos dedos.

4. O único osso do carpo a receber uma inserção tendinosa é o:
   A. Escafoide.
   B. Pisiforme.
   C. Piramidal.
   D. Trapézio.

5. O único osso da fileira distal do carpo que se articula com apenas um metacarpiano é o:
   A. Hamato.
   B. Capitato.
   C. Trapézio.
   D. Trapezoide.

6. Sobre a anatomia ligamentar do punho, o ligamento oblíquo de Weitbrecht também é conhecido como:
   A. Radioescafocapitato.
   B. Radiossemilunar longo.
   C. Ligamento de Testut.
   D. Ligamento transverso do carpo.

7. A tabaqueira anatômica é delimitada pelos seguintes tendões:
   A. Radialmente: extensor longo do polegar; ulnarmente: extensor radial longo do carpo.
   B. Radialmente: extensor curto do polegar; ulnarmente: extensor longo do polegar.
   C. Radialmente: abdutor longo do polegar; ulnarmente: extensor curto do polegar.
   D. Radialmente: extensor curto do polegar; ulnarmente: abdutor longo do polegar.

8. Na anestesia regional endovenosa (Bier), qual o tempo mínimo para desgarroteamento do membro após a administração do anestésico?
   A. 1 a 3 minutos.
   B. 5 a 10 minutos.
   C. 20 a 30 minutos.
   D. 40 a 60 minutos.

9. Marque a alternativa **incorreta** sobre a inervação dos dedos e os bloqueios anestésicos digitais:
   A. Quatro ramos nervosos (dois dorsais e dois volares) correm ao longo das laterais de cada dedo.
   B. No dedo mínimo, a parte dorsal da falange distal é suprida pelo nervo volar.
   C. No bloqueio digital transtecal, a bainha do tendão flexor é utilizada para a infusão do anestésico.
   D. O uso de anestésico local com epinefrina é seguro no bloqueio anestésico dos dedos.

10. No acesso cirúrgico anterior ao rádio de Henry, o plano internervoso encontra-se:
    A. Distalmente entre os músculos braquiorradial e flexor radial do carpo.
    B. Distalmente entre o braquiorradial e o extensor comum dos dedos.
    C. Proximalmente entre o braquiorradial e pronador redondo.
    D. As alternativas A e C estão corretas.

11. **Os músculos braquiorradial, flexor radial do carpo e pronador redondo são inervados, respectivamente, pelos nervos:**

    A. Radial, radial, mediano.
    B. Radial, radial, ulnar.
    C. Radial, mediano, mediano.
    D. Radial, ulnar, radial.

12. **Marque a alternativa INCORRETA:**

    A. Abaixo do músculo braquiorradial encontramos a artéria radial e o ramo superficial do nervo radial (nervo sensitivo).
    B. O terço proximal do antebraço é coberto pelo músculo supinador, através do qual passa o nervo interósseo posterior
    C. O nervo radial entra no músculo pronador redondo pela arcada de Frohse.
    D. O nervo interósseo posterior é ramo do nervo radial.

13. **O *mobile wad* é formado pelos músculos:**

    A. Flexor radial do carpo, extensor radial longo do carpo e extensor radial curto do carpo.
    B. Braquiorradial, extensor radial longo do carpo e extensor radial curto do carpo.
    C. Supinador, extensor radial longo do carpo e extensor radial curto do carpo.
    D. Pronador redondo, braquiorradial e flexor radial do carpo.

14. **Analise as seguintes afirmativas e marque a alternativa correta:**

    I. Corresponde ao plano internervoso entre o radial e o mediano: dissecção entre o músculo braquiorradial (n. radial), o flexor radial do carpo e o pronador redondo (n. mediano).
    II. Corresponde ao plano internervoso entre o mediano e ulnar: dissecção entre o músculo flexor ulnar do carpo (n. ulnar) e o flexor superficial dos dedos (n. mediano).
    III. Corresponde ao plano internervoso entre o ulnar e o interósseo posterior: dissecção entre o músculo flexor ulnar do carpo (n. ulnar) e o extensor ulnar do carpo (n. interósseo posterior).
    IV. O plano do item I é utilizado no acesso anterior ao rádio; o do item II expõe o nervo ulnar no antebraço; o do item III é usado para exposição da ulna.

    A. Somente a afirmativa I está correta.
    B. Somente as afirmativas I e II estão corretas.
    C. Somente a afirmativa IV está incorreta.
    D. Todas as afirmativas são corretas.

15. **Analise as seguintes afirmativas e marque a alternativa correta:**
    I. O nervo interósseo anterior é ramo do nervo mediano.
    II. As artérias radial e ulnar são ramos da artéria braquial.
    III. A artéria interóssea anterior é ramo da artéria radial.
    IV. O músculo braquiorradial participa da pronação do antebraço quando está em supinação, e da supinação quando o antebraço está em pronação.
    A. Somente as afirmativas I e II estão corretas.
    B. Somente as afirmativas I e III estão corretas.
    C. Somente a afirmativa III está incorreta.
    D. Somente a afirmativa IV está incorreta.

16. **No pedículo do retalho sural de fluxo reverso temos a artéria sural, o nervo sural e a veia:**
    A. Safena magna.
    B. Safena parva.
    C. Sural.
    D. Fibular superficial.

17. **De acordo com a classificação de Sunderland quanto às lesões nervosas, feita em 1951, marque a alternativa incorreta sobre as lesões do tipo I:**
    A. A excitabilidade elétrica do nervo distal ao local da lesão é preservada.
    B. Há retorno simultâneo da função motora na musculatura proximal e distal.
    C. Normalmente a função motora é mais profundamente afetada do que a função sensitiva.
    D. O avanço no sinal de Tinel pode ser percebido no exame físico.

18. **Qual dos músculos abaixo não é inervado pela raiz de C7?**
    A. Flexor longo do polegar.
    B. Peitoral maior.
    C. Latíssimo do dorso.
    D. Tríceps.

19. **Na osteossíntese da fratura diafisária do úmero com placa em ponte por técnica minimamente invasiva, descrita por Belangero, o acesso cirúrgico proximal é feito entre os músculos:**
    A. Deltoide lateralmente e bíceps medialmente.
    B. Bíceps lateralmente e braquial medialmente.
    C. Ancôneo lateralmente e extensor ulnar do carpo medialmente.
    D. Deltoide medialmente e tríceps lateralmente.

20. O músculo braquial recebe inervação dupla, que corresponde ao:
   A. Nervo radial na porção lateral e nervo ulnar na sua porção medial.
   B. Nervo radial na sua porção lateral e nervo musculocutâneo na sua porção medial.
   C. Nervo musculocutâneo na sua porção lateral e nervo mediano na sua porção medial.
   D. Nervo mediano na sua porção lateral e nervo musculocutâneo na sua porção medial.

21. O principal flexor do punho é o:
   A. Flexor radial do carpo.
   B. Flexor ulnar do carpo.
   C. Palmar longo.
   D. Flexores dos dedos.

22. Sobre o retalho lateral do braço, marque a alternativa incorreta:
   A. É um retalho fasciocutâneo.
   B. É suprido por uma vascularização de padrão septal.
   C. O suprimento vem do ramo posterior descendente da artéria braquial profunda.
   D. O pedículo do retalho fica entre o bíceps e o tríceps.

23. Sobre o retalho inguinal (*groin flap*), marque a alternativa incorreta:
   A. Não é necessário incluir a aponeurose dos músculos subjacentes na elevação do retalho.
   B. A inclusão da fáscia é obrigatória para a sobrevivência do retalho.
   C. A artéria nutrícia é a ilíaca circunflexa superficial.
   D. A artéria nutrícia desse retalho é ramo da artéria femoral.

Respostas Comentadas

1 A

Encontrado em cerca da metade das dissecções, o músculo de Gantzer é também conhecido como acessório do músculo flexor longo do polegar e na maioria dos casos insere-se nesse músculo. Pode inserir-se no músculo flexor profundo dos dedos. Pode estar mais ou menos desenvolvido, podendo inclusive estar duplicado. É inervado pelo nervo interósseo anterior.

Ref.: Pardini A. Cirurgia da Mão – Lesões não traumáticas. 2ª ed. Cap. 3, p. 25.

2 A

O abdutor longo do polegar se insere na base do 1º metacarpiano. É inervado pelo interósseo posterior.

Ref.: Pardini A. Cirurgia da Mão – Lesões não traumáticas. 2ª ed. Cap. 3, p. 29.

3 B

De proximal para distal, o nervo mediano envia ramos musculares na seguinte ordem: pronador redondo, flexor radial do carpo, palmar longo e flexor superficial dos dedos.

Ref.: Pardini A. Cirurgia da Mão – Lesões não traumáticas. 2ª ed. Cap. 3, p. 34.

4 B

O flexor ulnar do carpo insere-se no pisiforme e na base do 5º metacarpo. Este osso tem bastante mobilidade, apesar do grande número de inserções ligamentares. Está situado em um local vulnerável a traumatismos e, por isso, artrose pisiforme-piramidal não é incomum. No entanto, sua remoção cirúrgica afeta pouco, funcionalmente.

Ref.: Pardini A. Cirurgia da Mão – Lesões não traumáticas. 2ª ed. Cap. 3, p. 24 e 43.

5 D

Está localizado entre o escafoide (proximalmente), base do 2º metacarpiano (distalmente), trapézio (radialmente) e o capitato (ulnarmente).

Ref.: Pardini A. Cirurgia da Mão – Lesões não traumáticas. 2ª ed. Cap. 3, p. 44.

6 A

O ligamento radioescafocapitato origina-se na superfície volar do processo estiloide do rádio e insere-se no escafoide e capitato. É também chamado de ligamento oblíquo de Weitbrecht.

Ref.: Barros Filho TEP, Lech O. Exame Físico em Ortopedia. 3ª ed.; 2017. Cap. 8, p. 185.

7 B

A tabaqueira anatômica é delimitada radialmente pelo tendão do extensor curto do polegar e ulnarmente pelo extensor longo do polegar. No fundo da tabaqueira anatômica palpa-se o corpo do escafoide.

REF.: Barros Filho TEP, Lech O. Exame Físico em Ortopedia. 3ª ed.; 2017. Cap. 8, p. 191.

8 C

As complicações do bloqueio de Bier estão relacionadas principalmente aos efeitos colaterais dos anestésicos locais, sobretudo se houver falha mecânica do torniquete, levando a deflação precoce do manguito. Recomenda-se que o manguito fique inflado por 20 a 30 minutos após a injeção do anestésico local para minimizar os efeitos colaterais, particularmente nos sistemas cardiovascular e respiratório.

REF.: Green's Operative Hand Surgery. 7ª ed., Cap. 1, p. 11.

9 B

No dedo mínimo, o nervo digital dorsal se estende até a ponta do dedo; no território inervado pelo mediano, o nervo volar (dos outros dedos) dá sensibilidade ao dorso do dedo em toda a parte distal à articulação interfalangeana proximal.

REF.: Green's Operative Hand Surgery. 7ª ed., Cap. 1, p. 9, 10.

10 D

– inervação na resposta da questão 11.

REF.: Hoppenfeld S. *Vias de Acesso em Cirurgia Ortopédica – uma Abordagem Anatômica*. 4ª ed., p. 174.

11 C

Em relação à musculatura extrínseca, temos a inervação dos extensores pelo radial e dos flexopronadores pelo mediano, com exceção do flexor ulnar do carpo e flexores profundos do 4° e 5° dedos (inervados pelo ulnar).

REF.: Hoppenfeld S. *Vias de Acesso em Cirurgia Ortopédica – uma Abordagem Anatômica*. 4ª ed., p. 174-176.

12 C

O nervo radial entra no músculo supinador pela arcada de Frohse; a alternativa C está incorreta porque fala músculo pronador redondo.

REF.: Hoppenfeld S. *Vias de Acesso em Cirurgia Ortopédica – uma Abordagem Anatômica*. 4ª ed., p. 174-176.

13 B

O termo *mobile wad* refere-se ao grupo muscular radial, que desce pela face lateral do antebraço em supinação.

Ref.: Hoppenfeld S. *Vias de Acesso em Cirurgia Ortopédica* – uma Abordagem Anatômica. 4ª ed., p. 179.

14 D

Todas as afirmativas estão corretas e trazem informações anatômicas importantes a serem memorizadas.

Ref.: Hoppenfeld S. *Vias de Acesso em Cirurgia Ortopédica* – uma Abordagem Anatômica. 4ª ed., p. 182-184.

15 C

A artéria interóssea anterior é ramo da artéria interóssea comum que, por sua vez, é ramo da artéria ulnar.

Ref.: Hoppenfeld S. *Vias de Acesso em Cirurgia Ortopédica* – uma Abordagem Anatômica. 4ª ed., p. 182.

16 B

O retalho sural tem comportamento de retalho axial e possui três fontes de nutrição: plexo vascular da fáscia profunda, artéria sural superficial mediana, que acompanha o nervo sural medial e artérias que acompanham a veia safena menor (parva). O retorno venoso é realizado pela veia safena menor (parva). Pode ser utilizado com pedículo distal, apresentando dessa forma fluxo reverso, devendo ser preservada pelo menos a última perfurante mais calibrosa da artéria fibular, localizada até três dedos acima do maléolo lateral, que se anastomosa com a artéria sural superficial mediana. Obs.: a veia encontra-se medial ao nervo.

Ref.: Masquelet AC, Gilbert A. Atlas colorido de retalhos na reconstrução dos membros. Rio de Janeiro: Revinter; 1997. p. 160.

17 D

Nas lesões nervosas do tipo I da classificação de Sunderland não há nenhum dano axonal, nem regeneração; assim, nenhum avanço no sinal de Tinel está presente. Na maioria dos casos há restauração completa da função.

Ref.: Campbell's Operative Orthopaedics. 12 ed., vol. 4, p. 3057.

18 A

Os músculos peitoral maior (nervo peitoral lateral e medial), latíssimo do dorso (nervo toracodorsal) e tríceps (nervo radial) são inervados pela raiz de C7. O músculo flexor longo do polegar é inervado pelo mediano, correspondendo às raízes C8 e T1.

Ref.: Hoppenfeld S. *Vias de Acesso em Cirurgia Ortopédica* – uma Abordagem Anatômica. 4ª ed.

19 A

Após estudos anatômicos, foram identificados três acessos cirúrgicos pelos quais se pode introduzir uma placa na face anterior do úmero, sem risco de lesão vasculonervosa. O acesso proximal se faz entre os músculos deltoide lateralmente e bíceps braquial, medialmente. Nas fraturas do terço médio o acesso distal é feito entre os músculos bíceps braquial e braquial, com a placa introduzida de proximal para distal. Nas fraturas distais do úmero o acesso proximal é o mesmo, mas o acesso distal é o descrito por Kocher, com a placa introduzida de distal para proximal e fixada na face anterior da coluna lateral do úmero.

REF.: Livani B, Belangero WD. Osteossíntese de fratura diafisária do úmero com placa em ponte: apresentação e descrição da técnica. Acta ortop bras [online]. 2004;12(2):113-117. ISSN 1413-7852. Disponível em: http://dx.doi.org/10.1590/S1413-78522004000200007.

20 B

O músculo braquial é inervado na sua porção lateral pelo nervo radial e na sua porção medial pelo nervo musculocutâneo. Esta particularidade anatômica permite que o mesmo possa ser divulsionado longitudinalmente em toda a sua extensão, sem comprometimento da sua função.

REF.: Livani B, Belangero WD. Osteossíntese de fratura diafisária do úmero com placa em ponte: apresentação e descrição da técnica. Acta ortop bras [online]. 2004;12(2):113-117. ISSN: 1413-7852. Disponível em: <http://dx.doi.org/10.1590/S1413-78522004000200007>.

21 B

O flexor ulnar do carpo é o principal flexor do punho. Possui fixações musculares ao longo da diáfise da ulna, o que exige grandes incisões em caso de utilizá-lo para transferências tendinosas. No caso de paralisias do nervo radial, um flexor forte do punho deve ser mantido para evitar hiperextensão.

REF.: Campbell's Operative Orthopaedics. 12ª ed., vol. 4, p. 3504.

22 D

O retalho é suprido por artérias septais que se originam do ramo posterior descendente da artéria braquial profunda. Existem fontes bibliográficas que nomeiam essa artéria de colateral radial posterior. Essa artéria nutrícia fica no septo intermuscular lateral, entre o tríceps, o braquial e o braquiorradial.

REF.: 1. Masquelet AC, Gilbert A. Atlas colorido de retalhos na reconstrução dos membros. Rio de Janeiro: Revinter; 1997. p. 55.
2. Flaps in Hand and Upper Limb Reconstruction: Surgical Anatomy, Operative Techniques and Differential Therapy. 1st ed., p. 206.

23 B

Não é necessário incluir a aponeurose dos músculos subjacentes na elevação do retalho. Esse retalho pode atingir dimensões de até 35 x 15 cm. Retalhos muito extensos podem ser desenhados muito além do território suprido pela artéria bem identificada. A porção lateral desses retalhos é suprida por uma rede vascular muito rica, que continua o curso da artéria circunflexa superficial. A artéria ilíaca circunflexa superficial é de longo curso e define o retalho inguinal como de padrão axial. No entanto, em retalhos longos a porção lateral distal pode ser considerada como um retalho de padrão ao acaso/aleatório. O *groin flap* pode ser pediculado (peninsular) ou livre.

REF.: Masquelet AC, Gilbert A. Atlas colorido de retalhos na reconstrução dos membros. Rio de Janeiro: Revinter; 1997. p. 223.

Mão

Perguntas

1. **Qual das patologias abaixo ocorre mais comumente em mulheres de meia-idade, com prevalência maior nos diabéticos e portadores de psoríase?**
   A. Kienböck.
   B. Paroníquia crônica.
   C. Madelung.
   D. Condrossarcoma.

2. **Na descrição dos tipos de fasciíte necrosante baseados na bacteriologia da infecção, o tipo mais comum é:**
   A. Tipo 1.
   B. Tipo 2.
   C. Tipo 3.
   D. Tipo 4.

3. **A infecção mais comum na mão é o(a):**
   A. Félon.
   B. Tenossinovite purulenta dos tendões flexores.
   C. Osteomielite.
   D. Paroníquia.

4. **Um germe frequente causador de infecção após mordedura de cachorros e gatos é:**
   A. *Francisella tularensis*.
   B. *Mycobacterium marinum*.
   C. *Pasteurella multocida*.
   D. *Eikenella corrodens*.

5. **Embora não seja o microrganismo mais frequentemente cultivado, é o germe mais comumente associado com infecção por mordedura humana:**
   A. *Francisella tularensis.*
   B. *Mycobacterium marinum.*
   C. *Pasteurella multocida.*
   D. *Eikenella corrodens.*

6. **O uso de sanguessugas foi retomado recentemente, na cirurgia da mão, para diminuir a congestão venosa pós-operatória de retalhos. No entanto, em cerca de 18% dos casos em que são utilizadas, geram infecção local. O microrganismo mais comumente associado com essa prática é:**
   A. *Aeromonas hydrophila.*
   B. *Francisella tularensis.*
   C. *Mycobacterium marinum.*
   D. *Edwardsiella tarda.*

7. **Kanavel descreveu alguns sinais que ajudam no diagnóstico das tenossinovites infecciosas dos dedos. Segundo o próprio Kanavel, qual o mais importante deles?**
   A. Posição do dedo em semiflexão.
   B. Dor à palpação da bainha tendínea flexora.
   C. Aumento de volume de todo o dedo (dactilite).
   D. Síndrome do túnel do carpo.

8. **Na osteomielite hematogênica em crianças, o germe mais comum é:**
   A. *Salmonella.*
   B. *S. aureus.*
   C. *Streptococcus.*
   D. *E. coli.*

9. **Nos abscessos profundos da mão, o local de ocorrência mais comum é o espaço:**
   A. Mediopalmar.
   B. Tenar.
   C. Hipotenar.
   D. Parona.

10. **Sobre a hanseníase, marque a alternativa incorreta:**
    A. O nervo ulnar é sempre o primeiro tronco nervoso envolvido na extremidade superior.
    B. Cerca de 70% dos novos casos diagnosticados têm espessamento de um ou mais nervos.
    C. Noventa e cinco por cento dos pacientes com espessamento neural têm déficits neurológicos.
    D. O nervo ulnar é o mais comumente afetado, com ou sem lesões de pele.

11. **Sobre a hanseníase, marque a alternativa incorreta:**
    A. Apenas 5% de todas as pessoas infectadas desenvolvem sintomas clínicos.
    B. O esfregaço de pele é o padrão ouro para o diagnóstico da doença.
    C. Os abscessos de nervos são mais comuns no mediano.
    D. Durante o tratamento cirúrgico da doença, a liberação do nervo mediano no túnel do carpo promove recuperação sensorial em 90% dos casos.

12. **Qual a articulação mais comumente infectada por** *M. tuberculosis* **na extremidade superior?**
    A. Punho.
    B. Interfalangeana proximal.
    C. Interfalangeana distal.
    D. Cotovelo.

13. **A infecção crônica mais comum da mão, em países subdesenvolvidos, é a:**
    A. Tuberculose.
    B. Hanseníase.
    C. Nocardiose.
    D. Esporotricose.

14. **A infecção por tuberculose mais comum na mão acomete:**
    A. Osso.
    B. Articulação.
    C. Unha.
    D. Pele.

15. **O principal agente causador da paroníquia crônica é o(a):**
    A. *Candida albicans*.
    B. *Streptococcus*.
    C. *Pseudomonas*.
    D. *Staphylococcus*.

16. **Independentemente da técnica cirúrgica utilizada para o tratamento da contratura de Dupuytren, em se tratando de contratura da articulação interfalangeana proximal, qual dígito tem pior prognóstico?**
    A. Polegar.
    B. Indicador.
    C. Anular.
    D. Mínimo.

17. **Na doença de Dupuytren, em média, os pacientes têm dois ou três raios afetados. Os dedos mais comumente envolvidos são:**
    A. Polegar e indicador.
    B. Indicador e médio.
    C. Médio e anular.
    D. Anular e mínimo.

18. **Qual o tipo de colágeno que está presente em pequena quantidade (ou não está presente) na fáscia palmar normal e que está presente em alta quantidade na fáscia palmar com doença de Dupuytren?**
    A. I.
    B. II.
    C. III.
    D. IV.

19. **O estágio de Luck relacionado com maior recorrência da doença de Dupuytren após a fasciectomia é o:**
    A. Proliferativo.
    B. Involutivo.
    C. Residual.
    D. Não há relação entre recorrência da doença e os estágios de Luck.

20. **Um paciente que tem contratura em flexão de 50° da articulação metacarpofalangeana (MTF), 30° da interfalangeana proximal (IFP) e 20° da interfalangeana distal (IFD) enquadra-se em qual estágio de Tubiana?**
    A. 1.
    B. 2.
    C. 3.
    D. 4.

21. **O mais forte preditor de severidade biológica na doença de Dupuytren é:**
    A. Doença palmar bilateral.
    B. Envolvimento de mais de dois dígitos.
    C. Início precoce da doença (jovens).
    D. Sexo masculino.

22. **A recorrência verdadeira pós-operatória da doença de Dupuytren (nova atividade da doença) ocorre após:**
    A. 2 semanas.
    B. 6 semanas.
    C. 6 meses.
    D. 12 meses.

23. A descontinuidade do tendão extensor terminal gera a deformidade conhecida como dedo em martelo ou dedo do jogador de *baseball*. Essa patologia acomete mais frequentemente:
    A. Mulheres; quinto dedo; mão dominante.
    B. Homens; quarto dedo; mão não dominante.
    C. Mulheres; quarto dedo; mão não dominante.
    D. Homens; quinto dedo; mão dominante.

24. A presença do tendão extensor próprio do dedo médio é encontrada com que frequência na população:
    A. 0,1%.
    B. 1%.
    C. 10%.
    D. 20%.

25. A perda do tendão extensor próprio do indicador devida à transferência tendinosa não elimina a habilidade de extensão independente do indicador no nível da articulação metacarpofalangeana. Essa afirmativa só permanece verdadeira se:
    A. Se o capuz extensor não foi lesado.
    B. Se não há juntura tendinosa entre os tendões extensores.
    C. Se existir duplicação do tendão extensor próprio do indicador.
    D. A afirmativa do enunciado é falsa.

26. Os tendões intrínsecos lumbricais e interósseos formam as bandas laterais, as quais se juntam ao mecanismo extensor no nível do(a):
    A. Terço distal da falange proximal.
    B. Meio proximal da falange média.
    C. Terço proximal da falange proximal.
    D. Meio distal da falange média.

27. Em relação ao mecanismo extensor, marque a alternativa incorreta:
    A. A extensão da articulação MTF é função exclusiva dos tendões extensores extrínsecos.
    B. Quando há paralisia da musculatura intrínseca, os tendões extrínsecos são insuficientes para estender a IFP.
    C. O teste mais sensível para detectar ruptura aguda da banda central do mecanismo extensor é o teste de Elson.
    D. A matriz germinativa da unha surge aproximadamente 12 mm distal à inserção do tendão extensor terminal.

28. O ligamento de Landsmeer também é conhecido como:
    A. Ligamento retinacular transverso.
    B. Ligamento retinacular oblíquo.
    C. Ligamento triangular.
    D. Ligamento redondo.

29. **Após reparo em lesões dos tendões extensores, a complicação mais comum é:**
    A. Aderência.
    B. Rerruptura.
    C. Efeito quadriga.
    D. Garra do dedo.

30. **Na classificação de Doyle para dedo do jogador de *baseball*, o tipo mais comum é o:**
    A. 1.
    B. 2.
    C. 3.
    D. 4.

31. **O tempo limite para considerar um dedo em martelo como agudo é de:**
    A. 1 semana.
    B. 2 semanas.
    C. 4 semanas.
    D. 6 semanas.

32. **A tenotomia de Fowler:**
    A. É uma técnica para tratamento da botoeira crônica.
    B. Só deve ser realizada em pacientes idosos.
    C. Requer liberação do ligamento triangular.
    D. É a tenotomia da banda central do aparelho extensor do dedo.

33. **Para localizarmos a origem do problema na deformidade em pescoço de cisne utilizamos uma manobra no exame físico. Nesta manobra bloqueamos manualmente a hiperextensão da IFP e avaliamos a capacidade de extensão da IFD. Este teste é conhecido como manobra de:**
    A. Fowler.
    B. Bouvier distal.
    C. Doyle.
    D. Albertoni.

34. **O ligamento triangular pode ser afetado em lesões de qual zona extensora?**
    A. 1.
    B. 2.
    C. 3.
    D. 4.

35. Não é incomum que socos na boca do adversário resultem em ferimentos com lesão na zona 5 extensora. O dedo mais frequentemente envolvido é:
    A. Segundo.
    B. Terceiro.
    C. Quarto.
    D. Quinto.

36. No tipo 2 da Classificação de Rayan e Murray para lesões fechadas das bandas sagitais dos tendões extensores temos:
    A. Alongamento sem ruptura da banda sagital.
    B. Contusão sem ruptura da banda sagital.
    C. Lesão da banda sagital, com estalo no tendão, mas sem luxação completa.
    D. Luxação completa do tendão extensor.

37. O teste de Boyes é realizado da seguinte forma: IFP é mantida em extensão enquanto o examinador avalia a resistência à flexão passiva da IFD. O teste mencionado avalia:
    A. A retração do ligamento retinacular transverso na deformidade do dedo em colo de cisne.
    B. A retração crônica das bandas laterais na deformidade em botoeira.
    C. A rigidez articular da IFD.
    D. A retração do ligamento retinacular transverso na deformidade do dedo em botoeira.

38. No tipo II de Leddy-Packer ocorre a retração do tendão flexor avulsionado até:
    A. A palma.
    B. A articulação interfalângica distal.
    C. A articulação metacarpofalângica.
    D. A articulação interfalângica proximal.

39. Os músculos lumbricais se originam na zona flexora:
    A. II.
    B. III.
    C. IV.
    D. V.

40. Sobre o efeito quadriga, marque a alternativa correta:
    A. Ocorre apenas nos tendões flexores superficiais dos dedos.
    B. Está relacionado com frouxidão no tendão reparado.
    C. Ocorre flexão incompleta nos dedos sadios.
    D. Ocorre flexão parcial no dedo que teve o tendão reparado.

41. A complicação mais comum após reparo de tendão flexor é:
   A. Rigidez.
   B. Rerruptura.
   C. Infecção.
   D. Efeito quadriga.

42. A melhor indicação para tenólise após reparo de um tendão flexor é:
   A. Flexão não satisfatória 2 meses após o reparo.
   B. Rigidez articular concomitante.
   C. Paciente com mais de 40 anos e otimista.
   D. Discrepância entre a amplitude de movimento passiva (completa) e ativa (limitada) sem progresso na reabilitação.

43. O tendão do palmar longo é muito utilizado como fonte de enxerto para reconstrução de tendões flexores. Apesar de existir diferença entre as populações, está presente em, pelo menos:
   A. 75% a 85% da população.
   B. 40% a 50% da população.
   C. 60% da população.
   D. 15% a 30% da população.

44. O tendão plantar é muitas vezes utilizado como fonte de enxerto para reconstrução de tendões flexores. A sua localização em relação ao tendão de Aquiles é:
   A. Anterior e medial.
   B. Anterior e lateral.
   C. Posterior e medial.
   D. Posterior e lateral.

45. A excisão do tendão flexor superficial dos dedos pode gerar a deformidade do dedo em:
   A. Martelo.
   B. Botoeira.
   C. Colo de cisne.
   D. Intrínseco *plus*.

46. Na reconstrução em dois estágios de um tendão flexor, a técnica proposta por Paneva-Holevich:
   A. Dispensa o uso do bastão de silicone.
   B. Reconstrói os dois tendões flexores do dedo acometido.
   C. No primeiro estágio sutura-se o coto do FSD ao coto do FPD, criando um *loop*.
   D. No segundo estágio leva-se a parte proximal do FPD para inserção na falange distal.

47. **Segundo Duran, qual é a excursão tendinosa suficiente para evitar a formação de aderências após o reparo de uma lesão do tendão flexor?**
    A. 1 mm.
    B. 3 a 5 mm.
    C. 8 mm.
    D. 10 a 12 mm.

48. **Marque a alternativa correta quanto à complicação "dedo em lumbrical-*plus*":**
    A. É sinônimo de efeito quadriga.
    B. Está relacionada à hipertonia dos interósseos.
    C. Comumente presente nas reconstruções de tendões flexores com uso de enxertos curtos.
    D. Presente quando enxerto tendinoso é colocado com tensão insuficiente.

49. **A Classificação de Leddy-Packer incluía três tipos de avulsão do tendão flexor profundo dos dedos na zona 1 e um quarto tipo de lesão foi descrito posteriormente. Qual desses quatro tipos tem pior prognóstico?**
    A. I.
    B. II.
    C. III.
    D. IV.

50. **As fraturas dos metacarpos podem ocorrer em diversas topografias. A fratura da cabeça do metacarpo é mais comum no dedo:**
    A. Indicador.
    B. Médio.
    C. Anular.
    D. Mínimo.

51. **Qual incidência radiográfica permite melhor visualização do contorno articular na cabeça dos metacarpianos?**
    A. Green.
    B. Brewerton.
    C. Nakayama.
    D. AP semissupinada.

52. **Fraturas da diáfise da falange proximal têm o ápice de angulação:**
    A. Volar, pois o fragmento proximal é fletido pela musculatura interóssea.
    B. Dorsal, pois o fragmento distal é fletido pela musculatura interóssea.
    C. Volar, pois o fragmento proximal é fletido pelo flexor superficial do dedo.
    D. Dorsal, pois o fragmento distal é fletido pelo flexor superficial do dedo.

53. **Na fratura de Bennett, o ligamento que segura o fragmento na posição é o:**
    A. Intermetacarpal.
    B. Oblíquo anterior.
    C. Dorsal radial.
    D. Oblíquo posterior.

54. **Nas fraturas do colo do primeiro e segundo metacarpos aceita-se desvio de até:**
    A. 15°.
    B. 20°.
    C. 30°.
    D. 40°.

55. **As fraturas da diáfise da falange média mais comumente são de padrão:**
    A. Espiral.
    B. Oblíquo.
    C. Transverso.
    D. Cominutivo.

56. **A leve assimetria entre os côndilos na articulação interfalangeana proximal dos dedos da mão (com exceção do polegar), durante todo o arco de movimento, permite uma:**
    A. Supinação de cerca de 9°.
    B. Pronação de cerca de 3°.
    C. Supinação de cerca de 30°.
    D. Não ocorre pronação ou supinação na articulação interfalangeana proximal.

57. **Existe uma estrutura osteoligamentar tridimensional forte que previne os deslocamentos da articulação IFP. Para que a falange média seja luxada, esse complexo ligamentar precisa ser rompido em, pelo menos, dois planos. Embora ocorram padrões variados de lesão, nas luxações da IFP tipicamente ocorre lesão:**
    A. Distal nos ligamentos colaterais e avulsão proximal na placa volar.
    B. Proximal nos ligamentos colaterais e avulsão distal na placa volar.
    C. Na substância dos ligamentos colaterais e distal na placa volar.
    D. Proximal nos ligamentos colaterais e na substância da placa volar.

58. **A lesão ligamentar mais comum na mão ocorre na articulação:**
    A. Interfalangeana distal.
    B. Interfalangeana proximal.
    C. Metacarpofalângica.
    D. Carpometacárpica.

59. **Na maioria dos casos, o desvio das luxações interfalangeanas é:**
    A. Dorsal.
    B. Volar.
    C. Radial.
    D. Ulnar.

60. **A estabilidade na articulação metacarpofalângica é maior em:**
    A. Extensão total.
    B. 15° flexão.
    C. 30° flexão.
    D. 70° flexão.

61. **A luxação dorsal metacarpofalangeana ocorre mais comumente no dedo:**
    A. Indicador.
    B. Médio.
    C. Anular.
    D. Mínimo.

62. **Sobre os sesamoides da articulação metacarpofalângica do polegar, marque a alternativa correta:**
    A. O adutor do polegar insere-se no sesamoide radial.
    B. O abdutor curto do polegar insere-se no sesamoide ulnar.
    C. O flexor longo do polegar insere-se no sesamoide ulnar.
    D. O flexor curto do polegar e o abdutor curto do polegar inserem-se no sesamoide radial.

63. **Sobre o ligamento colateral ulnar (LCU) na articulação metacarpofalângica do polegar, marque a alternativa correta:**
    A. Lesões distais na inserção do LCU são mais comuns que lesões proximais.
    B. Rupturas na substância do ligamento são mais comuns.
    C. Avulsão na cabeça do metacarpo é a lesão mais comum.
    D. Nos casos de lesão isolada do LCU, a falange proximal roda em pronação.

64. **Marque a alternativa correta sobre a lesão de Stener:**
    A. Faz parte da lesão a interposição da aponeurose do músculo abdutor curto entre os cotos do ligamento colateral ulnar (LCU).
    B. Pode ocorrer em rupturas ligamentares parciais.
    C. A tensão máxima dos ligamentos colaterais é com cerca de 40° de flexão, que é a melhor posição para testar a estabilidade articular.
    D. Para que ocorra essa lesão é necessário existir ruptura da placa volar.

65. Após o reparo cirúrgico do LCU na articulação MTF do polegar, a complicação mais comum é:
   A. Rigidez.
   B. Neuropraxia dos ramos dorsais do nervo sensitivo radial.
   C. Infecção.
   D. Recidiva da frouxidão ligamentar;

66. Na manobra de redução de uma luxação rotatória volar da articulação interfalângica proximal do IV dedo, faz parte da mesma uma:
   A. Flexão do punho.
   B. Extensão da articulação metacarpofalângica.
   C. Tração inicial.
   D. Leve rotação contrária do dedo.

67. Na luxação volar rotatória pura da articulação interfalângica, o tratamento mais apropriado após a redução é:
   A. Mobilidade precoce com apoio do dedo vizinho (*buddy tape*).
   B. Imobilização em extensão por 6 semanas.
   C. Fixação transarticular por 4 semanas.
   D. Reparação capsuloligamentar e tendínea.

68. Na luxação lateral da articulação interfalangeana proximal do dedo, a irredutibilidade tipicamente se deve à interposição da(o):
   A. Placa volar.
   B. Banda lateral.
   C. Tira central do aparelho extensor.
   D. Tendão flexor.

69. A causa mais comum de pigmentação subungueal em adultos é:
   A. Nevo subungueal.
   B. Melanoma.
   C. Hematoma.
   D. Melanoníquia.

70. Os tumores que mais comumente deformam o leito ungueal são:
   A. Encondromas.
   B. Gânglios da IFD.
   C. Melanoma subungueal.
   D. Nevo subungueal.

71. **O tumor maligno mais comum no perioníquio é:**
    A. Carcinoma basocelular.
    B. Carcinoma de células escamosas.
    C. Melanoma.
    D. Hemangiossarcoma.

72. **A matriz germinativa produz:**
    A. 30% da unha.
    B. 50% da unha.
    C. 60% da unha.
    D. 90% da unha.

73. **Durante o movimento de pinça de três dígitos, para que a extremidade dos dedos indicador e médio encontre a extremidade do polegar, a mobilidade mais importante no 2º e 3º raio é/são na(s) articulação(ões):**
    A. Metacarpofalangeana.
    B. Interfalangeana proximal.
    C. As mobilidades metacarpofalangeana e interfalangeana proximal têm importância igual.
    D. Interfalangeana distal.

74. **Os ligamentos** *checkreins*:
    A. Estão presentes nas articulações MTF.
    B. São estabilizadores da articulação IFD.
    C. Estão lesados nos casos de dedo em martelo com queda da FD > 30°.
    D. Limitam a extensão na articulação IFP.

75. **Marque a alternativa correta sobre a musculatura intrínseca da mão:**
    A. Os músculos interósseos, propriamente ditos, são dez.
    B. O dedo médio tem dois interósseos dorsais (abdutores) e nenhum interósseo volar (adutor).
    C. O interósseo palmar do indicador fica no seu lado radial.
    D. O interósseo dorsal do indicador é unipenado.

76. **A causa mais comum de contratura em extensão da articulação interfalangeana proximal é:**
    A. Contratura da placa volar.
    B. Contratura dos ligamentos colaterais.
    C. Aderência do tendão extensor.
    D. Contratura dos ligamentos *checkreins*.

77. **A artrose carpometarcapiana do polegar:**
    A. Ocorre em 30% dos pacientes com mais de 80 anos.
    B. A destruição completa da superfície articular é mais comum em homens.
    C. Tem incidência igual em homens e mulheres.
    D. Ocorre em 90% dos pacientes com mais de 80 anos.

78. **Sobre a artrite erosiva ou inflamatória na mão, marque a alternativa correta:**
    A. É mais comum em homens.
    B. Acomete mais as articulações no aspecto radial da mão.
    C. Articulação interfalangeana proximal é a mais comumente afetada.
    D. Articulação interfalangeana distal é a mais sintomática.

79. **Pacientes com rizartrose em estágios mais avançados frequentemente têm o polegar na seguinte disposição:**
    A. Contratura em adução e hiperflexão da metacarpofalângica.
    B. Déficit de adução e hiperextensão da metacarpofalângica.
    C. Contratura em adução e hiperextensão da metacarpofalângica.
    D. Déficit de adução e hiperflexão da metacarpofalângica.

80. **A síndrome do túnel do carpo está associada à rizartrose em aproximadamente:**
    A. 10% dos casos.
    B. 30% dos casos.
    C. 50% dos casos.
    D. 80% dos casos.

81. **Sobre a articulação carpometacárpica (CMC) do polegar, podemos afirmar que:**
    A. Setenta por cento dos casos de rizartrose estão associados a síndrome do túnel do carpo.
    B. A incidência radiográfica de Robert é o perfil verdadeiro da articulação CMC.
    C. O ligamento oblíquo anterior profundo insere-se nas regiões volar e ulnar da base do primeiro metacarpo.
    D. A reconstrução ligamentar CMC está indicada apenas no estágio I da classificação de Eaton.

82. **No tratamento da rizartrose, a complicação mais comum após artrodese da articulação carpometacárpica é:**
    A. Pseudoartrose.
    B. Rigidez excessiva no primeiro raio.
    C. Falta de oponência.
    D. Infecção.

Respostas Comentadas

1 B

A doença de Kienböck é a necrose avascular do osso semilunar, comum em homens jovens, que gera dor e rigidez no punho, acometendo mais o lado dominante. A paroníquia crônica é uma inflamação de longa data nos tecidos periungueais, caracterizada por repetidos episódios de inflamação e drenagem; mais comum em mulheres (4:1) de meia-idade, particularmente naquelas com exposição prolongada a água e detergentes; também é mais comum nos pacientes com diabetes e psoríase.

REF.: Green's Operative Hand Surgery. 7ª ed., Cap. 16, p. 640; Cap. 2, p. 24.

2 A

De acordo com a bacteriologia na fascite necrosante, temos dois tipos distintos de infecção:

Tipo 1: infecção mista, com aeróbios e anaeróbios; anaeróbio facultativo e *Streptococci* do grupo não A estão presentes. É o tipo mais comum, encontrado em aproximadamente 80% dos casos.

Tipo 2: infecção causada pelo *Streptococcus* do grupo A isolado ou associado a alguma espécie de *Staphylococcus*.

Infecção fúngica é a causa incomum de fasciíte necrosante; a incidência está aumentando, principalmente entre os imunocomprometidos.

REF. Green's Operative Hand Surgery. 7ª ed., Cap. 2, p. 54.

3 D

Paroníquia é a infecção mais comum na mão. Embora a maioria das paroníquias corresponda a infecções mistas, o organismo infectante mais comum é o *S. aureus*.

REF.: Green's Operative Hand Surgery. 7ª ed., Cap. 2, p. 20.

4 C

Tularemia pode ocorrer após mordedura de gato que se alimenta de roedores selvagens ou coelhos; ocorre pneumonia e infecção de tecidos moles que não responde à penicilina. *Mycobacterium marinum* geralmente está associada com infecções aquáticas (aquários, oceano).

Dos múltiplos germes cultivados da boca do cachorro, os mais comuns incluem: *S. aureus*, *Streptococcus viridans*, *Bacteroides* e *P. multocida*; a flora da boca do gato é similar. Cultura dos ferimentos muitas vezes mostra uma infecção polimicrobiana. *P. multocida* é um frequente patógeno causador de infecção após mordedura de cães e gatos.

REF.: Green's Operative Hand Surgery. 7ª ed., Cap. 2, p. 47.

5 D

A *Eikenella corrodens* é um bastonete gram-negativo, anaeróbio facultativo. Geralmente é tratado com altas doses de penicilina; no entanto, existem organismos resistentes a penicilina. A terapia empírica também deve cobrir estafilo e estreptococos, assim como germes gram-negativos. O livro do Professor Pardini traz a seguinte afirmação: o agente etiológico mais comum é o *Staphylococcus aureus*, porém, vem sendo reportado o aumento da incidência de *Eikenella corrodens*.

REF.: 1. Green's Operative Hand Surgery. 7ª ed., Cap. 2, p. 50.
2. Pardini A. Cirurgia da Mão – Lesões não traumáticas. 2ª ed. Cap. 22, p. 538.

6 A

A infecção por *Aeromonas hydrophila* pode resultar em celulite, mionecrose, formação de abscesso, endocardite e sepse. Por esse motivo, é recomendado o uso de antibiótico profilático de largo espectro.

REF.: Green's Operative Hand Surgery. 7ª ed., Cap. 2, p. 48.

7 B

Os quatro Sinais de Kanavel são: posição semifletida do dedo (esse sinal foi descrito posteriormente) / edema fusiforme / dor intensa à extensão passiva do dedo ao longo da bainha do tendão / excessiva sensibilidade na topografia da bainha flexora. Segundo Kanavel, a excessiva sensibilidade à palpação da bainha flexora é o sinal clínico mais confiável e reprodutível.

REF.: Green's Operative Hand Surgery. 7ª ed., Cap. 2, p. 29.

8 A

Os germes mais comumente responsáveis por osteomielite, de forma geral, são *S. aureus* e outros germes de pele. A *Salmonella* permanece como o germe mais comum em osteomielite hematogênica em crianças.

REF.: Green's Operative Hand Surgery. 7ª ed., Cap. 2, p. 45.

9 B

O espaço tenar é o local mais comum de ocorrência de infecções profundas. Infecções no espaço mediopalmar são raras; no hipotenar são extremamente raras (sem continuidade com qualquer bainha de tendão flexor).

REF.: Green's Operative Hand Surgery. 7ª ed., Cap. 2, p. 35.

10 B

O nervo <u>ulnar sempre é o primeiro a ser acometido</u> na extremidade superior. Dos novos casos de hanseníase, cerca de <u>25% têm espessamento neural no momento do diagnóstico</u>. Quando há espessamento neural, encontramos <u>déficit neurológico em 95%</u> das vezes. Os nervos espessados são palpáveis. Na forma neurítica pura, são palpáveis ou visíveis em 80% dos casos.

Ref.: Green's Operative Hand Surgery. 7ª ed., Cap. 3, p. 106.

11 C

Cerca de <u>90% das pessoas têm imunidade natural contra hanseníase</u>. A maioria dos que se infectam (95%) não desenvolve doença clínica. O <u>esfregaço de pele é o padrão ouro</u> para o diagnóstico. A presença de bacilos confirma o diagnóstico, mas o <u>teste negativo não exclui hanseníase</u>. A liberação do nervo mediano no túnel do carpo promove recuperação sensorial em 90% dos casos e aumento da força muscular em 45% dos casos. Os abscessos de nervo podem ser a manifestação inicial da hanseníase, aparecerem durante ou após o tratamento medicamentoso. São mais frequentes no nervo ulnar (58%) e raramente vistos no mediano (7%) ou radial. Abscessos no nervo cutâneo medial do braço e antebraço respondem por 35%.

Ref.: Green's Operative Hand Surgery. 7ª ed., Cap. 3, p. 107, 108, 112.

12 A

A tuberculose osteoarticular das extremidades é <u>rara</u>, acometendo apenas 1% dos pacientes que possuem tuberculose extrapulmonar. <u>O punho é a articulação mais comumente infectada por *M. tuberculosis* na extremidade superior</u>. O cotovelo e as articulações interfalangeanas são menos comumente afetados.

Ref.: Green's Operative Hand Surgery. 7ª ed., Cap. 3, p. 96.

13 B

<u>Hanseníase é a infecção crônica mais comum na mão nos países em desenvolvimento</u>. Ela acomete nervos periféricos; o nível de suspeição deve ser alto quando há neuropatia periférica do ulnar, com ou sem espessamento.

Ref.: Green's Operative Hand Surgery. 7ª ed., Cap. 3, p. 62.

14 D

A <u>infecção por tuberculose mais comum na mão acomete a pele</u>. <u>Oitenta por cento das tuberculoses cutâneas afetam a mão e a extremidade superior</u>. Vale ressaltar que no tópico de tenossinovite por micobactérias existe a seguinte informação: "tenossinovite micobacteriana é rara; entretanto, é a forma de tuberculose mais comum na mão. Micobactérias têm mais predileção por tenossinóvias do que por articulações, ossos, tecidos subcutâneos ou nervos. Tendões flexores são mais acometidos que os extensores". Essa informação deixa o capítulo impreciso na definição de qual seria a infecção por tuberculose mais comum na mão.

Ref.: Green's Operative Hand Surgery. 7ª ed., Cap. 3, p. 91 e 93.

15 A

C. albicans é responsável pela maioria (70 a 97%) dos casos de paroníquia crônica.
Ref.: Green's Operative Hand Surgery. 7ª ed., Cap. 3, p. 81.

16 D

Segundo o autor, as contraturas em flexão da articulação interfalangeana proximal do dedo mínimo têm pior prognóstico e maior taxa de recorrência que outras articulações interfalangeanas, independentemente da técnica cirúrgica.
Ref.: Green's Operative Hand Surgery. 7ª ed., Cap. 4, p. 138.

17 D

O anular ou dedo mínimo são os mais comumente envolvidos. Em média, metade dos pacientes tem doença bilateral, mas isso varia com a idade; está presente bilateralmente em apenas 20% dos pacientes no momento do diagnóstico, mas ao longo do tempo, aumenta para pelo menos 70%.
Ref.: Green's Operative Hand Surgery. 7ª ed., Cap. 4, p. 128.

18 C

O colágeno tipo III está presente em elevadas concentrações na fáscia palmar com doença de Dupuytren. Na fáscia palmar normal não encontramos esse tipo de colágeno ou o encontramos em pequena quantidade. A proporção de colágeno tipo III em relação ao colágeno tipo I é alta no estágio proliferativo (> 35%), cai para 20 a 35% no estágio involutivo e para menos de 20% no estágio residual.
Ref.: Green's Operative Hand Surgery. 7ª ed., Cap. 4, p. 131.

19 A

Operar no estágio proliferativo gera duas vezes mais recorrência que no estágio involutivo e três vezes mais que no residual.
Ref.: Green's Operative Hand Surgery. 7ª ed., Cap. 4, p. 131.

20 B

A Classificação de Tubiana é um índice composto de contratura em flexão. O somatório da contratura em flexão da MTF com a IFP, em cada raio, é colocado em um grupo, graduado a cada 45°:
Estágio 0: sem contraturas.
Estágio 1: 0 a 45°.
Estágio 2: 45° a 90°.
Estágio 3: 90° a 135°.
Estágio 4: > 135°.
Vale ressaltar que a angulação da IFD não é incluída no somatório.
Ref.: Green's Operative Hand Surgery. 7ª ed., Cap. 4, p. 132.

21 C

Diátese de Dupuytren são fatores preditores de severidade biológica. Incluem: doença palmar bilateral, nódulos dorsais, doença de Ledderhose, história familiar positiva, idade na apresentação < 50 anos, sexo masculino, acometimento do 1º raio, envolvimento de mais de dois dedos. Não há total concordância a respeito da importância de cada fator mas, em geral, quanto maior o número de fatores, maior a taxa de recorrência após a cirurgia. O fator preditor de severidade biológica mais forte é a baixa idade na apresentação.

REF.: Green's Operative Hand Surgery. 7ª ed., Cap. 4, p. 133.

22 D

A recorrência precoce ocorre nas 1ª e 2ª semanas pós-tratamento e representa patologia residual secundária. A recorrência progressiva se inicia entre 6 a 12 semanas e representa patologia residual primária. A recorrência tardia se inicia após 12 meses e representa nova atividade da doença (recorrência verdadeira).

REF.: Green's Operative Hand Surgery. 7ª ed., Cap. 4, p. 134.

23 D

O dedo em martelo é uma lesão mais comum em homens, no lado dominante. A maioria dessas lesões é causada por trauma fechado. A maior parte é de tratamento conservador e com prognóstico favorável. Em relação aos dígitos mais acometidos, a 7ª edição do Green`s informa que os dedos mínimo, anular e médio são os mais acometidos, sem especificar o de maior incidência. Já o livro do Professor Pardini diz que a incidência é maior nos dedos mínimo e anular.

REF.: Green's Operative Hand Surgery. 7ª ed., Cap. 5, p. 162.

24 C

O tendão extensor próprio do dedo médio é encontrado em 10% das mãos e pode ser usado na reconstrução de lesões crônicas da banda sagital. O extensor curto *manus* dos dedos aparece em 3% das mãos (frequentemente confundido com cisto sinovial).

REF.: Green's Operative Hand Surgery. 7ª ed., Cap. 5, p. 152.

25 A

A perda do tendão extensor próprio do indicador devida à transferência tendinosa não elimina a habilidade de extensão independente do indicador no nível da articulação metacarpofalangeana quando o capuz extensor estiver íntegro.

REF.: Green's Operative Hand Surgery. 7ª ed., Cap. 5, p. 153.

26 C

A banda lateral formada pelos tendões da musculatura intrínseca (interósseos + lumbricais) se junta ao mecanismo extensor no nível do terço proximal da falange proximal. O músculo lumbrical flete a MTF e estende a IFP.

REF.: Green's Operative Hand Surgery. 7ª ed., Cap. 5, p. 154.

27 D

Quando ocorre uma paralisia da musculatura intrínseca, temos como resultado uma hiperextensão da articulação MTF; dessa forma, o sistema extensor extrínseco torna-se insuficiente para estender as articulações IF, resultando em dedo em garra (frouxidão do mecanismo extensor distal às bandas sagitais e aumento do tônus dos flexores nesta posição).

O teste de Elson é feito da seguinte forma: o examinador flexiona passivamente a articulação IFP a 90° e pede ao paciente para tentar extensão ativa da IFP enquanto o examinador resiste. Na ruptura da banda central não existe força de extensão na IFP; mas há significativa força de extensão ou até mesmo hiperextensão na IFD (no dedo não lesado ao fletir a IFP, tensionamos a banda central e geramos afrouxamento entre as inserções da banda lateral no tendão extensor terminal e as conexões laterais da banda central para a banda lateral; impossibilitando a extensão ativa da IFD com a IFP totalmente fletida).

A matriz germinativa da unha surge apenas 1,2 mm distal à inserção do tendão extensor terminal.

REF.: Green's Operative Hand Surgery. 7ª ed., Cap. 5, p. 153-155.

28 B

O ligamento retinacular oblíquo também é conhecido como ligamento de Landsmeer. Origina-se na bainha flexora no aspecto volar da IFP e insere-se dorsalmente no tendão extensor terminal.

REF.: Green's Operative Hand Surgery. 7ª ed., Cap. 5, p. 156.

29 A

Aderências são as complicações mais frequentes após reparo de tendão extensor e podem causar déficit de extensão e perda da flexão. Uma tenólise pode ser considerada após 6 meses do reparo.

REF.: Green's Operative Hand Surgery. 7ª ed., Cap. 5, p. 161.

30 A

O dedo em martelo também pode ser chamado de dedo caído ou dedo do jogador de *baseball*. Na classificação de Doyle, o tipo mais comum é o tipo I, que corresponde às lesões fechadas, com ou sem fratura dorsal por avulsão.

REF.: Green's Operative Hand Surgery. 7ª ed., Cap. 5, p. 162-163.

31 C

Os pacientes diagnosticados dentro das primeiras 4 semanas da lesão são classificados como lesões agudas. Após esse período, consideramos como lesão crônica.

REF.: Green's Operative Hand Surgery. 7ª ed., Cap. 5, p. 162.

32 D

A tenotomia de Fowler é uma opção no tratamento do dedo em martelo crônico. Requer um tendão terminal maduro que cicatrizou com ligeiro alongamento, resultando em déficit de extensão persistente. Seis a 12 meses são necessários para a maturação do tendão. O procedimento permite que o aparelho extensor deslize proximalmente na IFP. Deformidade em botoeira não é criada porque o ligamento triangular está íntegro. Esse ligamento é deixado intacto durante o procedimento. Para o tratamento da deformidade em botoeira crônica existe a tenotomia de Dolphin, também conhecida como Fowler distal.

REF.: Green's Operative Hand Surgery. 7ª ed., Cap. 5, p. 166 e 172.

33 B

A manobra de Bouvier distal diferencia, através do exame físico, se a deformidade em pescoço de cisne é causada primariamente por frouxidão na IFP ou por dedo em martelo. Consiste em bloquear manualmente a hiperextensão da IFP e avaliar a extensão da IFD. Se for possível extensão total da IFD, a causa primária é a frouxidão da IFP. Assim, o bloqueio da hiperextensão da IFP será suficiente para correção da deformidade; isto pode ser conseguido através de órteses ou de medidas cirúrgicas (retensionamento da placa volar, tenodese do flexor superficial ou translocação da bandeleta lateral).

REF.: Green's Operative Hand Surgery. 7ª ed., Cap. 5, p. 167.

34 B

Lacerações sobre o aspecto dorsal da falange média (zona 2 extensora) podem lesar as bandas laterais e/ou o ligamento triangular que as une.

REF.: Green's Operative Hand Surgery. 7ª ed., Cap. 5, p. 169.

35 B

Esses ferimentos geralmente resultam em lesão parcial do tendão extensor. O ferimento comumente se comunica com a articulação MTCF e pode causar grave processo infeccioso. O dedo mais acometido é o dedo médio (terceiro) da mão dominante.

REF.: Green's Operative Hand Surgery. 7ª ed., Cap. 5, p. 174.

36 C

A Classificação de Rayan e Murray para lesões fechadas das bandas sagitais dos tendões extensores é dividida em:

Tipo 1: contusão sem laceração da banda e sem instabilidade.

Tipo 2: lesão da banda sagital com estalo no tendão extensor, mas sem luxação completa.

Tipo 3: luxação do tendão extensor para o espaço entre as cabeças dos metacarpos.

REF.: Green's Operative Hand Surgery. 7ª ed., Cap. 5, p. 175.

37 B

Esse teste não é útil em situações agudas. Foi descrito em 1970 para testar a integridade da banda central do mecanismo extensor. Ele se torna positivo apenas no desenvolvimento da deformidade em botoeira devido à retração crônica das bandas laterais.

Ref.: Green's Operative Hand Surgery. 7ª ed., Cap. 5, p. 156.b

38 D

Leddy-Packer classificaram as avulsões do tendão flexor profundo (FPD) em três tipos:

I: retração do FPD na palma e ruptura do suprimento sanguíneo pelas vínculas: melhor tratamento pelo reparo cirúrgico urgente.

II: retração ao nível da articulação IFP: algum suprimento sanguíneo pelas vínculas está preservado – reparo primário do tendão pode ser feito até 6 semanas após o trauma.

III: há um grande fragmento ósseo que previne a retração do tendão além da polia A4: o tratamento dessa lesão é feito com fio de Kirschner ou miniparafuso.

Um quarto tipo de lesão foi identificado posteriormente:

IV: fratura e avulsão do FPD do fragmento fraturado: o coto pode estar dentro da bainha do tendão ou na palma. Diagnóstico: USG ou RNM. Tratamento: primeiro faz-se a fixação do fragmento e, posteriormente, inserção do tendão na falange distal; se o fragmento for muito pequeno, faz-se a excisão do fragmento. Esse é um subtipo mais grave e associado a piores resultados.

Ref.: Green's Operative Hand Surgery. 7ª ed., Cap. 6, p. 187.

39 B

Os músculos lumbricais surgem dos tendões flexores profundos dos dedos distais ao ligamento transverso do carpo, aproximadamente no nível do arco palmar superficial, o que corresponde à zona flexora III de Kleinert e Verdan.

Ref.: Green's Operative Hand Surgery. 7ª ed., Cap. 6, p. 185.

40 C

O efeito quadriga está relacionado ao reparo do tendão flexor profundo do dedo. Ocorre quando a tensão no tendão reparado é excessiva, de forma que o dedo reparado chegará à excursão final (palma da mão) antes dos demais. Dessa forma, os dedos íntegros terão a excursão completa bloqueada, sendo reduzida a capacidade de flexão máxima desses dedos. Também pode ocorrer se o tendão flexor superficial não for corretamente reparado em lesões que atingem os tendões flexor superficial e profundo.

Rer.: 1. Green's Operative Hand Surgery. 7ª ed., Cap. 6, p. 187.
     2. Cirurgia Ortopédica de Campbell. 12ª ed., vol. 4, Cap. 66, p. 3269.

Capítulo 2 – Mão

41 A

A complicação mais comum após reparo de tendão flexor é a rigidez do dedo, que está relacionada com a formação de <u>aderências peritendinosas</u> ou <u>contratura articular</u>. Rerruptura é incomum.

REF.: Green's Operative Hand Surgery. 7ª ed., Cap. 6, p. 195.

42 D

Apesar de não existir consenso no tempo exato de espera, habitualmente <u>se espera de 4 a 6 meses</u> após a cirurgia inicial de reparo do tendão para considerar tenólise ou liberação articular. Esse tempo é suficiente para a recuperação das partes moles e para evolução satisfatória na reabilitação. A <u>melhor indicação</u> para tenólise é quando o <u>paciente não mais progride com a reabilitação</u> e existe uma <u>diferença grande entre as amplitudes de movimento ativa e passiva</u>. Os resultados tendem a ser excelentes quando o tendão e as polias estão íntegros e as articulações são flexíveis. A reabilitação deverá ser iniciada imediatamente após a tenólise. Assim, qualquer procedimento que exige imobilização (tratamento de pseudoartrose; cobertura cutânea), deverá ser feito em outro tempo antes da tenólise. Fatores associados a <u>pior prognóstico após tenólise</u>: ≤ 11 anos e ≥ 40 anos, <u>reparo de nervo concomitante,</u> <u>tenólise tardia</u> (> 1 ano), <u>tempo cirúrgico prolongado,</u> <u>capsulotomia concomitante</u>.

REF.: Green's Operative Hand Surgery. 7ª ed., Cap. 6, p. 200-202.

43 A

O tendão do músculo palmar longo está presente em pelo menos 75 a 85% da população.

REF.: Green's Operative Hand Surgery. 7ª ed., Cap. 6, p. 204.

44 A

O tendão plantar está localizado <u>anterior e medial</u> em relação ao tendão de Aquiles. Classicamente, é relatado como <u>ausente em 7% dos cadáveres</u>. No entanto, alguns autores só o encontraram em 80% dos membros. Às vezes é inutilizado devido a sua espessura ou por estar preso ao tríceps sural. Quando robusto, é uma excelente fonte de enxerto e pode gerar duas ou três fitas.

REF.: Green's Operative Hand Surgery. 7ª ed., Cap. 6, p. 204, 205.

45 C

O tendão flexor superficial dos dedos promove estabilidade na articulação interfalangeana proximal, ajudando a prevenir a hiperextensão (deformidade em colo de cisne) – um problema ocasionalmente visto em dedos sem tendão flexor superficial dos dedos.

REF.: Green's Operative Hand Surgery. 7ª ed., Cap. 6, p. 210.

46 C

Na técnica de Paneva-Holevich os tendões lesados são removidos do túnel osteofibroso e seccionados na palma da mão. Os cotos do FSD e FPD são suturados um ao outro, formando um *loop*. É colocado o espaçador de silicone na região do túnel osteofibroso (modificação da técnica original). Após cerca de 6 semanas é feito o segundo estágio, quando o FSD é seccionado no antebraço, na junção miotendínea, e passado distalmente através da bainha flexora para ser inserido na falange distal. Apesar de reconstruir apenas um tendão, nessa técnica temos apenas um reparo distal simples no segundo estágio e ela pode transplantar um segmento intrassinovial do FSD para o túnel osteofibroso.

REF.: Green's Operative Hand Surgery. 7ª ed., Cap. 6, p. 213.

47 B

Excursão é a distância, em milímetros, que um determinado ponto do tendão percorre durante a amplitude de movimento. No protocolo original de Duran e cols., o autor informou que 3 a 5 mm de excursão tendinosa seriam suficientes para prevenir a formação de adesões restritivas após o reparo. Este conceito é amplamente aceito e utilizado nos programas de reabilitação. Recentemente, os autores concluíram que 6 a 9 mm seria o limite máximo de

xcursão e que valores maiores não são benéficos.

REF.: Green's Operative Hand Surgery. 7ª ed., Cap. 6, p. 195.

48 D

O dedo em atitude lumbrical-*plus* foi descrito por Parkes. É visto quando, durante a reconstrução de tendões flexores, o enxerto tendinoso é colocado com tensão insuficiente. Esta complicação ocorre porque, normalmente, a origem do lumbrical é tracionada para proximal, com o movimento proximal do tendão FPD. Nas situações em que o FPD é longo, ao contrair, não consegue fletir as falanges e ocorre tração no músculo lumbrical que, paradoxalmente, causa extensão nas articulações interfalângicas.

REF.: Green's Operative Hand Surgery. 7ª ed., Cap. 6, p. 225.

49 D

O tipo IV, descrito como uma fratura e avulsão do FPD do fragmento fraturado; o coto pode estar dentro da bainha do tendão ou na palma. Esse é um subtipo mais grave e associado a piores resultados.

REF.: Green's Operative Hand Surgery. 7ª ed., Cap. 6, p. 187.

50 A

As fraturas nas cabeças dos metacarpos são raras e usualmente articulares. Essa lesão acomete mais frequentemente o indicador, provavelmente por ser um dígito na borda da mão e pela relativa imobilidade de sua articulação carpometacárpica.

REF.: Green's Operative Hand Surgery. 7ª ed., Cap. 7, p. 231.

Capítulo 2 – Mão   37

51 B

A incidência radiográfica de Brewerton permite melhor visualização do contorno articular na cabeça dos metacarpianos. É realizada <u>com 65° de flexão das metacarpofalangeanas com os dorsos dos dedos apoiados sobre o chassi e a ampola inclinada a 15°, de ulnar para radial</u>.

Ref.: Green's Operative Hand Surgery. 7ª ed., Cap. 7, p. 232.

52 A

Fraturas da falange proximal possuem o <u>ápice de angulação volar</u>, pois o fragmento proximal é fletido pela inserção da forte musculatura interóssea. Angulação na fratura da falange média é variável.

Ref.: Green's Operative Hand Surgery. 7ª ed., Cap. 7, p. 256.

53 B

O ligamento oblíquo anterior vai do fragmento fraturado (aspecto volar e ulnar da base do primeiro metacarpo) até o trapézio. É este ligamento que mantém o fragmento na sua posição. A base remanescente do metacarpo subluxa radial, proximal e dorsalmente.

Ref.: Green's Operative Hand Surgery. 7ª ed., Cap. 7, p. 272.

54 A

* Segundo e terceiro dedos: não aceitam angulação maior que 10° a 15° (falta movimento compensatório na articulação CMC).
* Quarto dedo: aceita até 30 a 40°.
* Quinto dedo: aceita até 50° a 60° (se usa a preensão no trabalho, pode gerar desconforto da cabeça do metacarpo protrusa na palma – melhor < 40°, nesse caso).

Ref.: Green's Operative Hand Surgery. 7ª ed., Cap. 7, p. 235.

55 C

Fraturas espirais ou oblíquas são mais comuns na falange proximal, enquanto fraturas transversas tendem a ser mais comuns na falange média.

Ref.: Green's Operative Hand Surgery. 7ª ed., Cap. 7, p. 256.

56 A

A IFP é uma articulação do tipo dobradiça. Sua estabilidade está relacionada a geometria óssea, ligamentos colaterais e placa volar. <u>Os ligamentos colaterais são os restritores primários do desvio radial ou ulnar</u>. A leve assimetria óssea entre os côndilos permite cerca de <u>9° de supinação</u> durante o completo arco de movimento articular.

Ref.: Green's Operative Hand Surgery. 7ª ed., Cap. 8, p. 278.

57 B

Tipicamente ocorre falência proximal nos ligamentos colaterais e avulsão distal na placa volar.

REF.: Green's Operative Hand Surgery. 7ª ed., Cap. 8, p. 278.

58 B

Lesões na articulação interfalangeana proximal são as lesões ligamentares mais comuns da mão.

REF.: Green's Operative Hand Surgery. 7ª ed., Cap. 8, p. 278.

59 A

A maioria das luxações interfalangeanas é dorsal e normalmente são reduzidas imediatamente pelo paciente ou um espectador. Os ligamentos colaterais geralmente não são rompidos e fornecem estabilidade adequada para mobilidade precoce protegida após a redução fechada. Se um ou ambos os ligamentos colaterais são completamente rompidos em um adulto jovem e a articulação é instável, os ligamentos devem ser reparados, sobretudo se o rompimento está no lado radial do dedo indicador. Se a articulação permanece instável com subluxação dorsal persistente, a mesma pode ser fixada em 20 graus de flexão durante 2 a 3 semanas. Alternativamente, um pino pode ser usado apenas como um bloqueio dorsal, permitindo exercícios de flexão da articulação precocemente.

REF.: Cirurgia Ortopédica de Campbell. 12ª ed., vol. 4, Cap. 66, p. 3339.

60 D

Existe um contato mais amplo e mais estabilidade articular entre a cabeça do metacarpo e a base da falange proximal acima de 70° de flexão. Vale ressaltar que a cabeça do metacarpo não tem o formato esférico e tem o eixo dorsovolar maior que o eixo proximal distal, o que faz com que os ligamentos colaterais fiquem mais tensos em flexão do que em extensão.

REF.: Green's Operative Hand Surgery. 7ª ed., Cap. 8, p. 298.

61 A

Luxações dorsais metacarpofalangeanas dos dedos são lesões relativamente incomuns. O dedo mais frequentemente envolvido é o segundo, seguido pelo quinto. Quando há luxação em um dígito central, o dedo lateral geralmente também está luxado. O mecanismo de lesão é a hiperextensão do dígito, que pode acontecer com a queda sobre a mão estendida.

REF.: Green's Operative Hand Surgery. 7ª ed., Cap. 8, p. 298.

Capítulo 2 - Mão

62 D

O adutor do polegar insere-se no sesamoide ulnar. O flexor curto do polegar e o abdutor curto do polegar inserem-se no sesamoide radial. Esses músculos adutor e abdutor também têm inserção secundária no mecanismo extensor, através de suas aponeuroses, que conferem estabilidade dinâmica lateral adicional.

Ref.: Green's Operative Hand Surgery. 7ª ed., Cap. 8, p. 302.

63 A

A lesão mais comum do LCU é na inserção distal na base da falange proximal. Nos casos de lesão isolada do LCU, a falange proximal roda em supinação sobre o ligamento colateral radial intacto.

Ref.: Green's Operative Hand Surgery. 7ª ed., Cap. 8, p. 302.

64 C

Na lesão de Stener temos ruptura completa do LCU e interposição da aponeurose do músculo adutor entre o local da inserção ligamentar e o coto do ligamento. Essa interposição não ocorre em rupturas parciais. Estudos biomecânicos demonstram que a tensão máxima dos ligamentos é com cerca de 40° de flexão, que é a melhor posição para testar a estabilidade articular. Muitos autores usam como critério diagnóstico para lesão total:

Trinta graus de frouxidão no lado ulnar da articulação MTF quando estressada radialmente em extensão.

Quarenta graus quando a articulação é estressada em flexão.

Quinze graus de frouxidão a mais que o polegar contralateral.

O exame em flexão é mais relevante para lesões completas porque a placa volar promove estabilidade lateral quando em extensão completa. O diagnóstico de lesão ligamentar é primariamente clínico e radiografias com estresse não ajudam no algoritmo de diagnóstico e tratamento.

Ref.: Green's Operative Hand Surgery. 7ª ed., Cap. 8, p. 302.

65 B

Após o reparo cirúrgico do LCU na articulação MTF do polegar, a complicação mais comum é a neuropraxia dos ramos dorsais do nervo sensitivo radial devido a manipulação e tração durante o procedimento. Ocorre em 10 a 15% dos pacientes, que devem ser avisados dessa possibilidade no pré-operatório.

Ref.: Green's Operative Hand Surgery. 7ª ed., Cap. 8, p. 306.

66 D

A redução pode ser feita com um bloqueio anestésico digital. A maioria das luxações volares rotatórias pode ser reduzida sem cirurgia, através da aplicação de leve tração enquanto se segura a MTF e a IFP em flexão. Essa manobra relaxa a banda lateral volarmente deslocada, então, com leve rotação, a porção intra-articular pode ser liberada de trás do côndilo e a redução ocorre. Se necessário, relaxamento do mecanismo extensor pode ser conseguido com moderada extensão do punho. Uma vez conseguida a redução, a mobilidade ativa é testada.

REF.: Green's Operative Hand Surgery. 7ª ed., Cap. 8, p. 281.

67 B

Quando a articulação é reduzida, os ligamentos são usualmente restaurados para o seu alinhamento normal. Radiografias pós-procedimento confirmam a redução e a presença de fragmentos ósseos. Extensão total ativa geralmente é possível porque a banda lateral contralateral e pelo menos uma porção da banda central usualmente permanecem intactas. Se o paciente não consegue estender ativamente até a posição neutra, a IFP deve ser imobilizada em extensão máxima por 6 semanas, semelhante ao tratamento de dedo em botoeira.

REF.: Green's Operative Hand Surgery. 7ª ed., Cap. 8, p. 281.

68 B

A irredutibilidade nas luxações laterais tipicamente demonstra interposição da banda lateral na exploração cirúrgica.

REF.: Green's Operative Hand Surgery. 7ª ed., Cap. 8, p. 280.

69 C

Melanoníquia estriada são bandas longitudinais de pigmentação, benignas, mais frequentemente vistas em afro-americanos e usualmente presentes em múltiplas unhas. Recomenda-se biópsia em brancos com qualquer lesão pigmentada e em afroamericanos se apenas um dedo está envolvido. Hematoma subungueal é a causa mais comum de pigmentação subungueal em adultos, mesmo quando não há história de trauma.

REF.: Green's Operative Hand Surgery. 7ª ed., Cap. 9, p. 332 e 333.

70 B

Os gânglios da articulação interfalangeana distal são incorretamente conhecidos como cistos mucinosos. São os tumores que mais comumente deformam o leito ungueal.

REF.: Green's Operative Hand Surgery. 7ª ed., Cap. 9, p. 333.

71 B

Carcinoma de células escamosas, embora incomum, é o tumor maligno mais comum do perioníquio e pode ser secundário a exposição à radiação; por esse motivo, no passado, dentistas eram comumente afetados. Outros fatores predisponentes incluem: trauma repetitivo, infecção, exposição ao arsênico e presença de papilomavírus.

REF.: Green's Operative Hand Surgery. 7ª ed., Cap. 9, p. 335.

72 D

A matriz germinativa produz cerca de 90% da unha, um ponto importante na reconstrução do leito ungueal. A matriz estéril adiciona uma fina camada de células para a superfície inferior da unha, mantendo a unha aderente ao leito ungueal. Cicatrizes na matriz germinativa levam a ausência da unha, ao passo que a lesão da matriz estéril leva a deformidade da unha. O assoalho dorsal da dobra da unha gera o brilho.

REF.: Green's Operative Hand Surgery. 7ª ed., Cap. 9, p. 318.

73 A

Durante o movimento de pinça, o encontro da extremidade do indicador e do dedo médio com a extremidade do polegar exige mais mobilidade na articulação metacarpofalangeana (MTF) dos dedos e menor mobilidade na interfalangeana proximal (IFP). Diferentemente, a força de apreensão exige movimento composto da MTF e IFP, especialmente nos três dedos mais ulnares.

REF.: Green's Operative Hand Surgery. 7ª ed., Cap. 10, p. 338.

74 D

Na articulação IFP encontramos, de cada lado da placa volar, uma expansão que se estende proximalmente sobre a margem volar da FP. Essas expansões cruzam a artéria digital transversa logo proximal à articulação IFP e são chamadas de *checkreins*. Possuem como <u>função limitar a extensão na IFP</u>. Na IFD não há ligamentos *checkreins*. Assim, a placa volar da IFD pode ser hiperestendida.

REF.: Green's Operative Hand Surgery. 7ª ed., Cap. 10, p. 338.e3.

75 B

Os músculos interósseos são sete: quatro dorsais e três volares. O quinto dedo é abduzido pelo abdutor próprio do quinto dedo, que funciona como um músculo intrínseco. O dedo médio tem dois interósseos dorsais (abdutores) e nenhum interósseo volar (adutores), porque o eixo central da mão passa sobre o terceiro raio. Os interósseos dorsais do indicador e médio são radiais, e são ulnares nos outros interósseos dorsais dos dedos médio e anular. O interósseo palmar do indicador é ulnar e os do anular e mínimo são radiais. Os interósseos dorsais são bipenados e surgem no metacarpo adjacente; os volares são unipenados e surgem no mesmo metacarpo.

REF.: Green's Operative Hand Surgery. 7ª ed., Cap. 10, p. 338.e3.

76 C

A causa mais comum de contratura em extensão da articulação interfalangeana proximal é a aderência do tendão extensor. Outras causas que podem limitar a flexão: contratura cicatricial na pele dorsal do dedo, fibrose da cápsula dorsal, contratura ou aderência da musculatura intrínseca e deformidade óssea.

REF.: Green's Operative Hand Surgery. 7ª ed., Capítulo 10, p. 340.e2.

77 D

Após os 80 anos, a artrose carpometacarpiana do polegar atinge cerca de 91% dos pacientes, 91% dos pacientes, com completa destruição articular sendo três vezes mais comum em mulheres.

Ref.: Green's Operative Hand Surgery. 7ª ed., Cap. II, p. 345.

78 B

A artrite erosiva ou inflamatória é uma variante incomum de osteoartrite. Como a artrite primária, é mais comum em mulheres e os sintomas aparecem abruptamente e, de forma interessante, envolve as articulações no aspecto radial da mão e poupa as articulações no lado ulnar. A interfalangeana distal é a articulação mais comumente afetada, mas a interfalangeana proximal é mais comumente sintomática. Em alguns pacientes, posteriormente, converte-se em artrite reumatoide.

Ref.: Green's Operative Hand Surgery. 7ª ed., Cap. II, p. 345, 346.

79 C

Pacientes com rizartrose em estágios mais avançados frequentemente possuem o polegar com contratura em adução e deformidade compensatória em hiperextensão da metacarpofalângica. Há também alargamento da base do polegar devido a subluxação dorsorradial da base do primeiro metacarpo.

Ref.: Green's Operative Hand Surgery. 7ª ed., Cap. II, p. 345, 346.

80 B

O médico que examina os pacientes deve ter atenção entre a associação de rizartrose com síndrome do túnel do carpo, que ocorre em cerca de 30% dos casos.

Ref.: Green's Operative Hand Surgery. 7ª ed., Cap. II, p. 359.

81 C

A incidência de Robert é obtida com a combinação de posição do braço e da mão, incluindo flexão e rotação interna do ombro e hiperpronação do punho, de forma que a superfície dorsal do polegar fique apoiada sobre o cassete radiográfico. Representa o AP verdadeiro da articulação CMC do polegar.

Para pacientes com rizartrose nos estágios I e II, reconstrução ligamentar isolada pode ser preferida sobre os procedimentos de salvação. Está contraindicada em pacientes nos estágios III e IV da doença.

Ref.: Green's Operative Hand Surgery. 7ª ed., Cap. II, p. 359-361.

82 A

A complicação mais comumente encontrada após osteotomia do primeiro metacarpo e artrodese carpometacárpica é a pseudoartrose.

Ref.: Green's Operative Hand Surgery. 7ª ed., Cap. II, p. 368.

Punho

Perguntas

1. **No paciente portador de psoríase, após abordagem cirúrgica do cirurgião de mão, podem surgir placas agudas escamosas típicas da doença sobre a cicatriz gerada pelo procedimento. Esse fato é conhecido como:**
   A. Fenômeno de Kirschner.
   B. Fenômeno de Koebner.
   C. Manifestação de Litchman.
   D. Fenômeno de Kadji.

2. **Incidência lateral do punho com 10° de supinação descreve qual incidência radiológica desta articulação?**
   A. *Brewerton view.*
   B. *Pisotriquetal skyline view.*
   C. *Carpal tunnel view.*
   D. *Bridgman view.*

3. **Sobre as artrodeses no punho, marque a alternativa incorreta:**
   A. Artrodese escafocapitato é uma alternativa à artrodese triescafo para a estabilização do escafoide.
   B. Há diminuição das forças reativas nas articulações radiolunar e na lunocapitato, tanto após a artrodese escafotrapeziotrapezoide quanto após a artrodese escafocapitato.
   C. Na artrodese triescafo fazemos a fusão entre escafoide, semilunar e capitato.
   D. Artrose entre o trapézio e o primeiro metacarpo pode ser considerada contraindicação para artrodese triescafo.

4. **Marque a alternativa correta:**
   A. Impacto ulnocarpal é a principal causa de dissociação entre o semilunar e o piramidal.
   B. Artrodese escafolunar tem taxas de consolidação ao redor de 95%.
   C. Artrodese escafolunar é um tratamento com bons resultados na dissociação escafolunar.
   D. Artrodese piramidal-hamato é a terceira fusão mais realizada no carpo.

5. **A causa mais comum de artrose isolada radiolunar é:**
   A. Fratura do tipo *die punch*.
   B. Kienböck.
   C. Artrite reumatoide.
   D. Doença de Preiser.

6. **Na instabilidade carpal dissociativa do tipo instabilidade segmentar intercalada dorsal (DISI), o escafoide assume a atitude de:**
   A. Flexão e supinação.
   B. Extensão e supinação.
   C. Flexão e pronação.
   D. Extensão e pronação.

7. **Sobre a anatomia do carpo, marque a alternativa incorreta:**
   A. O pisiforme é um osso sesamoide que aumenta o braço de alavanca do tendão do flexor ulnar do carpo.
   B. O semilunar pode ter uma única faceta articular com o capitato (semilunar tipo I) ou duas facetas distais para articular com capitato e polo proximal do hamato (semilunar tipo 2).
   C. O ligamento carpal transverso também pode ser chamado de retináculo dos flexores.
   D. A parte mais estreitada do túnel do carpo está localizada no nível da fileira proximal dos ossos do carpo.

8. **Marque a alternativa incorreta a respeito dos ligamentos carpais:**
   A. Os ligamentos intracapsulares no carpo podem ser intrínsecos ou extrínsecos.
   B. A maioria dos ligamentos carpais extrínsecos possui inserção óssea, enquanto a maioria dos intrínsecos tem inserção cartilaginosa.
   C. Os ligamentos extrínsecos são mais elásticos e possuem menor resistência à tração que os intrínsecos.
   D. Os ligamentos extrínsecos sofrem mais avulsão e os intrínsecos são mais lesados na substância do ligamento.

9. A região denominada de "sulco interligamentar" ou espaço de Poirier é uma zona de fraqueza através da qual os deslocamentos perilunares frequentemente ocorrem. Essa região é delimitada pelos ligamentos:
    A. Radioescafocapitato e radioescafoide.
    B. Radiossemilunar curto e radioescafocapitato.
    C. Radioescafocapitato e radiossemilunar longo.
    D. Radioescafocapitato e ulnocapitato.

10. Apesar de conhecido por muitos como um ligamento, esta estrutura não é um ligamento verdadeiro. É formada por tecido conectivo frouxo, com vasos em sua estrutura que suprem uma área do polo proximal palmar do escafoide. A estrutura descrita é conhecida como:
    A. Ligamento de Poirier.
    B. Ligamento de Testut-Kuentz.
    C. Ligamento radiossemilunar longo.
    D. Ligamento arqueado.

11. A parte distal do ligamento ulnocapitato mistura-se com as fibras do ligamento piramidalcapitato antes de se inserir no capitato. Quando combinado com o ligamento radioescafocapitato, formam um ligamento em "V", também conhecido como:
    A. Arqueado.
    B. Testut.
    C. Tavernier.
    D. Mola.

12. Marque a alternativa correta:
    A. A articulação escafossemilunar é estabilizada por dois ligamentos intercarpais transversos (palmar e dorsal) e uma membrana fibrocartilaginosa distal.
    B. A articulação semilunopiramidal é estabilizada por dois ligamentos intercarpais transversos (palmar e dorsal) e uma membrana fibrocartilaginosa distal.
    C. A porção palmar do ligamento escafossemilunar é mais forte que a dorsal.
    D. A porção palmar do ligamento semilunopiramidal é mais forte que a dorsal.

13. Marque a alternativa correta a respeito do ligamento semilunocapitato:
    A. A porção palmar do ligamento é mais forte.
    B. A porção dorsal do ligamento é mais forte.
    C. A resistência das partes dorsal e palmar é semelhante.
    D. Não há ligamentos, palmar ou dorsal, entre o semilunar e o capitato.

14. **O movimento do punho durante o arremesso de um dardo ocorre predominantemente na articulação:**
    A. Radiocárpica.
    B. Mediocárpica.
    C. Carpometacárpica.
    D. Na mesma proporção na radiocárpica e na mediocárpica.

15. **Sobre a cinemática do punho, marque a alternativa incorreta:**
    A. Contração do extensor ulnar do carpo gera supinação intercarpal.
    B. Não há inserção tendinosa na fileira proximal do carpo.
    C. Quando o punho está em inclinação radial, o escafoide e o semilunar fletem.
    D. O movimento de arremesso de dardos ocorre num plano oblíquo.

16. **No punho, a força transmitida através do complexo da fibrocartilagem triangular corresponde a qual porcentagem do total?**
    A. 5%.
    B. 15%.
    C. 30%.
    D. 45%.

17. **A "posição de função" do punho é:**
    A. Levemente estendido e radialmente inclinado.
    B. Levemente fletido e radialmente inclinado.
    C. Levemente estendido e ulnarmente inclinado.
    D. Levemente fletido e neutro no plano coronal.

18. **A luxação perissemilunar pode ocorrer por desarranjo reverso no carpo. Ou seja, inicia-se no lado ulnar do punho e procede radialmente ao redor do semilunar. Geralmente esse mecanismo ocorre se houver queda:**
    A. Com o punho em flexão.
    B. Com o punho neutro.
    C. Com a mão espalmada, desvio ulnar e supinação intercárpica.
    D. Para trás, com o punho estendido e a mão rodada externamente.

19. **De acordo com Larsen, a constância de uma instabilidade carpal pode ser caracterizada como, exceto:**
    A. Oculta: lesão parcial de ligamento, sem desalinhamento sob estresse.
    B. Dinâmica: ruptura ligamentar completa, com desalinhamento carpal apenas sob certas condições de carga.
    C. Estática: ruptura completa com permanente alteração do alinhamento carpal.
    D. Inveterada: instabilidade persistente após 2 meses de lesão.

20. Na dissociação escafossemilunar ocorre:
A. Escafoide colapsa em flexão e supinação.
B. Semilunar fica em flexão.
C. Escafoide colapsa em extensão e supinação.
D. Fileira distal do carpo roda em pronação.

21. No estudo da biomecânica do punho, sabemos que os músculos são os últimos estabilizadores dos ossos carpais. Qual(is) músculo(s) promove(m) supinação da fileira distal do carpo?
A. Supinador.
B. Extensor ulnar do carpo e flexor ulnar do carpo.
C. Pronador quadrado.
D. Extensor radial longo do carpo e abdutor longo do polegar.

22. De acordo com Anderson e cols., existem quatro principais tipos de lesão da parte dorsal do ligamento escafossemilunar. O tipo mais comum é:
A. Avulsão do escafoide.
B. Avulsão do semilunar.
C. Lesão na substância do ligamento.
D. Ruptura parcial mais insuficiência.

23. O *Derby's test* é utilizado em casos de:
A. Luxação perissemilunar.
B. Dissociação escafossemilunar.
C. Dissociação lunopiramidal.
D. Lesão da fibrocartilagem triangular.

24. Um sinal radiográfico patognomônico da dissociação lunopiramidal é o:
A. Sinal de Garcia-Elias.
B. Sinal da Gaivota.
C. Sinal de Kleinmann.
D. Sinal de Peregrine.

25. A incidência ideal para avaliar o intervalo escafolunar, na lesão ligamentar S-L é:
A. AP com punho cerrado.
B. AP com desvio ulnar.
C. AP com desvio radial.
D. PA com angulação do tubo 10° de ulnar para radial.

26. Na classificação artroscópica da **EWAS** para a instabilidade escafolunar **(SL)**, a ruptura do ligamento escafolunar volar caracteriza o estágio:
    A. IIIA.
    B. IIIB.
    C. IIIC.
    D. IV.

27. Considerando-se todas as luxações perilunares, qual é a proporção de associação com fraturas desviadas do escafoide?
    A. 10%.
    B. 30%.
    C. 60%.
    D. 80%.

28. Segundo Larsen, considera-se uma lesão ligamentar do carpo como aguda se tem evolução de até:
    A. 1 semana.
    B. 3 semanas.
    C. 4 semanas.
    D. 6 semanas.

29. Com base em estudos cadavéricos, foram identificados quatro tipos de formatos de fossa sigmoide na **ARUD**. O tipo mais comum é:
    A. Plano.
    B. Pista de esqui.
    C. Em "C".
    D. Em "S".

30. Marque a alternativa incorreta sobre a **ARUD**:
    A. Existe uma relação inversa entre a espessura do disco articular e a variância ulnar.
    B. Os ligamentos radioulnares dorsal e palmar possuem um rico suprimento vascular.
    C. Aproximadamente 20% da carga transmitida ao punho passa pela ulna.
    D. A maior força é aplicada na parte ulnar do disco articular durante a pronação do antebraço.

31. Sobre o complexo da fibrocartilagem triangular **(CFCT)**, marque a incorreta:
    A. O seu suprimento sanguíneo vem das artérias ulnar e interóssea anterior.
    B. A porção central do disco articular é avascular.
    C. O suprimento vascular para a periferia do disco aumenta com a idade.
    D. A porção central do disco articular tem baixo potencial de cura.

32. **A instabilidade e a subluxação do tendão extensor ulnar do carpo (EUC) são mais pronunciadas na seguinte posição:**
    A. Antebraço supinado, punho fletido e com inclinação ulnar.
    B. Antebraço supinado, punho estendido e com inclinação radial.
    C. Antebraço pronado, punho fletido e com inclinação ulnar.
    D. Antebraço pronado, punho estendido e com inclinação radial.

33. **Vários achados radiográficos sugerem o diagnóstico de instabilidade da ARUD. Quando associada a fratura do rádio distal, a fratura do estiloide ulnar é compatível com instabilidade da ARUD se o deslocamento for maior que:**
    A. 1 mm.
    B. 2 mm.
    C. 3 mm.
    D. 5 mm.

34. **A lesão degenerativa do CFCT associada a artrite ulnocarpal é classificada por Palmer como estágio:**
    A. 1D.
    B. 2C.
    C. 2D.
    D. 2E.

35. **Na fratura do rádio distal podemos ter instabilidade da ARUD. Os ligamentos radioulnares palmar e dorsal podem tolerar até quanto de encurtamento radial sem se romperem?**
    A. 2 a 3 mm.
    B. 5 a 7 mm.
    C. 9 a 11 mm.
    D. 13 a 15 mm.

36. **Na fratura-luxação de Galeazzi, qual lesão do CFCT está presente quase que inevitavelmente, de acordo com a classificação de Palmer?**
    A. 1A.
    B. 1B.
    C. 1C.
    D. 1D.

37. **Luxação pura dorsal da ARUD é mais comum que a luxação palmar. Tipicamente, a redução articular após uma luxação dorsal é mais estável em:**
    A. Neutro.
    B. Pronação.
    C. Supinação.
    D. A estabilidade da ARUD não é significantemente afetada pela posição do antebraço.

38. Segundo Frykman, a fratura do estiloide ulnar acompanha a fratura do rádio distal em qual porcentagem dos casos?
    A. 20%.
    B. 45%.
    C. 61%.
    D. 73%.

39. Marque a alternativa incorreta sobre artrose e seu tratamento na ARUD:
    A. A indicação clássica do procedimento de Darrach é incongruência da ARUD em paciente de alta demanda.
    B. Instabilidade é ocasionalmente associada com o procedimento de Darrach.
    C. O procedimento de Bowers remove a superfície articular da cabeça da ulna e mantém a inserção ulnar do CFCT.
    D. As indicações para o procedimento de Sauvé-Kapandji são similares às do procedimento de Darrach.

40. Marque a alternativa incorreta sobre a artroplastia da cabeça da ulna.
    A. Implantes de cabeça da ulna de silicone foram abandonados.
    B. As indicações incluem tratamento primário de artrose e fraturas irreparáveis da cabeça da ulna.
    C. Em casos de consolidação viciosa de fraturas do rádio distal a artroplastia, pela sua versatilidade, dispensa osteotomia corretiva no rádio.
    D. Na artroplastia total da ARUD fazemos a substituição da cabeça da ulna e da superfície articular da fossa sigmoide.

41. No procedimento de Wafer (ressecção parcial da ulna distal), o limite de ressecção indicado é de:
    A. 2 mm.
    B. 4 mm.
    C. 6 mm.
    D. 8 mm.

42. No tratamento conservador de fraturas do rádio distal é comum a imobilização gessada com flexão do punho e desvio ulnar. Esta posição também é chamada de posição de:
    A. Cotton-Loder.
    B. Litchman.
    C. Colles.
    D. Colles reverso.

43. Um importante marco radiográfico na fratura do rádio distal é a *teardrop*, que representa:

A. Suporte para a face dorsal do escafoide.

B. Projeção volar da fossa do semilunar.

C. Projeção dorsal da fossa do semilunar.

D. Parte distal da fossa sigmoide.

44. Um parâmetro radiográfico utilizado para avaliar fratura do rádio distal é a medida da altura da fossa do semilunar na radiografia em perfil do punho. O valor médio dessa mensuração considerado normal para mulheres é de:

A. 10 mm.

B. 15 mm.

C. 18 mm.

D. 26 mm.

45. Outro parâmetro radiográfico utilizado para avaliação de fraturas do rádio distal é a profundidade da cavidade articular. A partir de quantos milímetros de afundamento teremos aumento da pressão de contato radiocarpal e diminuição da área de contato?

A. 1 mm.

B. 2 mm.

C. 3 mm.

D. 5 mm.

46. Na fratura do rádio distal, a translação radial do fragmento distal (*coronal shift*) causa instabilidade da ARUD devido a(o):

A. Estiramento do ligamento radioulnar dorsal.

B. Estiramento do ligamento radioulnar palmar.

C. Lesão da fibrocartilagem triangular.

D. Afrouxamento da banda oblíqua distal da membrana interóssea.

47. Após a redução de uma fratura do rádio distal existe um método radiográfico que permite suspeitar de translação radial residual (radiografia em PA). Nesse método, traçamos uma linha ao longo da diáfise ulnar do rádio estendendo-se ao carpo e outra linha transversa cruzando o semilunar na sua maior largura. Suspeita-se de translação radial residual se, ulnar a este ponto de interseção, há menos de _____% do semilunar:

A. 75%.

B. 50%.

C. 40%.

D. 20%.

48. As fraturas de Smith podem ser classificadas em três tipos. O tipo II de Smith corresponde a fratura do tipo:

A. Barton volar.
B. Barton dorsal.
C. Frykman III.
D. Frykman IV.

49. Segundo a classificação de fragmentos específicos para a fratura do rádio distal, existem cinco fragmentos principais. A localização do fragmento *die punch* é:

A. Volar-ulnar.
B. Volar-radial.
C. Dorsal-ulnar.
D. Dorsal-radial.

50. A coluna rotacional do punho é, segundo Rikli e Regazzoni, a coluna:

A. Lateral.
B. Intermediária.
C. Medial.
D. Volar.

51. Marque a alternativa incorreta sobre a classificação de Fernandez:

A. É uma classificação tomográfica.
B. O tipo I é extra-articular.
C. A tipo II é em cisalhamento.
D. A tipo III é em compressão.

52. Na classificação para lesões da ARUD nas fraturas do rádio distal, a fratura-avulsão da base do estiloide ulnar corresponde ao tipo:

A. Tipo 1.
B. Tipo 2A.
C. Tipo 2B.
D. Tipo 3A.

53. Não é um parâmetro de instabilidade definido por La Fontaine nas fraturas do rádio distal:

A. Angulação dorsal > 20°.
B. Idade > 60 anos.
C. Perda do comprimento radial.
D. Fratura da ulna.

54. **O tratamento conservador de fraturas do rádio distal sem desvio ou minimamente desviadas é complicado pela ruptura do tendão extensor longo do polegar em qual porcentagem dos casos?**
    A. 1%.
    B. 5%.
    C. 15%.
    D. 30%.

55. **A ruptura de tendões flexores devida às placas volares para tratamento de fraturas do rádio distal acomete preferencialmente o tendão:**
    A. Flexor longo do polegar.
    B. Flexor profundo do indicador.
    C. Flexor profundo do dedo médio.
    D. Flexor profundo do anular.

56. **A técnica de tratamento de fraturas do rádio distal por placa de distração prevê a colocação de uma placa fixada no rádio e no 3º metacarpo, promovendo distração. Habitualmente, essa placa é retirada quanto tempo após a cirurgia inicial?**
    A. 2 semanas.
    B. 4 a 6 semanas.
    C. 2 meses.
    D. 4 a 6 meses.

57. **O suprimento sanguíneo do polo proximal do escafoide se dá principalmente:**
    A. Pelo ligamento de Testut.
    B. Retrogradamente por ramos dorsais da artéria radial.
    C. Retrogradamente por ramos volares da artéria radial.
    D. Por ramos do arco palmar superficial.

58. **Considerando-se todas as fraturas do escafoide, o risco de pseudoartrose é de:**
    A. 1% a 5%.
    B. 10% a 15%.
    C. 20% a 30%.
    D. 30% a 50%.

59. **A fratura menos comum do escafoide ocorre no:**
    A. Colo ou cintura.
    B. Polo proximal.
    C. Polo distal.
    D. A incidência nas três localidades é bem semelhante.

60. Em qual porcentagem dos casos ocorre lesão completa do ligamento interósseo escafossemilunar associada a fratura-luxação do escafoide?
    A. 3%.
    B. 10%.
    C. 20%.
    D. 30%.

61. As fraturas do escafoide em crianças envolvem, mais comumente, o:
    A. Polo distal.
    B. Colo, geralmente incompletas.
    C. Polo proximal.
    D. Colo, geralmente completas.

62. No tratamento da pseudoartrose do escafoide temos como opção a utilização de enxerto ósseo vascularizado livre. Dentre as possibilidades, encontramos o enxerto do côndilo femoral medial, que é baseado no ramo articular da artéria:
    A. Genicular ascendente.
    B. Genicular transversa.
    C. Genicular descendente.
    D. Patelar.

63. Um dos procedimentos de salvação realizados em estágios avançados de pseudoartrose do escafoide é a carpectomia da fileira proximal. Durante esse procedimento, deve-se ter cuidado especial para não lesar determinado ligamento, visto que ele impede, no pós-operatório, a translocação ulnar do carpo. Qual é esse ligamento?
    A. Radiossemilunar longo.
    B. Radioescafocapitato.
    C. Radiocarpal dorsal.
    D. Ulnocapitato.

64. Palmer definiu uma classificação para fraturas da crista volar do trapézio. A respeito dela, marque a incorreta:
    A. O tipo 1 corresponde a uma fratura na base da crista.
    B. O tipo 2 corresponde a uma fratura na ponta da crista.
    C. O tipo 3 é uma fratura cominuída.
    D. O tipo 2 é uma fratura do tipo avulsão.

65. Nas fraturas do gancho do hamato com apresentação tardia ou mesmo as agudas desviadas, a excisão do fragmento fraturado é uma modalidade de tratamento amplamente aceita. A complicação mais comum dessa excisão é:
    A. Ruptura do tendão flexor do dedo mínimo.
    B. Lesão do ramo motor do nervo ulnar.
    C. Ruptura do tendão flexor do dedo anular.
    D. Lesão do ramo sensitivo do nervo ulnar.

66. **O osso do carpo com menor incidência de fraturas é o:**
    A. Pisiforme.
    B. Trapézio.
    C. Trapezoide.
    D. Hamato.

67. **Para o diagnóstico da doença de Kienböck, podemos ter o auxílio de exames de imagem. O exame de imagem mais sensível para o diagnóstico dessa doença é:**
    A. Radiografia simples.
    B. Cintilografia.
    C. Tomografia computadorizada (TC).
    D. Ressonância magnética (RNM).

68. **Na doença de Kienböck, segundo Zapico, o tipo de semilunar com maior potencial de fratura é:**
    A. I.
    B. II.
    C. III.
    D. IV.

69. **O tipo mais comum de fratura do piramidal é:**
    A. Da cortical dorsal.
    B. Do corpo.
    C. Do polo proximal.
    D. Da tuberosidade medial.

70. **Na artroscopia do punho, o portal de trabalho principal é o:**
    A. 3-4.
    B. 4-5.
    C. 6-U.
    D. 6-R.

71. **Dentre os portais artroscópicos radiocarpais do punho, dois portais volares foram descritos: volar radial e volar ulnar. O portal volar radial é feito no intervalo entre:**
    A. O ligamento radioescafocapitato e o ligamento radiossemilunar longo.
    B. O ligamento lunopiramidal e o ligamento radiossemilunar longo.
    C. O ligamento radioescafoide e o ligamento radioescafocapitato.
    D. O ligamento radiossemilunar curto e o ligamento ulnossemilunar.

72. Quando visualizamos o intervalo lunopiramidal artroscopicamente pelo portal mediocarpal, esse intervalo deve ser congruente; no entanto, frequentemente um degrau é visto, com o piramidal mais distal que o semilunar cerca de:
    A. 1 mm.
    B. 2 mm.
    C. 3 mm.
    D. 4 mm.

73. Os ligamentos interósseos escafossemilunar e semilunopiramidal são mais bem visualizados, respectivamente, pelos portais artroscópicos:
    A. 1-2 e 3-4.
    B. 3-4 e 4-5 ou 6R.
    C. 3-4 e 6U.
    D. 1,2 e 4-5.

74. Geissler idealizou uma classificação artrocópica para instabilidade carpal baseada na observação das lesões dos ligamentos interósseos escafossemilunar e semilunopiramidal quando associadas com fraturas do rádio distal. Quando existe incongruência ou degrau no alinhamento carpal normal e o *probe* pode passar no *gap* entre os ossos carpais, caracteriza-se o estágio:
    A. I.
    B. II.
    C. III.
    D. IV.

75. Na lesão do ligamento interósseo escafossemilunar, o chamado sinal *drive-through* corresponde a qual estágio da classificação artroscópica de Geissler?
    A. I.
    B. II.
    C. III.
    D. IV.

76. Segundo a classificação artroscópica proposta por Geissler e cols. para a instabilidade ligamentar do carpo associada à fratura da extremidade distal do rádio, podem ser tratadas com pinagem artroscópica os tipos:
    A. II e III.
    B. II e IV.
    C. I e II.
    D. III e IV.

77. Na classificação de Slade e Geissler para pseudoartrose de escafoide, a presença de artrose do punho corresponde ao tipo:
    A. II.
    B. IV.
    C. III.
    D. VI.

78. Nas lesões traumáticas da fibrocartilagem triangular com perfuração do disco articular (classe IA de Palmer), desbridamento articular de *flaps* instáveis é o tratamento de escolha para pacientes sintomáticos, com ulna neutra ou *minus*, que não melhoraram com abordagem conservadora. Aproximadamente, que porção do disco articular pode ser excisada sem causar instabilidade?
   A. 1/8.
   B. 1/4.
   C. 1/2.
   D. 2/3.

79. Cistos sinoviais volares são a segunda mais comum massa no punho e surgem de um pedículo que se origina na articulação escafolunar volar, escafotrapezoidal ou articulação trapeziometacarpal. Eles usualmente aparecem entre os tendões:
   A. Flexor radial do carpo e flexor longo do polegar.
   B. Flexor radial do carpo e braquiorradial.
   C. Palmar longo e flexor ulnar do carpo.
   D. Palmar longo e flexor longo do polegar.

80. O portal volar ulnar é feito no intervalo entre os ligamentos:
   A. Radiossemilunar longo e radioescafoide.
   B. Ulnolunar e ulnopiramidal.
   C. Piso-hamato e ulnocapitato.
   D. Ligamento arqueado e ulnocapitato.

81. Geissler e Slade desenvolveram uma classificação para pseudoartrose do escafoide baseada na cronicidade, no grau de esclerose e deformidade. Utilizando essa classificação, a técnica de fixação dorsal percutânea assistida por artroscopia, desenvolvida para fratura aguda do escafoide, é efetiva nos tipos:
   A. IV e V.
   B. I a III.
   C. II a IV.
   D. Apenas I.

82. Na artroscopia da articulação carpometacarpal do polegar, observa-se que:
   A. O plano internervoso localiza-se na região volar da articulação.
   B. A artéria radial cursa no plano anterior e radial do campo artroscópico.
   C. Não há um plano internervoso real.
   D. A artéria radial cursa no plano posterior e radial do campo artroscópico.

83. Na artroscopia de punho, o portal mediocarpal radial está localizado entre os tendões:
   A. Extensor longo do polegar e extensores radiais do carpo.
   B. Extensores radiais do carpo e abdutor longo do polegar.
   C. Extensor curto do polegar e abdutor longo do polegar.
   D. Extensor dos dedos e extensores radiais do carpo.

84. **Embora incomum, durante a artroscopia do punho pode-se utilizar portais artroscópicos volares. O portal volar radial situa-se entre:**
    A. A artéria radial e o braquiorradial.
    B. A artéria radial e o tendão flexor radial do carpo.
    C. O tendão flexor radial do carpo e o nervo mediano.
    D. O tendão flexor radial do carpo e o tendão palmar longo.

85. **Na artroscopia do punho, durante o exame da fibrocartilagem triangular com auxílio do *probe*, percebe-se uma consistência flexível com rechaço à palpação, que é denominada:**
    A. Sinal de Litchman.
    B. Sinal da tecla de piano.
    C. Sinal do trampolim.
    D. Sinal da baqueta.

86. **A classificação artroscópica da lesão do ligamento escafossemilunar, quando há perfuração do ligamento que permite a penetração da ponta do *probe* pelo orifício, enquadra-se como grau:**
    A. I.
    B. II.
    C. III.
    D. IV.

87. **Qual a porcentagem da carga axial do carpo passa pela fibrocartilagem triangular?**
    A. 5%.
    B. 10%.
    C. 20%.
    D. 30%.

Respostas Comentadas

1 B

O fenômeno de Koebner também é chamado de resposta isomórfica. Ocorre quando um trauma na pele sã desencadeia o surgimento de lesões semelhantes àquelas encontradas em outros locais do corpo. Ocorre em doenças como psoríase, vitiligo e líquen plano.

Ref.: Green's Operative Hand Surgery. 7ª ed., Cap. 12, p. 374.

2 B

Essa é uma incidência radiográfica específica para excluir osteoartrite entre o pisiforme e o piramidal. Essa osteoartrose pode irritar o nervo ulnar no canal de Guyon e comprometer o resultado cirúrgico de outros procedimentos no punho, caso não seja reconhecida.

Ref.: Green's Operative Hand Surgery. 7ª ed., Cap. 12, p. 374.

3 C

Artrose na fossa do escafoide é uma contraindicação para a realização de artrodese escafocapitato ou escafotrapeziotrapezoide. Alterações degenerativas escafotrapeziotrapezoide também são contraindicação para fusão escafocapitato.

A artrodese entre o escafoide, trapézio e trapezoide foi nomeada artrodese triescafo por Watson.

Ref.: Green's Operative Hand Surgery. 7ª ed., Cap. 12, p. 380, 389.

4 A

A artrodese escafolunar é um procedimento com resultados imprevisíveis, com altas taxas de não consolidação (50 a 85%). Não é uma opção de tratamento satisfatória para dissociação escafolunar. A artrodese piramidal-hamato é a fusão intercarpal menos comum, também tem altas taxas de complicação e não é muito recomendada.

Ref.: Green's Operative Hand Surgery. 7ª ed., Cap. 12, p. 387, 389.

5 C

Alteração degenerativa localizada secundária a artrite reumatoide é a causa mais comum de artrose isolada radiolunar.

Ref.: Green's Operative Hand Surgery. 7ª ed., Cap. 12, p. 377.

6 C

Na DISI o semilunar está em extensão (DISI) e o escafoide em flexão e pronação.

Ref.: Green's Operative Hand Surgery. 7ª ed., Cap. 13, p. 419.

7 D

A parte mais estreitada do túnel do carpo está localizada no nível da fileira distal dos ossos do carpo.

REF.: Green's Operative Hand Surgery. 7ª ed., Cap. 13, p. 419, 420.

8 D

Os ligamentos extrínsecos são mais elásticos e possuem menor resistência à tração que os intrínsecos. Os extrínsecos sofrem mais lesão na substância do ligamento, enquanto os intrínsecos sofrem mais avulsão que ruptura.

REF.: Green's Operative Hand Surgery. 7ª ed., Cap. 13, p. 420.

9 C

O espaço de Poirier fica entre o ligamento radioescafocapitato e o radiossemilunar longo. Vale salientar que são ligamentos palmares.

REF.: Green's Operative Hand Surgery. 7ª ed., Cap. 13, p. 420.

10 B

O próprio enunciado da questão descreve o que é o ligamento de Testut-Kuentz. Também é denominado de ligamento radioescafossemilunar de Testut-Kuentz.

REF.: Green's Operative Hand Surgery. 7ª ed., Cap. 13, p. 422.

11 A

O ligamento arqueado tem o formato de um "V distal". Seu braço ulnar é formado pela união do piramidalcapitato com o ulnocapitato. Seu braço radial é formado pelo radioescafocapitato.

REF.: Green's Operative Hand Surgery. 7ª ed., Cap. 13, p. 421, 423.

12 D

Tanto a articulação escafossemilunar quanto a semilunopiramidal são estabilizadas por dois ligamentos intercarpais transversos (palmar e dorsal) e uma membrana fibrocartilaginosa proximal. No ligamento escafossemilunar a porção mais forte é a dorsal, e no ligamento semilunopiramidal a porção mais forte é a palmar. Quando perfurada devido à idade ou trauma, essa membrana permite a comunicação entre a articulação radiocárpica e a mediocárpica. A membrana proximal fibrocartilaginosa do ligamento escafossemilunar está frequentemente perfurada em indivíduos idosos.

REF.: Green's Operative Hand Surgery. 7ª ed., Cap. 13, p. 422.

Capítulo 3 – Punho   61

13 D

Não existem ligamentos entre o semilunar e o capitato.

Ref.: Green's Operative Hand Surgery. 7ª ed., Cap. 13, p. 423.

14 B

Quando o punho está em inclinação radial, o escafoide e o semilunar fletem; se o punho é colocado em extensão, o semilunar retorna ao seu alinhamento inicial, semelhante à sua posição com o punho em neutro. Quando o punho está em inclinação ulnar, o escafoide e o semilunar estendem, mas retornam à posição neutra se o punho é fletido com inclinação ulnar. Em outras palavras, podemos dizer que durante o movimento de arremesso de dardos, o escafoide e o semilunar permanecem na posição neutra. Assim, a maior mobilidade acontece na articulação mediocárpica.

Ref.: Green's Operative Hand Surgery. 7ª ed., Cap. 13, p. 424.

15 A

Contração do extensor ulnar do carpo gera pronação intercarpal, enquanto a contração do extensor radial longo do carpo e abdutor longo do polegar induz supinação na fileira distal do carpo.

Não há inserção tendinosa na fileira proximal do carpo; todos eles inserem-se distalmente à articulação mediocarpal; assim, quando os músculos contraem a fileira distal do carpo é a primeira a se mover.

Quando o punho está em inclinação radial, o escafoide e o semilunar fletem; mas se a partir dessa posição o punho é colocado em extensão, o semilunar retorna ao seu alinhamento inicial, semelhante à sua posição com o punho em neutro. Quando o punho está em inclinação ulnar, o escafoide e o semilunar estendem; mas retornam à posição neutra se o punho é fletido com inclinação ulnar. Em outras palavras, podemos dizer que durante o movimento de arremesso de dardos, o escafoide e o semilunar permanecem na posição neutra. Assim, a maior mobilidade acontece na articulação mediocárpica. Seguindo esse raciocínio, o movimento contrário (arremesso de dardos reverso), da inclinação ulnar com extensão, para a inclinação radial com flexão, ocorre basicamente apenas na articulação radiocárpica.

O movimento de arremesso de dardo ocorre num plano oblíquo, geralmente através da ação de dois extensores (extensor radial curto e longo do carpo) e um flexor (flexor ulnar do carpo). Apesar do nome utilizado para esta atividade específica, este movimento é bastante utilizado nas atividades da vida diária. No arremesso de dardos reverso são recrutados o flexor radial do carpo e o extensor ulnar do carpo.

Ref.: Green's Operative Hand Surgery. 7ª ed., Cap. 13, p. 423 e 424.

16 B

Na fileira proximal do carpo, 50% da força são transmitidos através da articulação radioescafoide, 35%, através da radiossemilunar e 15%, através do complexo da fibrocartilagem triangular. É importante salientar que no capítulo sobre articulação radioulnar distal temos a seguinte afirmação: estudos biomecânicos em cadáveres mostram que aproximadamente 20% da carga transmitida ao punho passam através da ulna.

REF.: Green's Operative Hand Surgery. 7ª ed., Cap. 13, p. 424; Cap. 14, p. 481.

17 A

Nessa posição o semilunar tende a receber mais carga que o escafoide.

REF.: Green's Operative Hand Surgery. 7ª ed., Cap. 13, p. 424.

18 D

A carga é aplicada na região hipotenar e o piramidal é forçado pelo deslocamento dorsal do pisiforme. A ruptura do ligamento semilunopiramidal representa o estágio 1; a ruptura do ligamento ulnocarpal com deslocamento semilunocapitato, o estágio 2; e a dissociação escafossemilunar, o estágio 3.

REF.: Green's Operative Hand Surgery. 7ª ed., Cap. 13, p. 428.

19 D

Segundo Larsen, qualquer instabilidade cárpica pode ser caracterizada através de cinco atributos: cronicidade; constância; etiologia; localização; direção. A constância divide-se em oculta, dinâmica e estática (redutível ou não).

REF.: Green's Operative Hand Surgery. 7ª ed., Cap. 13, p. 433.

20 D

Na dissociação escafossemilunar o escafoide colapsa em flexão e pronação e o semilunar e piramidal, em extensão. A fileira distal é forçada a rodar em pronação.

REF.: Green's Operative Hand Surgery. 7ª ed., Cap. 13, p. 435.

21 D

Estudos laboratoriais mostram que o extensor radial longo do carpo e o abdutor longo do polegar são supinadores dos ossos da fileira distal do carpo, enquanto o extensor ulnar do carpo é um músculo pronador. Dessa forma, diante de uma dissociação escafossemilunar (S-L), um correto fortalecimento muscular pode ser útil.

Por exemplo: o escafoide tende a fletir e a pronar sob carga; se promovemos supinação da fileira distal e o ligamento STT está íntegro, ocorrerá tração do trapézio para dorsal, prevenindo o colapso do escafoide em flexão e pronação.

O flexor radial do carpo também tem um efeito positivo na estabilização escafossemilunar, pela capacidade de diminuir o *gap* S-L pela supinação do escafoide.

REF.: Green's Operative Hand Surgery. 7ª ed., Cap. 13, p. 439.

22 A

Avulsão do escafoide (42%); avulsão do semilunar (18%); ruptura na substância do ligamento (20%); ruptura parcial + afrouxamento (22%).
REF.: Green's Operative Hand Surgery. 7ª ed., Cap. 13, p. 440.

23 C

O *Derby's test* é utilizado em casos de dissociação redutível lunopiramidal, sem deformidade fixa em VISI. O teste começa realinhando o semilunar e o escafoide em relação ao rádio; isso é feito colocando o punho em extensão e ligeira inclinação ulnar. Nessa posição, reduzimos a articulação lunopiramidal ao empurrar o pisiforme dorsalmente. A sensação de instabilidade desaparece imediatamente e a força de preensão aumenta enquanto a pressão sobre o pisiforme é mantida. É um teste sensível, mas pouco específico.
REF.: Green's Operative Hand Surgery. 7ª ed., Cap. 13, p. 451.

24 B

Nos casos de dissociação lunopiramidal em que há ruptura dos ligamentos intrínsecos e extrínsecos, a parte dorsal do semilunar sobreposta à parte distal do capitato promove uma flexão anormal deste osso. Na radiografia, as linhas distais do semilunar e do piramidal adotam a forma de uma gaivota. É chamado de sinal da gaivota e é patognomônico desse problema.
REF.: Green's Operative Hand Surgery. 7ª ed., Cap. 13, p. 452.

25 D

A incidência em PA com 10° de angulação do tubo de ulnar para radial é a incidência ideal para avaliar o intervalo S-L. O espaço deve ser comparado com o do punho contralateral e com as articulações carpais vizinhas.
REF.: Green's Operative Hand Surgery. 7ª ed., Cap. 13, p. 429.

26 A

A classificação da Sociedade Europeia de Artroscopia do Punho é uma modificação da Classificação de Geissler para lesão do ligamento escafolunar:
I: afrouxamento ligamentar (não passa o *probe*);
II: ruptura da membrana proximal SL (passa a extremidade do *probe* no espaço SL, sem alargamento);
IIIA: II + ruptura do ligamento SL volar (alargamento SL volar);
IIIB: II + ruptura ligamento SL dorsal (alargamento SL dorsal);
IIIC: II + ruptura do ligamento SL dorsal e volar (alargamento global do espaço SL);
IV: IIIC + *gap* SL (sem desalinhamento) (diástase SL, sem anormalidades radiográficas; artroscópio pode entrar no espaço radiocarpal);
V: IV + desalinhamento carpal (*gap* SL com anormalidades radiográficas).
REF.: Green's Operative Hand Surgery. 7ª ed., Cap. 13, p. 438.

27 C

Aproximadamente 60% de todas as luxações perilunares estão associadas com fratura desviada do escafoide, usualmente no terço médio.

Ref.: Green's Operative Hand Surgery. 7ª ed., Cap. 13, p. 470.

28 A

Em relação a cronicidade, Larsen definiu como agudas lesões com até 1 semana de evolução; subagudas, de 1 a 6 semanas; e crônicas, com mais de 6 semanas.

Ref.: Green's Operative Hand Surgery. 7ª ed., Cap. 13, p. 433.

29 A

O formato da fossa sigmoide tem potencial implicação no risco de instabilidade traumática e nas suas alternativas de tratamento. O formato plano é mais propenso à instabilidade e menos responsivo ao tratamento com reparo isolado de partes moles. Plano = 42%, Pista de esqui = 14%, em "C" = 30% e em "S" = 14%.

Ref.: Green's Operative Hand Surgery. 7ª ed., Cap. 14, p. 479.

30 D

Os ligamentos radioulnares dorsal e palmar estendem-se da margem distal da fossa sigmoide dorsal e palmar, respectivamente, e convergem numa configuração triangular para inserção na ulna; o rico suprimento vascular permite a cura em casos de lesão.

A força transmitida pela ulna varia com a posição do punho e aumenta com a inclinação ulnar e pronação em até 150%. Alterações na variância ulnar e presença de disco articular também afetam a transmissão de cargas. Encurtamento da ulna de cerca de 2,5 mm diminui a carga ulnar para 4%, enquanto o aumento na ulna de cerca de 2,5 mm aumenta a carga para 42%. Remoção de 2/3 ou mais do disco reduz a carga ulnar para 3%.

O disco articular sofre grande deformação durante a rotação do antebraço. As maiores forças estão concentradas na porção radial do disco, durante a aplicação de carga axial no punho, especialmente em pronação. Essa região corresponde à junção das fibras de colágeno radialmente orientadas com as oblíquas na região central. Esses achados mecânicos e histológicos explicam a frequência de lesões traumáticas próximas à inserção radial do disco.

Obs.: no capítulo de artroscopia do Green´s (capítulo 17) existe a seguinte afirmação: foi demonstrado que o encurtamento da cabeça ulnar em 3 mm provoca queda da força transmitida através da ulna em 50%.

Ref.: 1. Green's Operative Hand Surgery. 7ª ed., Cap. 14, p. 481.
2. Green's Operative Hand Surgery. 7ª ed., Cap. 17, p. 688.

31 C

O suprimento vascular para a periferia do disco articular diminui com a idade. Sua porção central é hipovascular ou essencialmente avascular. A penetração dos vasos só chega a 15% da área periférica. Por esse motivo, lesões centrais têm pouca ou nenhuma possibilidade de cura, enquanto lesões periféricas têm bom potencial de cura.

REF.: Green's Operative Hand Surgery. 7ª ed., Cap. 14, p. 481.

32 A

A tendinite do EUC pode mimetizar sintomas na ARUD.

REF.: Green's Operative Hand Surgery. 7ª ed., Cap. 14, p. 484.

33 B

Fraturas do estiloide ulnar com deslocamento maior que 2 mm associadas a fratura do rádio distal podem ser relacionadas com instabilidade da ARUD.

REF.: Green's Operative Hand Surgery. 7ª ed., Cap. 14, p. 485.

34 D

As lesões do CFCT são classificadas por Palmer como traumáticas (estágio 1) ou degenerativas (estágio 2).

O **estágio 1** divide-se quanto à localização das lesões: **1A:** perfuração central; **1B:** avulsão ulnar (com ou sem fratura do estiloide ulnar); **1C:** avulsão distal (do carpo); **1D:** avulsão radial (com ou sem fratura da fossa sigmoide).

O **estágio 2** divide-se de acordo com a localização e severidade das lesões: **2A:** desgaste do CFCT; **2B:** desgaste + condromalácia no semilunar ou cabeça da ulna; **2C:** perfuração do CFCT + condromalácia no semilunar ou cabeça da ulna; **2D:** perfuração do CFCT + condromalácia no semilunar ou cabeça da ulna + perfuração no ligamento semilunopiramidal; **2E:** perfuração do CFCT + condromalácia no semilunar ou cabeça da ulna + perfuração no ligamento semilunopiramidal + artrite ulnocarpal.

REF.: Green's Operative Hand Surgery. 7ª ed., Cap. 14, p. 487.

35 B

Radiografias iniciais com grande deslocamento da ARUD e encurtamento radial acentuado são os fatores de risco mais importantes para instabilidade persistente da ARUD. Os ligamentos radioulnares podem tolerar no máximo 5 a 7 mm de encurtamento radial até um ou ambos os ligamentos serem lesados. Na ausência de fratura desviada da fossa sigmoide, o CFCT tipicamente sofre avulsão ulnar.

REF.: Green's Operative Hand Surgery. 7ª ed., Cap. 14, p. 491.

36 B

Na fratura-luxação de Galeazzi, a lesão IB do CFCT está presente quase que inevitavelmente, embora possa existir uma gama de instabilidade da ARUD. O risco de instabilidade da ARUD no Galeazzi aumenta se a fratura radial for mais distal: fratura no terço distal do rádio ou nos 7,5 cm mais próximos à articulação distal do rádio possuem alto risco de lesar os tecidos moles essenciais para a estabilidade da ARUD.

Ref.: Green's Operative Hand Surgery. 7ª ed., Cap. 14, p. 492.

37 C

Tipicamente, a redução articular após uma luxação dorsal é mais estável em supinação e a luxação palmar é mais estável em pronação.

Ref.: Green's Operative Hand Surgery. 7ª ed., Cap. 14, p. 492.

38 C

A maioria dessas fraturas não está associada a instabilidade da ARUD ou sintomas em longo prazo. Fraturas na ponta do processo estiloide não exigem intervenção, por não causarem instabilidade na ARUD, e estão associadas a bom prognóstico. Fraturas na base do processo estiloide, especialmente se desviadas, estão associadas a alto risco de instabilidade da ARUD – grande probabilidade de ruptura das fibras insercionais do componente profundo dos ligamentos radioulnares.

Ref.: Green's Operative Hand Surgery. 7ª ed., Cap. 14, p. 493.

39 A

As indicações para o procedimento de Sauvé-Kapandji são similares às do procedimento de Darrach e incluem: artrite pós-traumática, artrite reumatoide e osteoartrite primária. O procedimento de Sauvé-Kapandji consiste numa artrodese radioulnar e criação de uma pseudoartrose proximal à fusão. É uma alternativa à ressecção da ulna distal.

O procedimento de Darrach é particularmente efetivo em pacientes de baixa demanda com incongruência articular ou degeneração da fossa sigmoide. Os resultados geralmente são piores em pacientes de alta demanda. Dentre as complicações dessa técnica, temos: convergência do coto proximal da ulna, que pode resultar em impacto radioulnar e crepitação dolorosa. A instabilidade e o impacto são mais comuns com uma maior ressecção óssea.

Ref.: Green's Operative Hand Surgery. 7ª ed., Cap. 14, p. 503-506.

40 C

Embora a associação de implante de silicone na cabeça da ulna com reconstrução de tecidos moles promova estabilidade e alívio de sintomas temporários, inevitavelmente falha no implante leva à recorrência dos sintomas e siliconite.

Na presença de consolidação viciosa de fraturas do rádio distal, uma osteotomia corretiva é recomendada antes da artroplastia para alcançar a estabilidade radioulnar.

Ref.: Green's Operative Hand Surgery. 7ª ed., Cap. 14, p. 508, 509.

41 B

Pode ser feito por via aberta ou artroscópica. O procedimento mantém o processo estiloide da ulna e a inserção foveal do CFCT. Como não há o objetivo de lesar a superfície articular da ARUD, não mais que 3 a 4 mm da ulna distal devem ser removidos.

Ref.: Green's Operative Hand Surgery. 7ª ed., Cap. 14, p. 501.

42 A

Embora seja considerada benéfica para a manutenção da redução de fraturas instáveis, a posição de Cotton-Loder parece resultar em maior rigidez dos dedos e há potencial para compressão do nervo mediano.

Ref.: Green's Operative Hand Surgery. 7ª ed., Cap. 15, p. 516.e1.

43 B

Teardrop representa a projeção volar da fossa do semilunar no rádio distal e um suporte mecânico contra a subluxação do semilunar. É a contenção primária à subluxação volar do carpo. Uma linha desenhada tangencial à superfície articular através da ponta do *teardrop* forma um ângulo de 70° com o eixo longitudinal do rádio. Fraturas extra-articulares com rotações sutis para dorsal alteram essa relação e diminuem o valor desse ângulo. O *teardrop* mede apenas 5 mm no seu maior diâmetro, dificultando a fixação estável com implantes volares tradicionais.

Ref.: Green's Operative Hand Surgery. 7ª ed., Cap. 15, p. 520.

44 C

Essa altura, também chamada de distância AP, é a medida entre o ápice distal dorsal e volar da fossa do semilunar na radiografia em perfil do punho. O valor médio é de 18 mm em mulheres e 20 mm em homens. Para melhor acurácia, essa medida no punho lesado deve ser comparada ao lado não lesado. Um considerável alargamento (ou estreitamento) representa uma alteração no contorno da fossa do semilunar secundária a impacção ou cisalhamento articular. Estudos correlacionam o aumento dessa medida com evidência radiográfica de osteoartrite.

Ref.: Green's Operative Hand Surgery. 7ª ed., Cap. 15, p. 520.

45 B

A profundidade da cavidade articular é a medida perpendicular entre a linha que mede a distância AP e o ponto mais profundo da cavidade articular. Aumentos nessa profundidade maiores que 2 mm (comparar com lado não lesado) estão correlacionados mecanicamente com aumento da pressão de contato radiocarpal e diminuição da área de contato e, clinicamente, com diminuição da amplitude de flexoextensão e aumento radiográfico de osteoartrite radiocarpal.

REF.: Green's Operative Hand Surgery. 7ª ed., Cap. 15, p. 520.

46 D

O efeito de afrouxamento da banda oblíqua distal que ocorre devido à translação radial do fragmento distal da fratura culmina na instabilidade da ARUD.

REF.: Green's Operative Hand Surgery. 7ª ed., Cap. 15, p. 522.

47 B

A porcentagem de semilunar radial a este ponto de interseção é em média de 45%. Pacientes que permanecem com menos da METADE do semilunar ulnar a este ponto de interseção após redução do rádio distal ou fixação interna devem ser cuidadosamente investigados quanto à translação do fragmento distal.

REF.: Green's Operative Hand Surgery. 7ª ed., Cap. 15, p. 522.

48 A

Na classificação de Thomas (1957) para fraturas de Smith temos três tipos. Tipo I: extra-articular com angulação e desvio palmar do fragmento distal; Tipo II: intra-articular com desvio volar e proximal do fragmento distal junto com o carpo (é, essencialmente, um Barton volar); Tipo III: extra-articular com desvio volar do fragmento distal e do carpo (no tipo III a linha de fratura é mais oblíqua do que no tipo I).

REF.: Green's Operative Hand Surgery. 7ª ed., Cap. 15, p. 525.

49 C

Os cinco fragmentos principais são: estiloide radial, parede dorsal, articular impactado, canto ulnar-dorsal (*die-punch*) e borda volar.

REF.: Green's Operative Hand Surgery. 7ª ed., Cap. 15, p. 524.

50 C

A coluna radial ou lateral é composta pelo estiloide radial e a fossa do escafoide no rádio; a restauração dessa coluna restabelece o comprimento e o alinhamento da superfície articular nos planos frontal e sagital.

A coluna intermediária inclui a fossa do semilunar e é a principal coluna receptora de cargas do rádio; fraturas nessa coluna incluem o fragmento dorsal *die-punch*, o fragmento articular impactado e o fragmento da borda ulnar-volar; fraturas nessa coluna também rompem o entalhe sigmoide do rádio e, consequentemente, a ARUD.

A coluna medial é a coluna rotatória do punho e inclui a ulna distal, o CFCT e os ligamentos radioulnares. Para tratamento de fratura das duas colunas do rádio, Rikli e Regazzoni recomendam microplacas ortogonais.

Ref.: Green's Operative Hand Surgery. 7ª ed., Cap. 15, p. 524.

51 A

É uma classificação radiográfica, tomando por base incidências em PA, perfil e oblíquas.

Tipo I: fratura extra-articular metafisária em arqueamento, em que uma cortical falha com estresse em tensão e a outra sofre cominuição variada (Colles; Smith tipo I; AO tipos A1-A3).

Tipo II: fratura em cisalhamento da superfície articular (Barton; Barton reverso; fratura de *chauffeur's*; AO de B1-B3).

Tipo III: fratura em compressão da superfície articular com impacção do osso subcondral e esponjoso metafisário. Ocorre geralmente em lesões de alta energia e comumente envolve a coluna radial e intermediária (Mayo tipo III; complexa medial; *die-punch*; AO C1-C2).

Tipo IV: fratura em avulsão ligamentar; inclui borda dorsal e estiloide radial associadas com fratura-luxação radiocarpal.

Tipo V: combinação dos outros tipos; lesões de alta energia; (AO C3).

Ref.: Green's Operative Hand Surgery. 7ª ed., Cap. 15, p. 524.

52 C

Tipo I: estável (após redução do rádio, ARUD fica congruente e estável); IA: fratura da ponta do processo estiloide da ulna; IB: fratura estável do colo da ulna.

Tipo II: instável (subluxação ou luxação da cabeça da ulna está presente); IIA: lesão CFCT e/ou ligamentos capsulares palmar e dorsal; IIB: fratura-avulsão da base do estiloide ulnar.

Tipo III: potencialmente instável (subluxação possível); IIIA: fratura intra-articular da fossa sigmoide; IIIB: fratura intra-articular da cabeça da ulna.

Ref.: Green's Operative Hand Surgery. 7ª ed., Cap. 15, p. 529.

53 C

La Fontaine descreveu cinco parâmetros de instabilidade: angulação dorsal > 20°; cominuição dorsal; fratura articular radiocarpal; fratura da ulna; idade > 60 anos. Deve-se considerar intervenção cirúrgica precoce se existem três ou mais desses cinco parâmetros. Outros autores consideram que a perda do comprimento radial é um importante preditor de falha no tratamento conservador. MacKenney, em um estudo prospectivo com 3.559 pacientes, demonstrou que idade avançada é o maior fator preditivo de instabilidade.

Ref.: Green's Operative Hand Surgery. 7ª ed., Cap. 15, p. 530.

54 B

Até 5% dos casos evoluem com ruptura do tendão extensor longo do polegar.

Obs.: há um erro de edição no texto nesse parágrafo. O texto diz extensor curto do polegar, o que contraria não apenas a lógica do próprio texto, mas também a referência bibliográfica citada (n° 135), o que pode ser conferido ao fim do capítulo. Foi optado por elaborar essa questão já corrigida.

REF.: Green's Operative Hand Surgery. 7ª ed., Cap. 15, p. 576.

55 A

Revisões mostram que o tendão mais rompido nessa situação é o flexor longo do polegar (57%), seguido pelo flexor profundo do indicador (15%). A média de tempo para a ocorrência da ruptura é de cerca de 9 meses de pós-operatório.

REF.: Green's Operative Hand Surgery. 7ª ed., Cap. 15, p. 576.

56 D

Essa técnica pode ser associada com fios de Kirchner percutâneos e mesmo parafusos fixando fragmentos articulares do rádio. Os fios geralmente são removidos com 6 semanas e a placa com 4 a 6 meses, quando a cura deve estar completa.

REF.: Green's Operative Hand Surgery. 7ª ed., Cap. 15, p. 559.

57 B

O suprimento vascular do escafoide não é robusto. É predominantemente retrógrado: 70 a 80% do suprimento vascular intraósseo e do polo proximal advêm de ramos da artéria radial que entram distalmente através da crista dorsal. Ainda, a artéria radial ou o arco palmar superficial fornecem ramos volares que penetram na região do tubérculo e suprem 20 a 30% do osso na região do polo distal. O polo proximal também recebe suprimento através do ligamento radioescafolunar (Testut), mas não é a principal fonte de suprimento vascular. Quanto mais proximal a fratura no escafoide, maior o risco de desvascularização do fragmento proximal e, portanto, de pseudoartrose.

REF.: Green's Operative Hand Surgery. 7ª ed., Cap. 16, p. 590.

58 B

O risco de pseudoartrose aumenta com o atraso no tratamento por mais de 4 semanas, fratura no polo proximal, desvio na fratura maior que 1 mm, osteonecrose, tabagismo, associação com instabilidade cárpica. Fraturas sem desvio da cintura tratadas conservadoramente não consolidam em 5 a 12% dos casos. Fraturas desviadas tratadas de forma não cirúrgica têm altas taxas de pseudoartrose, chegando a 50%.

REF.: Green's Operative Hand Surgery. 7ª ed., Cap. 16, p. 590.

59 C

As fraturas do colo representam 70% de todas as fraturas. O segundo tipo mais comum é a fratura do polo proximal, com 20%. O tipo menos comum é a fratura do polo distal, com 10%.

REF.: Green's Operative Hand Surgery. 7ª ed., Cap. 16, p. 591.

60 A

É uma situação incomum. No entanto, nas fraturas-luxações transescafoperilunar podem ocorrer ao mesmo tempo fratura do escafoide e lesão completa do ligamento escafossemilunar.

REF.: Green's Operative Hand Surgery. 7ª ed., Cap. 16, p. 604.

61 A

As fraturas do escafoide na criança acometem, comumente, o escafoide distal e são efetivamente tratadas com imobilização gessada.

REF.: Green's Operative Hand Surgery. 7ª ed., Cap. 16, p. 607.

62 C

O enxerto ósseo livre do côndilo femoral medial é baseado no ramo articular da artéria genicular descendente e veia ou vasos geniculares superomediais.

REF.: Green's Operative Hand Surgery. 7ª ed., Cap. 16, p. 619.

63 B

Deve-se ter cuidado especial para não lesar o ligamento radioescafocapitato, pois ele evita a translação ulnar do carpo no pós-operatório, visto que o outro principal ligamento extrínseco palmar será ressecado durante a carpectomia: ligamento radiossemilunar longo (também conhecido como radiolunopiramidal).

REF.: Green's Operative Hand Surgery. 7ª ed., Cap. 16, p. 623.

64 C

A crista do trapézio é superficial e pode ser palpada logo distal ao tubérculo do escafoide, na base da eminência tenar. Por ser superficial, as fraturas geralmente são causadas por trauma direto, como queda com a mão espalmada ou trauma com uma bola que foi lançada. Outros mecanismos incluem a avulsão do ligamento carpal transverso, produzida por um esmagamento anteroposterior. Palmer classificou as fraturas da crista do trapézio em dois tipos:

Tipo 1: fratura na base da crista;

Tipo 2: fratura-avulsão na ponta da crista.

Os dois tipos podem ser tratados com luva gessada englobando o polegar por 4 a 6 semanas. Se ocorrer pseudoartrose, pode ser necessário excisar o fragmento.
Ref.: Green's Operative Hand Surgery. 7ª ed., Cap. 16, p. 628, 629.

65 B

A excisão do gancho do hamato fraturado está associada com uma taxa de complicação de 3%. A complicação mais comum é a lesão do ramo motor do nervo ulnar, que tem uma relação íntima com a base do gancho.
Ref.: Green's Operative Hand Surgery. 7ª ed., Cap. 16, p. 634.

66 C

O trapezoide é um osso em forma de cunha (superfície dorsal é duas vezes mais larga que a volar) que fica protegido entre o trapézio, escafoide, capitato e base do segundo metacarpo. Sua posição confere proteção. É o osso menos fraturado do carpo (< 1% de todas as fraturas). Fraturas isoladas do trapezoide são muito raras.
Ref.: Green's Operative Hand Surgery. 7ª ed., Cap. 16, p. 636.

67 D

Aumento na densidade óssea do semilunar é o sinal radiográfico mais precoce de desvascularização. RNM é o exame de imagem mais sensível para essa doença. É importante salientar que há uma diminuição homogênea na intensidade do sinal em T1 em todo o osso, e não apenas em parte dele (sinal do semilunar preto). Frequentemente, radiologistas confundem alterações no lado ulnar do semilunar (impacção) com Kienböck (todo semilunar tem diminuição de sinal). A cintilografia óssea também pode mostrar um aumento de captação em estágios precoces da doença. A TC é muito útil para avaliar o colapso do semilunar e a possibilidade de reconstrução.
Ref.: Green's Operative Hand Surgery. 7ª ed., Cap. 16, p. 640.

68 A

Segundo Zapico, de acordo com o ângulo de inclinação do semilunar medido entre a borda escafoidiana e a borda radial do semilunar, distinguem-se três tipos: I = 30% (trapezoidal); II = 50% (retangular); e III = 20% (pentagonal). Os indivíduos portadores do tipo I são os mais suscetíveis de desenvolver a enfermidade de Kienböck.
Ref.: 1. Queiroz PS. A enfermidade de Kienböck em adolescentes. Rev Bras Ortop. 1997;32(4).
2. Jafari D, Shariatzadeh H, Hosseini B. The Effect of Proximal Lunate Morphology "Zapico Classification" on Kienböck's Disease, Shafa Ortho J. 2017;4(3):e12303.

69 A

A fratura da cortical dorsal é de longe a mais comum, respondendo por cerca de 93% de todas as fraturas.
Ref.: Green's Operative Hand Surgery. 7ª ed., Cap. 16, p. 624.

70 B

O portal localizado entre o quarto e o quinto compartimentos dorsais é o portal de trabalho principal. Como regra geral, o portal 4-5 fica ligeiramente proximal ao portal 3-4, devido à inclinação normal do rádio distal. Enquanto o portal 3-4 está em linha com a borda radial do dedo médio, o portal 4-5 está em linha com o eixo médio do dedo anular.
REF.: Green's Operative Hand Surgery. 7ª ed., Cap. 17, p. 654.

71 A

Esses portais são utilizados para visualização das estruturas dorsais e o aspecto volar dos ligamentos interósseos radiocarpais. O portal volar radial é feito entre os ligamentos radioescafocapitato e o ligamento radiossemilunar longo. O portal volar ulnar é feito entre os ligamentos ulnossemilunar e ulnopiramidal, adjacente à inserção radial do CFCT.
REF.: Green's Operative Hand Surgery. 7ª ed., Cap. 17, p. 655.

72 A

Esse degrau de 1 mm entre o semilunar e o piramidal é normal. Quando o piramidal é palpado através da artroscopia, percebe-se uma leve mobilidade entre o piramidal e o semilunar.
REF.: Green's Operative Hand Surgery. 7ª ed., Cap. 17, p. 661.

73 B

O ligamento interósseo escafossemilunar é mais bem visualizado através do portal 3-4, enquanto o semilunopiramidal, através do 4-5 ou do 6R. Isso se explica pelo posicionamento oblíquo da fileira proximal do carpo.
REF.: Green's Operative Hand Surgery. 7ª ed., Cap. 17, p. 661.

74 C

No estágio I temos atenuação ou hemorragia nos ligamentos, mas sem incongruência carpal. No estágio II temos incongruência ou degrau no espaço mediocarpal; pode existir um pequeno *gap* entre os ossos carpais, menor que a largura do *probe*. No estágio III o *probe* passa nesse *gap*. No estágio IV um artroscópio de 2,7 mm pode passar no *gap* entre os ossos carpais.
REF.: Green's Operative Hand Surgery. 7ª ed., Cap. 17, p. 661.

75 D

O *drive-through sign* (sinal da passagem) corresponde à passagem do artroscópio livremente do espaço radiocarpal para o mediocarpal no intervalo entre os ossos carpais. Corresponde a um grande *gap* escafossemilunar, como visto em radiografias de pacientes com completa dissociação escafolunar.
REF.: Green's Operative Hand Surgery. 7ª ed., Cap. 17, p. 662.

76 A

No tipo I, o tratamento preconizado é a imobilização gessada. No tipo II, a pinagem artroscópica. No tipo III, pinagem artrocópica ou reparo aberto. No tipo IV, só cabe reparo aberto.

Ref.: Green's Operative Hand Surgery. 7ª ed., Cap. 17, p. 661.

77 D

Essa classificação de divide em seis tipos de pseudoartrose do escafoide:
Tipo 1: apresentação tardia da fratura; 4 a 12 semanas.
Tipo 2: união fibrosa; mínima linha de fratura.
Tipo 3: mínima esclerose, < 1 mm.
Tipo 4: formação cística, 1 a 5 mm;
Tipo 5: deformidade em *humpback*; alterações císticas > 5 mm.
Tipo 6: artrose do punho.

Ref.: Green's Operative Hand Surgery. 7ª ed., Cap. 17, p. 670.

78 D

Aproximadamente 2/3 do disco articular podem ser excisados sem gerar instabilidade. Uma borda de aproximadamente 2 mm deve ser deixada intacta para proteger os ligamentos radioulnares volar e dorsal, que são importantes estabilizadores da ARUD.

Ref.: Green's Operative Hand Surgery. 7ª ed., Cap. 17, p. 677.

79 A

Excisão artroscópica de cistos volares possui a vantagem de evitar dissecções extensas, cicatrizes e potenciais lesões às estruturas vizinhas.

Obs.: no capítulo de tumor ósseo e de partes moles da mão existe a seguinte informação divergente: o cisto sinovial mais comum de mão e punho ocorre na região dorsal sobre o ligamento escafolunar. O segundo mais comum é o cisto sinovial volar (18 a 20%), que se encontra entre os tendões flexor radial do carpo e abdutor longo do polegar. Para evitar questionamentos, o tendão abdutor longo do polegar não foi citado nas alternativas.

Ref.: Green's Operative Hand Surgery. 7ª ed., Cap. 17, p. 688, 689; Cap. 59, p. 2004.

80 B

Esse portal penetra entre os ligamentos ulnolunar e ulnopiramidal, adjacente à inserção radial do CFCT.

Ref.: Green's Operative Hand Surgery. 7ª ed., Cap. 17, p. 656.

81 B

Em pacientes que possuem o tipo IV (pseudoartrose cística do escafoide), Geissler descreveu uma técnica para fixação artroscópica com matriz óssea desmineralizada colocada percutaneamente no local da pseudoartrose.

Ref.: Green's Operative Hand Surgery. 7ª ed., Cap. 17, p. 670.

82 C

Os portais utilizados são: **1-R** (melhor para visualização dos ligamentos dorsorradial, posterior oblíquo e colateral ulnar) e **1-U** (melhor para visualização dos ligamentos palmar oblíquo e colateral ulnar). O portal 1-R está logo radial ao tendão do abdutor longo do polegar e o portal 1-U, logo ulnar ao tendão do extensor curto do polegar.

Não há plano internervoso real, pois os ramos do nervo sensitivo radial estão ao redor dos portais e sofrem riscos de lesão. A artéria radial cursa imediatamente posterior e ulnar aos portais artroscópicos.

Ref.: Green's Operative Hand Surgery. 7ª ed., Cap. 17, p. 657.

83 D

O portal mediocarpal radial está em linha com a margem radial do terceiro metacarpo. Radialmente está o tendão do extensor radial curto do carpo; ulnarmente, os tendões do quarto compartimento extensor.

Ref.: Green's Operative Hand Surgery. 7ª ed., Cap. 17, p. 656 e 657.

84 B

O portal volar radial está situado entre o flexor radial do carpo e a artéria radial. O portal volar ulnar está localizado entre o tendão flexor ulnar do carpo e a artéria ulnar.

Ref.: Pardini A. Traumatismos da Mão. 4ª ed., Cap.5, p. 149.

85 C

O rechaço da fibrocartilagem triangular durante a palpação com o *probe* é normal e denominado sinal do trampolim.

Ref.: Pardini A. Traumatismos da Mão. 4ª ed., Cap.5, p. 149.

86 B

Grau I: afrouxamento do ligamento (nenhum tratamento é necessário);

Grau II: perfuração do ligamento, o que permite a penetração da ponta do *probe* pelo orifício (desbridamento);

Grau III: lesão parcial que permite a passagem do *probe* e ainda é possível girá-lo no espaço entre os dois ossos (desbridamento + pinagem com fios de Kirschner para manter o alinhamento e permitir a cicatrização do ligamento – imobilização por 8 a 12 semanas);

Grau IV: lesão com afastamento suficiente entre os ossos que permite a passagem do artroscópio.

REF.: Pardini A. Traumatismos da Mão. 4ª ed., Cap. 5, p. 153.

87 B

A fibrocartilagem triangular está situada entre a ulna e o carpo e é por onde são transmitidos 20% da carga axial do carpo, estando sujeita a uma pressão por impactação entre a ulna e o semilunar, pois funciona como um amortecedor entre esses ossos. Isso pode ocasionar desgaste ou perfuração nos casos de ulna plus e ulna zero, fato que está presente em 73% das pessoas com esses tipos de variação da ulna.

REF.: Pardini A. Traumatismos da Mão. 4ª ed., Cap. 5, p. 156.

Cotovelo e Antebraço

Perguntas

1. **O primeiro ramo do nervo ulnar é:**
   A. Para o flexor ulnar do carpo.
   B. Sensitivo para a cápsula articular do cotovelo.
   C. Para o flexor profundo do quarto dedo.
   D. Sensitivo para a pele anteromedial do cotovelo.

2. **A fratura mais comum do cotovelo é no(a):**
   A. Cabeça do rádio.
   B. Olécrano.
   C. Coronoide.
   D. Úmero distal.

3. **A abordagem cirúrgica convencional à cabeça do rádio é através do intervalo de Kocher, que está entre o:**
   A. Extensor radial longo do carpo e o extensor comum dos dedos.
   B. Extensor radial curto do carpo e o extensor comum dos dedos.
   C. Extensor comum dos dedos e o extensor ulnar do carpo.
   D. Extensor ulnar do carpo e o ancôneo.

4. **Flexão isométrica resistida do cotovelo gera forças de até quatro vezes o peso corporal cruzando a articulação. A excisão da cabeça radial faz com que as forças que cruzam a articulação do cotovelo concentrem-se no aspecto ulnoumeral da articulação. Nesse caso, essas forças podem atingir até:**
   A. 5 vezes o peso corporal.
   B. 6 vezes o peso corporal.
   C. 8 vezes o peso corporal.
   D. 9 vezes o peso corporal.

5. O fator de risco mais associado com o desenvolvimento de ossificação heterotópica após uma cirurgia do cotovelo é:
   A. Uso de quinolonas.
   B. Presença de luxação do cotovelo associada a lesões na cabeça do rádio.
   C. Artrotomia via anterior.
   D. Artrotomia via posterior.

6. Na rigidez do cotovelo após fratura da cabeça do rádio, é mais comum:
   A. Perda da extensão terminal.
   B. Perda da flexão terminal.
   C. Perda da pronação.
   D. Perda da supinação.

7. Na classificação especifica para fratura-luxação de Monteggia posterior, a presença de fratura da metáfise da ulna é do tipo:
   A. A.
   B. B.
   C. C.
   D. D.

8. No tratamento da fratura diafisária isolada da ulna, são consideradas estáveis as fraturas com translação de, no máximo, ____% e angulação de, no máximo, ____°.
   A. 30; 15.
   B. 30; 10.
   C. 50; 15.
   D. 50; 10.

9. Após fratura dos ossos do antebraço, pseudoartrose isolada da ulna ocorre mais comumente no:
   A. Terço proximal.
   B. Terço médio.
   C. Terço distal.
   D. Acomete as três regiões com incidência similar.

10. A limitação parcial de flexão e extensão do cotovelo, secundária a ossificação heterotópica pós-traumática, segundo a Classificação de Hasting, corresponde ao:
    A. Tipo III.
    B. Tipo V.
    C. Tipo IIA.
    D. Tipo IB.

11. Nas fraturas-luxações do cotovelo, antes e após qualquer redução ou manipulação, é mandatório um minucioso exame neurovascular devido à natureza da lesão de alta energia. A estrutura mais comumente lesada nesse tipo de trauma é:
    A. Nervo ulnar.
    B. Nervo mediano.
    C. Artéria braquial.
    D. Nervo interósseo posterior.

12. O principal estabilizador do cotovelo ao estresse em valgo é:
    A. Banda anterior do LCM.
    B. Banda posterior do LCM.
    C. Banda transversa do LCM.
    D. Cabeça do rádio.

13. É também conhecido como ligamento de Cooper:
    A. Banda anterior do LCM.
    B. Banda posterior do LCM.
    C. Banda transversa do LCM.
    D. Ligamento anular da cabeça do rádio.

14. Marque a alternativa incorreta sobre a epicondilite lateral:
    A. Envolve a origem do tendão do extensor radial curto do carpo (ERCC).
    B. Está relacionada à atividades com esforço repetitivo.
    C. O pico de prevalência é ao redor dos 45 anos e acomete preferencialmente o lado não dominante em homens.
    D. Está relacionada ao tabagismo.

15. A presença de síndrome do túnel radial associada a epicondilite lateral ocorre em qual proporção dos casos?
    A. 0,5%.
    B. 5%.
    C. 30%.
    D. 50%.

16. Nirschl descreveu os achados histológicos da epicondilite lateral. Em qual dos estágios há degeneração angiofibroblástica?
    A. I.
    B. II.
    C. III.
    D. IV.

17. **Marque a alternativa incorreta sobre a epicondilite medial:**
    A. Possui apenas de 10 a 20% da prevalência da epicondilite lateral.
    B. Possui fatores de risco similares aos da epicondilite lateral e parece incluir a obesidade.
    C. Está relacionada com dor na origem dos flexores profundos dos dedos.
    D. Os pacientes são tipicamente de meia-idade (4ª e 5ª décadas) e usualmente ocorre no membro dominante.

18. **Sobre a ruptura do tendão distal do bíceps, marque a incorreta:**
    A. Ocorre geralmente em homens nas 5ª e 6ª décadas de vida.
    B. A história clássica é de lesão ao elevar um objeto ou extensão forçada de um antebraço fletido e com carga.
    C. A distribuição é semelhante em homens e mulheres.
    D. O tendão distal do bíceps insere-se na tuberosidade radial.

19. **No tratamento conservador das lesões totais do tendão do bíceps distal, a perda das forças de supinação e de flexão corresponde, respectivamente, a:**
    A. 40% a 60% e 30%.
    B. 20% e 60%.
    C. 30% e 40% a 60%.
    D. 30% e 100%.

20. **Lesões no tríceps braquial podem ocorrer em diferentes topografias. O local mais comum de lesão é:**
    A. Inserção óssea.
    B. Junção miotendínea.
    C. Dentro da substância do músculo.
    D. Ocorre na mesma proporção nos três locais.

21. **Lesões no tríceps podem ocorrer em diferentes topografias. O local menos comum de lesão é:**
    A. Inserção óssea.
    B. Junção miotendínea.
    C. Dentro da substância do músculo.
    D. Ocorre na mesma proporção nos três locais.

Respostas Comentadas

1 B

O primeiro ramo do nervo ulnar fornece sensibilidade à cápsula articular do cotovelo. Após sair do túnel cubital, o ramo motor para o flexor ulnar do carpo é identificado. Os demais ramos do nervo ulnar são encontrados no antebraço distal e na mão.

REF.: Green's Operative Hand Surgery. 7ª ed., Cap. 18, p. 699.

2 A

As fraturas da cabeça do rádio são as mais comuns do cotovelo. A maioria ocorre na faixa etária entre 20 e 60 anos. Acomete <u>duas vezes mais as mulheres</u> que os homens. Um bloqueio mecânico na mobilidade é indicação absoluta para cirurgia.

REF.: Green's Operative Hand Surgery. 7ª ed., Cap. 19, p. 734.

3 D

Esse acesso cirúrgico frequentemente causa lesão iatrogênica do ligamento colateral lateral ulnar, a não ser que a dissecção seja realizada mais anteriormente, de modo que os ligamentos colaterais e o ligamento anular são divididos no eixo médio da cabeça radial.

REF.: Green's Operative Hand Surgery. 7ª ed., Cap. 19, p. 739.

4 D

A excisão da cabeça radial aumenta a tensão no ligamento colateral medial e concentra as forças que agem no cotovelo no aspecto ulnoumeral da articulação. Nesse caso, essas forças podem atingir até nove vezes o peso corporal.

REF.: Green's Operative Hand Surgery. 7ª ed., Cap. 19, p. 740.

5 B

A presença da associação de luxação do cotovelo e lesão da cabeça do rádio parece ser o fator de risco mais relacionado com o desenvolvimento de ossificação heterotópica após cirurgias no cotovelo.

REF.: Green's Operative Hand Surgery. 7ª ed., Cap. 19, p. 745.

6 A

Rigidez é uma sequela comum após fratura da cabeça do rádio e pode ser resultado de contratura capsular, ossificação heterotópica, saliência do material de osteossíntese ou presença de fragmento ósseo ou cartilaginoso. Perda da extensão terminal é mais frequente.

REF.: Green's Operative Hand Surgery. 7ª ed., Cap. 19, p. 764.

7 B

As lesões de Monteggia posterior podem ser divididas em:

A: lesão na articulação ulnoumeral com fratura de olécrano e coronoide;

B: fratura da metáfise proximal da ulna, o subtipo mais comum;

C: fratura diafisária;

D: fratura multifragmentar com envolvimento de múltiplos níveis.

REF.: Green's Operative Hand Surgery. 7ª ed., Cap. 20, p. 773.

8 D

Fraturas desviadas com mais de 10° de angulação ou 50% de translação são consideradas candidatas para o tratamento cirúrgico. Já foi sugerido que deslocamentos de mais de 50% indicam que há, pelo menos, ruptura parcial da membrana interóssea.

REF.: Green's Operative Hand Surgery. 7ª ed., Cap. 21, p. 795.

9 B

Pseudoartrose isolada da ulna ocorre mais comumente no terço médio. A maioria das pseudoartroses no antebraço é atrófica ou oligotrófica. Pseudoartrose hipertrófica é mais comum em fraturas tratadas conservadoramente ou com dispositivos intramedulares.

REF.: Green's Operative Hand Surgery. 7ª ed., Cap. 21, p. 799.

10 C

Na Classificação de Hasting para ossificação heterotópica temos:

I: Ausência de limitação funcional;

II: limitação da mobilidade subtotal:

IIA: perda parcial da flexoextensão do cotovelo;

IIB: perda parcial da pronossupinação do antebraço;

IIC: perda tanto da flexoextensão quanto da pronossupinação;

III: completa anquilose do cotovelo e/ou antebraço.

REF.: Green's Operative Hand Surgery. 7ª ed., Cap. 21, p. 804.

11 A

A maioria das lesões nervosas é secundária à tração. O nervo ulnar é o mais vulnerável e mais comumente lesado devido a sua posição diretamente medial à articulação. Lesões dos nervos radial e mediano são raras. Já foram descritos estiramentos da artéria braquial – raramente leva a isquemia e síndrome compartimental.

REF.: Green's Operative Hand Surgery. 7ª ed., Cap. 22, p. 814.

12 A

A robusta banda anterior do LCM é o principal estabilizador do cotovelo durante o estresse em valgo.

Ref.: Green's Operative Hand Surgery. 7ª ed., Cap. 23, p. 836.

13 C

A banda transversa do LCM também é conhecida como ligamento de Cooper e está variavelmente presente. É composta por fibras dispostas ao longo da cápsula medial: da ponta do olécrano à ulna medial – logo distal ao coronoide. As fibras transversas têm pouco papel na estabilidade do cotovelo por se originarem e se inserirem na ulna.

Ref.: Green's Operative Hand Surgery. 7ª ed., Cap. 23, p. 836.

14 C

A condição, também chamada de cotovelo do tenista, é muito mais comumente uma entidade idiopática ou relacionada ao trabalho. Acredita-se que envolve a origem do ERCC. Sugere-se que a origem do extensor comum dos dedos (ECD) está envolvida em aproximadamente 1/3 dos casos. Raramente, o extensor radial longo do carpo (ERLC) ou extensor ulnar do carpo (EUC) estão envolvidos. A patologia já foi associada com esforço repetitivo e tabagismo. O pico de prevalência é ao redor dos 45 anos de idade (maioria entre 35 e 54 anos), e o membro dominante é usualmente afetado. A distribuição é equivalente entre homens e mulheres. É uma tendinopatia degenerativa, ou tendinose, e não uma tendinite inflamatória. Mais da metade dos pacientes apresentam recorrência dos sintomas.

Ref.: Green's Operative Hand Surgery. 7ª ed., Cap. 25, p. 863.

15 B

A síndrome do túnel radial, também conhecida como síndrome do supinador, pode aparecer associada a epicondilite lateral. A incidência estimada da associação é de 5%.

Ref.: Green's Operative Hand Surgery. 7ª ed., Cap. 25, p. 864.

16 B

I: estágio inflamatório restrito à fase inicial da doença;

II: degeneração angiofibroblástica.

III: falência estrutural.

IV: ocorrência de fibrose ou calcificação nos componentes surgidos nos estágios II ou III.

Ref.: Green's Operative Hand Surgery. 7ª ed., Cap. 25, p. 863.

17 C

A patologia também é conhecida como cotovelo do jogador de golfe. A história tipicamente envolve dor insidiosa no aspecto medial do cotovelo. Hipersensibilidade existe ao nível do epicôndilo medial e distalmente sobre o pronador redondo e o flexor radial do carpo. A dor piora com pronação e flexão do punho contra resistência. Em 23 a 60% dos pacientes, neurite do ulnar está presente.

Ref.: Green's Operative Hand Surgery. 7ª ed., Cap. 25, p. 864.

18 C

A ruptura do tendão distal do bíceps é incomum em mulheres.

Ref.: Green's Operative Hand Surgery. 7ª ed., Cap. 25, p. 871.

19 A

Em lesões não tratadas, o paciente perde mais força de supinação do que de flexão. A perda da força de supinação é de 40 a 60% e a perda de força de flexão é de 30%. Apesar disso, alguns pacientes podem compensar bem e até mesmo recuperar a força de supinação ao longo do tempo. O tratamento cirúrgico é preferível na maioria dos casos.

Ref.: Green's Operative Hand Surgery. 7ª ed., Cap. 25, p. 872.

20 A

Lesões do tríceps braquial são raras. Avulsão da inserção óssea é o padrão de lesão mais comum. A patogênese usualmente envolve trauma direto ou indireto em associação com contração forçada excêntrica. As lesões na inserção óssea e na junção miotendínea estão relacionadas com uso de corticoide e outras medicações de uso crônico.

Ref.: Green's Operative Hand Surgery. 7ª ed., Cap. 25, p. 878, 879.

21 C

Rupturas intrassubstanciais são as menos comuns.

Ref.: Green's Operative Hand Surgery. 7ª ed., Cap. 25, p. 879.

Nervos

Perguntas

1. **Nas neuropatias compressivas, o mecanismo de dupla compressão (*double-crush*) está relacionado com a seguinte afirmação:**
   A. A compressão do nervo em um nível torna o nervo mais suscetível a lesão em outro nível.
   B. As compressões de nervo distais ao cotovelo relacionam-se a danos nas raízes do plexo braquial.
   C. Quanto mais distal a compressão, maior a probabilidade de lesão proximal.
   D. Quanto mais distal a compressão, maior a chance de associação com síndrome do desfiladeiro torácico.

2. **Marque a alternativa incorreta a respeito do diagnóstico das neuropatias compressivas:**
   A. Alterações na discriminação entre dois pontos ocorrem apenas com neuropatias compressivas avançadas.
   B. Discriminação entre dois pontos maior que 8 mm é, essencialmente, não funcional.
   C. Nas compressões nervosas crônicas, as primeiras alterações que ocorrem na população de fibras nervosas são nas fibras desmielinizadas, que não podem ser avaliadas com estudos eletrodiagnósticos.
   D. Após denervação do músculo, os sinais eletromiográficos de potenciais de fibrilação são os últimos a aparecerem.

3. **Ao passar pelo retináculo dos flexores, o nervo mediano libera o ramo recorrente motor. Dentre os músculos abaixo, qual não é inervado por esse ramo:**
   A. Abdutor curto do polegar.
   B. Cabeça superficial do flexor curto do polegar.
   C. Adutor do polegar.
   D. Oponente do polegar.

4. Lanz classificou o padrão da emergência do ramo recorrente motor do nervo mediano em quatro subgrupos. Na maioria das pessoas esse ramo emerge:
   A. Distal ao retináculo flexor, em um padrão extraligamentar.
   B. Subligamentar.
   C. Transligamentar.
   D. Proximal ao retináculo flexor, em um padrão extraligamentar.

5. O nervo ulnar sofre, mais comumente, compressão no cotovelo (túnel cubital) e, menos frequentemente, no punho (canal de Guyon). O local de compressão no canal de Guyon pode influenciar o tipo de sintoma. A presença de déficits tanto sensitivo quanto motor ocorre quando a compressão se dá na zona:
   A. I.
   B. II.
   C. III.
   D. IV.

6. McGowan descreveu um sistema de classificação para neuropatia ulnar no cotovelo que é baseado, predominantemente, na perda da função motora do nervo ulnar e não inclui alterações sensitivas. Fraqueza muscular sem atrofia representa qual estágio nessa classificação?
   A. Grau I.
   B. Grau II.
   C. Grau III.
   D. Grau IV.

7. Sobre a síndrome de Wartenberg, marque a alternativa incorreta:
   A. O diagnóstico é suspeitado quando os sintomas são reproduzidos pela pronação do antebraço e flexão ulnar do punho.
   B. O sinal de Finkelstein pode estar positivo.
   C. Estudos eletrodiagnósticos raramente são úteis para diagnosticar essa condição.
   D. Uma vez diagnosticada, o paciente é instruído a modificar as atividades que provocam os sintomas e manter o antebraço em posição mais pronada, sempre que possível.

8. A compressão nervosa mais comum no membro superior é a do nervo mediano na topografia do túnel do carpo. Em segundo lugar, temos:
   A. Nervo ulnar no canal de Guyon.
   B. Nervo ulnar no túnel cubital.
   C. Nervo mediano ao nível de cotovelo e antebraço.
   D. Nervo radial ao nível do músculo supinador.

9. **As bandas de Fontana são:**
   A. Uniões entre os fascículos sensitivos e motores.
   B. Zonas de espessamento do epineuro externo.
   C. Zonas de espessamento do epineuro interno.
   D. Áreas de redundância das fibras nervosas nos fascículos.

10. **Após passar anterior ao retináculo flexor no punho, o nervo ulnar divide-se em ramos superficial e profundo. O ramo superficial inerva:**
    A. O oponente do dedo mínimo.
    B. O palmar curto.
    C. Os dois lumbricais ulnares.
    D. O ramo superficial não fornece inervação motora, sendo puramente sensitivo.

11. **A grade maioria dos pacientes diagnosticados e tratados por síndrome do desfiladeiro torácico (SDT), se enquadra no tipo:**
    A. Vascular arterial.
    B. Vascular venoso.
    C. Neurogênico verdadeiro.
    D. Neurogênico eletricamente negativo.

12. **O tipo mais raro de SDT é:**
    A. Vascular arterial.
    B. Vascular venoso.
    C. Neurogênico verdadeiro.
    D. Neurogênico eletricamente negativo.

13. **Sobre a síndrome do desfiladeiro torácico, marque a alternativa incorreta:**
    A. Na SDT arterial quase sempre há uma anomalia óssea associada.
    B. A SDT venosa é mais comum do que a arterial.
    C. Na forma neurogênica eletricamente negativa não temos alterações na eletroneuromiografia, mas temos evidência física objetiva de compressão neural crônica.
    D. Na forma neurogênica verdadeira o exame físico encontra-se alterado, geralmente, no território de C8-T1.

14. **Marque a alternativa correta sobre a SDT:**
    A. É mais comumente diagnosticada em idosos.
    B. Acomete mais o sexo masculino.
    C. Existe uma associação entre costela cervical e plexo braquial pós-fixado.
    D. A veia subclávia passa anterior ao músculo escaleno anterior.

15. **Na SDT, o local mais comum de compressão é:**
    A. Triângulo interescalênico.
    B. Espaço costoclavicular.
    C. Espaço subcoracoide.
    D. Espaço retropeitoral.

16. **Em relação aos achados clínicos na SDT, marque a alternativa incorreta:**
    A. Parestesia está presente em até 95% dos pacientes com SDT e é a queixa inicial mais comum.
    B. O teste de Adson tem alta sensibilidade e alta especificidade.
    C. Testes provocativos para avaliar compressão distal devem ser realizados antes dos testes para SDT.
    D. Muitos consideram o teste de Ross como a manobra provocativa mais sensível e reprodutível.

17. **"O paciente mantém os braços na posição abduzida, com rotação externa e cotovelos fletidos; abre e fecha as mãos rapidamente, por 3 minutos. Um teste positivo para SDT requer reprodução dos sintomas ou fadiga rápida da extremidade superior. Alterações no pulso radial também podem ser notadas". Essas informações descrevem o:**
    A. Teste de Ross.
    B. Teste de Adson.
    C. Teste de Wright.
    D. Teste de Halstead.

18. **Sobre o tratamento da SDT, marque a alternativa incorreta:**
    A. Tratamento conservador é a primeira linha de tratamento para todos os pacientes com SDT neurogênica.
    B. Entre os fatores de risco para o fracasso do tratamento conservador, temos obesidade e problemas cardiovasculares.
    C. A maioria dos pacientes relata melhora dos sintomas se a fisioterapia enfatiza fortalecimento muscular vigoroso em vez de alongamento.
    D. A taxa de recorrência dos sintomas após tratamento cirúrgico fica entre 5 a 25%, e os sintomas tendem a recorrer entre 4 e 6 meses.

19. **Qual variação anatômica é mais comum na SDT?**
    A. Costela cervical.
    B. Presença do músculo escaleno mínimo.
    C. Anomalias no tendão do músculo subclávio.
    D. Anomalias na inserção ou no desenvolvimento do músculo escaleno.

20. O maior ramo terminal do plexo braquial é o:
   A. Nervo mediano.
   B. Nervo ulnar.
   C. Nervo radial.
   D. Nervo axilar.

21. Sobre os nervos periféricos, marque a alternativa incorreta:
   A. Ao nível do joelho, o nervo tibial tem um suprimento sanguíneo mais rico que o fibular comum.
   B. O epineuro contém muitos vasos sanguíneos e protege o nervo contra compressão.
   C. No bloqueio de condução, o axônio distal permanece vivo, mas não há condução no segmento distal.
   D. O epineuro ocupa entre 60 e 85% da área de secção transversa do nervo, e é mais abundante em pontos onde o nervo atravessa articulações.

22. O sinal de Tinel é um dos mais valiosos indicadores utilizados em medicina. Sobre ele, marque a alternativa incorreta:
   A. Um sinal fortemente positivo, sobre o local lesionado, logo após a lesão, indica ruptura dos axônios.
   B. O sinal avança mais rapidamente no segmento distal do membro do que no segmento proximal.
   C. É habitualmente encontrado no dia da lesão.
   D. Após um reparo de nervo falho, o sinal de Tinel na linha de sutura permanece mais forte do que no ponto de crescimento.

23. O fator prognóstico mais importante após uma lesão de nervo é:
   A. A violência do trauma e a extensão do dano ao membro.
   B. Existência de lesão arterial.
   C. Tempo entre lesão e reparo.
   D. Idade.

24. Fraturas do úmero são a causa mais comum de lesões nervosas na população civil. Paralisia do nervo radial após fratura fechada do úmero ocorre em cerca de qual parcela dos casos?
   A. 1%.
   B. 8%.
   C. 30%.
   D. 40%.

25. **Na ordem de reinervação estabelecida por Abrams, após lesão do nervo radial, o último músculo a se recuperar é o:**
    A. Extensor próprio do indicador.
    B. Extensor longo do polegar.
    C. Extensor ulnar do carpo.
    D. Abdutor longo do polegar.

26. **O músculo primordial na oposição do polegar é o:**
    A. Abdutor curto do polegar.
    B. Oponente do polegar.
    C. Flexor curto do polegar.
    D. Flexor longo do polegar.

27. **Marque a alternativa <u>incorreta</u> sobre a paralisia cerebral:**
    A. É uma doença no neurônio motor superior.
    B. É mais prevalente em prematuros com extremo baixo peso.
    C. Envolvimento espástico de um músculo muitas vezes está associado a flacidez do seu antagonista.
    D. É considerada uma lesão cerebral progressiva.

28. **Nos pacientes com espasticidade, o ângulo de Volkmann refere-se ao/a:**
    A. Déficit de rotação externa do ombro.
    B. Espasticidade dos tendões flexores dos dedos.
    C. Grau de contratura em flexão do cotovelo.
    D. Intensidade de contratura em adução do braço.

29. **Os pacientes espásticos frequentemente têm posição fixa de pronação do antebraço. O principal motivo dessa posição é:**
    A. Espasticidade do pronador redondo.
    B. Flacidez do supinador.
    C. Flacidez do bíceps.
    D. Espasticidade do ancôneo.

30. **Nos pacientes espásticos, liberação dos rotadores internos do ombro em pacientes com contratura em rotação interna está contraindicada se houver:**
    A. Contratura em flexão do cotovelo.
    B. Déficit de extensão do punho.
    C. Problemas com higiene na axila.
    D. Subluxação do ombro.

31. **A posição de pronação nos pacientes espásticos pode ser tratada com transferências tendinosas. Essas transferências estão contraindicadas se houver:**

    A. Contratura em flexão dos dedos concomitante.
    B. Luxação da cabeça do rádio.
    C. Contratura em rotação externa do ombro concomitante.
    D. Idade maior que 40 anos.

32. **Quando um paciente espástico devido a paralisia cerebral não tem extensão ativa dos dedos, classificamos como Zancolli:**

    A. I.
    B. II.
    C. III.
    D. IV.

33. **Nos pacientes com paralisia cerebral, a deformidade em flexão do punho é causada pela espasticidade ou contratura dos tendões flexores. O tendão que mais contribui para essa deformidade é o:**

    A. Flexor ulnar do carpo.
    B. Flexor radial do carpo.
    C. Palmar longo.
    D. Flexor profundo dos dedos.

34. **Pacientes espásticos podem ter déficit de extensão dos dedos devido a espasticidade ou contratura dos flexores dos dedos. O alongamento é uma das formas do tratamento. No entanto, o alongamento pode gerar perda da força. Qual das opções de alongamento abaixo promove maior perda de força?**

    A. Alongamento por terapia da mão.
    B. Alongamento fracionado.
    C. Transferência do superficial para o profundo.
    D. Alongamento em "Z".

35. **O alongamento fracionado é realizado através de duas tenotomias na junção miotendínea, separadas por, pelo menos, 1 cm. A tenotomia distal deve ser feita, no mínimo, a que distância do final da junção miotendínea?**

    A. 1 cm.
    B. 2 cm.
    C. 3 cm.
    D. 4 cm.

36. **O paciente com espasticidade e deformidade do polegar na palma com contratura em adução do metacarpo e hiperextensão e instabilidade da metacarpofalângica é classificado por House como tipo:**
    A. 1.
    B. 2.
    C. 3.
    D. 4.

37. **Não é uma opção de tratamento viável na espasticidade dos intrínsecos:**
    A. Liberação da origem muscular dos intrínsecos.
    B. Neurectomia motora do ulnar.
    C. Alongamento fracionado dos intrínsecos.
    D. Artrodese metacarpofalângica em extensão.

38. **Assinale a alternativa incorreta acerca dos procedimentos cirúrgicos para os pacientes com tetraplegia:**
    A. Transferências tendinosas são preferidas em relação a tenodeses e artrodeses.
    B. Deve-se artrodesar o punho em extensão para favorecer a função.
    C. Tenodese é definida como o movimento de uma articulação produzido pelo movimento de uma articulação vizinha (usualmente proximal).
    D. Artrodese é útil no polegar para tornar essa articulação multiarticular mais estável e fácil de controlar.

39. **Nos últimos anos, o procedimento cirúrgico preferido pela maioria dos cirurgiões para fornecer extensão ativa do cotovelo para os pacientes tetraplégicos é a transferência de:**
    A. Deltoide para tríceps.
    B. Bíceps para tríceps por via medial.
    C. Bíceps para tríceps por via lateral.
    D. Braquial para tríceps.

40. **A devastadora (do ponto de vista funcional) complicação na transferência lateral do bíceps para o tríceps, que faz com que a transferência medial seja preferida, é:**
    A. A perda da flexão do cotovelo.
    B. A perda da supinação do antebraço.
    C. A diminuição da força de flexão do punho.
    D. A paralisia do nervo radial.

41. A ativação da pronação do antebraço é importante para os pacientes tetraplégicos que têm somente a extensão ativa do punho. Para resolver esse problema, Zancolli propôs a cirurgia de redirecionamento do bíceps. Sobre essa técnica podemos afirmar que:

    A. O bíceps redirecionado perde a função de flexão do cotovelo.
    B. O bíceps redirecionado age ativamente na extensão do cotovelo.
    C. O bíceps redirecionado mantém a função de supinação do antebraço.
    D. A fita com inserção óssea é passada atrás do colo do rádio.

42. A Classificação Internacional para Cirurgia da Mão em Tetraplegia vai do nível 0 ao 9, de acordo com:

    A. O número de músculos com grau 4 de força, abaixo do cotovelo.
    B. A topografia da lesão cervical.
    C. O número total de músculos acometidos na extremidade superior.
    D. O número total de músculos poupados na extremidade superior.

43. De acordo com a Classificação Internacional para Cirurgia da Mão em Tetraplegia, os pacientes que possuem atividade motora grau V do músculo pronador redondo, mas não possuem flexão ativa do punho, enquadram-se no grupo:

    A. X.
    B. 4.
    C. 5.
    D. 2.

44. Na sequela da lesão traumática do plexo braquial, alguns autores consideram a paralisia dos músculos deltoide e subescapular uma contraindicação para transferência do grande dorsal porque...

    A. Pode piorar a subluxação inferior e adução-extensão do ombro.
    B. Promove elevação da cabeça umeral.
    C. A transferência resultará em uma força muscular pífia.
    D. Promove rotação externa excessiva.

45. Na anatomia do plexo braquial, o ponto de Erb corresponde a/ao:

    A. Ponto de emergência do nervo subescapular.
    B. Ponto de convergência das divisões posteriores dos três troncos.
    C. Ponto de convergência de C5 e C6 formando o tronco superior.
    D. Ponto de emergência do nervo escapular dorsal.

46. Entre os nervos citados abaixo, qual o único que emerge diretamente de um tronco nervoso:

    A. Nervo para o músculo subclávio.
    B. Nervo para o músculo frênico.
    C. Torácico longo.
    D. Escapular dorsal.

47. **O plexo retroclavicular fornece inervação para o músculo:**
    A. Romboide.
    B. Serrátil anterior.
    C. Subclávio.
    D. Não fornece inervação para músculos.

48. **Das lesões por tração envolvendo o plexo braquial, qual proporção acomete o plexo supraclavicular?**
    A. 1/2.
    B. 1/3.
    C. 2/3.
    D. 1/4.

49. **O nervo cutâneo medial do antebraço é:**
    A. Ramo direto do fascículo lateral.
    B. Ramo terminal do nervo musculocutâneo.
    C. Ramo direto do fascículo medial.
    D. Ramo terminal do nervo cutâneo medial do braço.

50. **De acordo com a classificação de Seddon, podemos classificar a lesão de nervo em três estágios: neuropraxia, axoniotmese e neurotmese. Sobre a neuropraxia, marque a incorreta:**
    A. Há um bloqueio de condução focal no local da injúria.
    B. Não ocorre degeneração walleriana.
    C. Não ocorre lesão da bainha de mielina.
    D. Não requer intervenção cirúrgica.

51. **Sobre o mecanismo de lesão do plexo braquial, marque a alternativa incorreta:**
    A. O aumento repentino e vigoroso no ângulo ombro-pescoço gera dano primeiramente nas raízes superiores.
    B. O aumento repentino e vigoroso no ângulo escapuloumeral gera dano primeiramente nas raízes baixas.
    C. Os tecidos que ancoram as raízes superiores (C5 e C6) ao forame vertebral são significantemente mais fortes que aqueles que suportam as raízes inferiores (C8 e T1).
    D. As raízes mais craniais têm maior probabilidade de sofrerem avulsão do que as mais caudais.

52. **O padrão mais comum de lesão traumática do plexo braquial é:**
    A. C5 e C6.
    B. C5, C6 e C7.
    C. C8 e T1.
    D. Lesão total do plexo.

53. **Marque a alternativa correta sobre as lesões do plexo braquial causadas por arma de fogo:**
    A. A maioria são lesões graves.
    B. Não se recuperam espontaneamente.
    C. A maioria das lesões tem potencial de recuperação espontânea.
    D. Geralmente não há continuidade entre os elementos do plexo braquial.

54. **A cabeça esternal do músculo peitoral maior:**
    A. Está paralisada nas lesões do fascículo lateral.
    B. É inervada pelo peitoral lateral.
    C. Está paralisada nas lesões do fascículo posterior.
    D. Está paralisada nas lesões do fascículo medial.

55. **A síndrome de Horner sugere:**
    A. Lesão pós-gangliônica de C8 e/ou TI ipsolateral.
    B. Lesão pós-gangliônica de C8 e/ou TI contralateral.
    C. Lesão pré-gangliônica de C8 e/ou TI ipsolateral.
    D. Lesão pré-gangliônica de C8 e/ou TI contralateral.

56. **Qual dos achados abaixo sugere lesão pós-gangliônica do plexo braquial?**
    A. Ausência de sudorese no território do nervo lesado.
    B. Atrofia muscular dos músculos paraespinais.
    C. Fratura de processo transverso da coluna cervical.
    D. Paralisia do músculo romboide.

57. **Nas lesões totais do plexo braquial, em qual proporção de pacientes há avulsão de todas as cinco raízes?**
    A. > 80%.
    B. 50%.
    C. 30%.
    D. < 20%.

58. **Mielografia e mielotomografia, apesar de invasivas, têm sido consideradas os métodos mais confiáveis para detecção de avulsão de raízes. Esses exames são tipicamente realizados quanto tempo após a lesão traumática do plexo braquial?**
    A. 3 a 4 horas.
    B. 3 a 4 dias.
    C. 3 a 4 semanas.
    D. 3 a 4 meses.

59. **Na cirurgia de Oberlin, durante a dissecção interfascicular do nervo ulnar, segundo Sunderland, as fibras motoras para os músculos do antebraço estão na topografia:**
    A. Posteromedial.
    B. Posterolateral.
    C. Anteromedial.
    D. Anterolateral.

60. **Dentre as várias opções de transferências nervosas no tratamento cirúrgico da lesão do plexo braquial, temos a transferência da raiz de C7 contralateral. Marque a alternativa incorreta sobre esse tema:**
    A. Secção isolada de C7 resulta apenas em perda da função do tríceps.
    B. A porção posterior de C7 possui mais fibras motoras que a porção anterior.
    C. Se a estimulação de C7 produzir qualquer contração dos músculos da mão, seu uso é contraindicado.
    D. Imediatamente após a cirurgia, déficit motor temporário pode ocorrer na pronação do antebraço.

61. **Sobre a artrodese de ombro nos pacientes com sequela de lesão do plexo braquial, marque a alternativa correta:**
    A. É um procedimento reversível.
    B. Permite mobilidade do ombro através da mobilidade escapulotorácica.
    C. Pode ser realizada nos pacientes com paralisia da musculatura periescapular.
    D. A fusão escapulotorácica é feita de rotina na artrodese de ombro.

62. **Na paralisia total do plexo braquial com ausência de função do serrátil anterior ou trapézio, a artrodese do ombro, quando indicada, deverá ser feita na seguinte posição:**
    A. 30° a 40° de abdução e flexão e 30° de rotação interna.
    B. 10° de abdução e flexão e 30° de rotação externa.
    C. 40° de abdução, 30° de flexão e 30° de rotação externa.
    D. 20° de abdução, 10° de flexão e 30° de rotação interna.

63. **A reconstrução tardia da flexão do cotovelo para pacientes com sequela de lesão do plexo braquial pode ser feita através do procedimento de Steindler modificado. Nessa técnica, após a osteotomia do epicôndilo medial, a mobilização do fragmento ósseo, juntamente com a origem da massa flexopronadora, avança proximalmente de 5 a 8 cm, com o cotovelo fletido a:**
    A. 70°.
    B. 90°.
    C. 100°.
    D. 130°.

64. A(s) principal(is) complicação(ões) do procedimento de Steindler é(são):
   A. Contratura em pronação e flexão.
   B. Parestesia do nervo ulnar.
   C. Parestesia do nervo mediano.
   D. Denervação iatrogênica do flexor ulnar do carpo.

65. Qual o fascículo do plexo braquial mais lesado nas fraturas da clavícula?
   A. Fascículo lateral.
   B. Fascículo medial.
   C. Fascículo posterior.
   D. Fascículo inferior.

66. O fascículo posterior do plexo braquial dá origem aos nervos:
   A. Axilar, radial, supraescapular e peitorais.
   B. Musculocutâneo, supraescapular, mediano e toracodorsal.
   C. Axilar, radial, toracodorsal e subescapular.
   D. Musculocutâneo, ulnar, mediano e dorsal da escápula.

67. Todos os músculos a seguir estão afetados na paralisia do plexo braquial tipo Erb, exceto:
   A. Supraespinhal.
   B. Infraespinhal.
   C. Trapézio.
   D. Redondo menor.

68. Na lesão do plexo braquial, a neurotização do nervo acessório para o nervo supraescapular visa a recuperação dos músculos:
   A. Grande dorsal e supraespinhal.
   B. Infraespinhal e redondo menor.
   C. Redondo menor e redondo maior.
   D. Supraespinhal e infraespinhal.

Respostas Comentadas

1 A

Esse conceito tem como hipótese que o fluxo axoplasmático é comprometido na compressão proximal do nervo e, posteriormente, comprometido ainda mais no local de compressão distal. Existe ainda a descrição de *double-crush* reverso.

REF.: Green's Operative Hand Surgery. 7ª ed., Cap. 28, p. 922.

2 D

Potenciais de fibrilação são os mais precoces sinais de denervação muscular e são gerados pelos músculos após denervação de pelo menos 2 semanas de duração. Um único axônio motor inerva centenas a milhares de fibras musculares; assim, potenciais de fibrilação são o indicador mais sensível de perda de axônio motor e podem ser vistos em síndromes de compressão do nervo muito antes de haver qualquer evidência clínica de fraqueza muscular.

REF.: Green's Operative Hand Surgery. 7ª ed., Cap. 28, p. 928 e 929.

3 C

O adutor do polegar é inervado pelo nervo ulnar. Todos demais são inervados pelo ramo motor recorrente do nervo mediano.

REF.: Green's Operative Hand Surgery. 7ª ed., Cap. 28, p. 930.

4 A

O ramo motor recorrente do mediano pode emergir de diferentes formas. Na maioria dos casos ele tem um padrão extraligamentar, emergindo distal ao retináculo flexor (46 a 90%). Variações menos comuns incluem os padrões subligamentar (31%) e transligamentar (23%). Esse ramo motor pode originar-se da borda ulnar do nervo mediano (incomum).

REF.: Green's Operative Hand Surgery. 7ª ed., Cap. 28, p. 930.

5 A

No canal de Guyon, o nervo ulnar pode ser comprimido proximal à sua bifurcação (zona I), gerando tanto déficits sensitivo quanto motor. Ao longo do ramo profundo motor (zona II) ocorre perda motora pura e ao longo do ramo superficial sensitivo (zona III) gera alterações sensitivas puras. Em decorrência da propensão de lesões ocupando espaço nesse local, na avaliação pré-operatória, exames de imagem devem acompanhar os estudos eletrodiagnósticos.

REF.: Green's Operative Hand Surgery. 7ª ed., Cap. 28, p. 938.

6 B

Essa classificação é amplamente citada na literatura, embora tenha limitada aplicação prática. Divide-se em três grupos:

Grau I: neuropatia sem fraqueza muscular.

Grau II: fraqueza muscular sem atrofia.

Grau III: atrofia muscular.

Ref.: Green's Operative Hand Surgery. 7ª ed., Cap. 28, p. 941.

7 D

A síndrome de Wartenberg corresponde à compressão do nervo sensitivo radial no antebraço. No passado foi denominada cheiralgia parestésica. Os sintomas dessa condição são reproduzidos com pronação do antebraço e flexão ulnar do punho. Se o antebraço é considerado a fonte dos achados (excluída a coluna cervical), o paciente é orientado a modificar as atividades geradoras dos sintomas e manter o antebraço em posição mais supinada, sempre que possível.

Ref.: Green's Operative Hand Surgery. 7ª ed., Cap. 28, p. 947-949.

8 B

Compressão do nervo ulnar no túnel cubital é extremamente comum, sendo a segunda em incidência.

Ref.: Green's Operative Hand Surgery. 7ª ed., Cap. 28, p. 947-949.

9 D

Durante uma cirurgia de revisão para recorrência de síndrome do túnel do carpo, o epineuro externo é refletido e neurólise é realizada até que as bandas de Fontana sejam vistas nos fascículos. Essas bandas representam redundância nos nervos periféricos e são o limite para a realização da neurólise.

Ref.: Green's Operative Hand Surgery. 7ª ed., Cap. 28, p. 954.

10 B

O ramo superficial inerva o palmar curto e dá sensibilidade para o dedo mínimo e para o lado medial do anular. O ramo profundo inerva a musculatura hipotenar, os dois lumbricais mediais, os músculos interósseos, o adutor do polegar e a cabeça profunda do flexor curto do polegar.

Ref.: Green's Operative Hand Surgery. 7ª ed., Cap. 28, p. 939.

11 D

Os dois tipos básicos de síndrome do desfiladeiro torácico são: vascular e neurogênico. A forma vascular se subdivide em <u>arterial</u> e <u>venosa</u>. A forma neurogênica se subdivide em <u>verdadeira</u> e <u>eletricamente negativa</u>. Até 97% dos pacientes diagnosticados e tratados com SDT se enquadram no tipo neurogênico eletricamente negativo.

Ref.: Green's Operative Hand Surgery. 7ª ed., Cap. 29, p. 959.

12 C

A forma neurogênica verdadeira ou eletricamente positiva é rara, ocorrendo em um a cada um milhão de pacientes com SDT. A forma neurogênica eletricamente negativa, é, de longe, a mais comumente encontrada.

Ref.: Green's Operative Hand Surgery. 7ª ed., Cap. 29, p. 960.

13 C

SDT arterial é incomum, respondendo por apenas 1 a 2% de todos os casos de SDT. Quase sempre há uma anomalia óssea associada, como costela cervical, anomalias da primeira costela ou história de fratura. A artéria subclávia pode tornar-se estenótica ou desenvolver um aneurisma. Além disso, pode ulcerar, tornar-se ocluída ou trombótica. Os sintomas podem surgir com atividades esportivas que colocam o membro em posição de extensão e hiperabdução.

A SDT venosa é ligeiramente mais comum que a arterial, representando 2 a 3% de todos os casos. Podem ocorrer eventos súbitos de trombose ou compressão venosa intermitente. Nos casos de trombose aguda, a dor, o edema e a cianose são dramáticos – mais propenso em homens, jovens e musculosos, após exercício físico intenso. Nos casos de compressão intermitente, ampla rede de colaterais venosas se forma ao redor do ombro e do peito, o que minimiza os sinais de edema e cianose distais.

É na forma neurogênica verdadeira ou eletricamente positiva que os pacientes têm evidência física objetiva de compressão neural crônica (p. ex.: atrofia hipotenar, diminuição da força de apreensão e déficits sensitivos), usualmente no território de C8-T1.

Na forma neurogênica eletricamente negativa o paciente tem uma grande variedade de queixas na extremidade superior e, usualmente, não são encontrados achados objetivos nos testes eletrodiagnósticos, Doppler ou radiografias. A maioria dos pacientes tem parestesia na mão e dor no braço e mão, e especialmente no ombro e pescoço. Queixas físicas reproduzidas unicamente por testes provocativos, na ausência de outra explicação para a queixa, são o suficiente para justificar o diagnóstico.

Ref.: Green's Operative Hand Surgery. 7ª ed., Cap. 29, p. 960-961.

14 D

A SDT é diagnosticada em <u>mulheres</u> de <u>três vezes e meia a quatro vezes mais frequentemente</u> do que em homens. É mais comum em <u>adultos economicamente ativos</u>. O crescimento/desenvolvimento de uma costela cervical é suprimido pela contribuição total das raízes baixas do plexo (T1). Existe uma <u>associação entre costela cervical e plexo pré-fixado</u>. A veia subclávia passa anterior ao músculo escaleno anterior, já a artéria subclávia e o plexo braquial passam entre os escalenos anterior e médio.

Ref.: Green's Operative Hand Surgery. 7ª ed., Cap. 29, p. 962-963.

15 A

O Triângulo interescalênico é local mais comum de compressão na SDT. É definido anteriormente pelo músculo escaleno anterior, posteriormente pelo músculo escaleno médio e inferiormente pela primeira costela.

Ref.: Green's Operative Hand Surgery. 7ª ed., Cap. 29, p. 963.

16 B

Testes provocativos para avaliar compressão distal devem ser realizados antes dos testes para SDT, visto que, uma vez que os testes para SDT são executados, o paciente pode queixar-se de sintomas após cada manobra posteriormente realizada. Assim, o examinador deve começar de distal para proximal.

A literatura antiga menciona os testes Adson, Wright e Halstead, mas eles são frequentemente positivos na população normal, não possuem nem sensibilidade, nem especificidade suficientes, sobretudo para SDT neurogênica.

O teste de Roos é tido por muitos como a manobra provocativa mais sensível e reprodutível para pacientes com SDT.

Ref.: Green's Operative Hand Surgery. 7ª ed., Cap. 29, p. 964, 966, 967.

17 A

O grau em que esses sintomas ocorrem também indica a severidade da compressão. Pacientes com compressão neural posicional podem tolerar esta posição por 1 minuto ou menos.

Ref.: Green's Operative Hand Surgery. 7ª ed., Cap. 29, p. 966, 967.

18 C

Entre os fatores de risco para fracasso do tratamento conservador, temos: obesidade, condição cardiovascular precária e não adesão ao tratamento multimodal com abordagem a posturas e atividades que intensificam os sintomas. A maioria dos pacientes relata exacerbação dos sintomas se a fisioterapia enfatiza fortalecimento muscular vigoroso em vez de alongamento.

Ref.: Green's Operative Hand Surgery. 7ª ed., Cap. 29, p. 968, 969, 974, 975.

19 D

Em uma série de 200 abordagens cirúrgicas transaxilares para SDT, costelas cervicais foram encontradas em 8,5% dos casos, escaleno mínimo em 10%, anomalias do tendão do subclávio em 19,5% e anomalias do desenvolvimento ou da inserção do músculo escaleno em 43%.

REF.: Green's Operative Hand Surgery. 7ª ed., Cap. 29, p. 962.

20 C

O nervo radial é também, provavelmente, o mais comumente lesado dos nervos-chave no membro superior.

REF.: Green's Operative Hand Surgery. 7ª ed., Cap. 30, p. 1003.

21 C

No nível do joelho, o nervo tibial tem um suprimento sanguíneo mais rico que o fibular comum; isso pode explicar o mau prognóstico do reparo de lesões do nervo fibular no nível do joelho.

No bloqueio de condução, o axônio permanece anatomicamente intacto, mas a condução do potencial de ação é bloqueada no nível da lesão. O axônio distal permanece vivo e a condução nesse segmento distal persiste. A recuperação será completa se a causa for removida (lesão não degenerativa). Se o axônio é cortado, o segmento distal perde a condução e inicia-se o processo de degeneração walleriana.

REF.: Green's Operative Hand Surgery. 7ª ed., Cap. 30, p. 981, 982.

22 B

Um sinal de Tinel fortemente positivo, sobre o local lesionado, logo após a lesão, indica ruptura dos axônios. É habitualmente encontrado no dia da lesão.

O sinal avança mais rapidamente em casos de axoniotmese (± 2 mm/dia) do que em casos de reparo do nervo; é também mais rápido no segmento proximal do membro do que no distal.

A regeneração axonal, espontânea ou após reparo do nervo, pode ser confirmada quando o movimento centrífugo do sinal de Tinel é mais forte do que na linha de sutura.

REF.: Green's Operative Hand Surgery. 7ª ed., Cap. 30, p. 986.

23 A

O fator prognóstico mais importante após uma lesão de nervo é a violência do trauma e a extensão do dano ao membro como um todo. Lesão arterial associada é particularmente significativa. O principal fator prognóstico controlado pelo cirurgião é o atraso entre a lesão e o reparo nervoso. Um reparo adequado urgente dos nervos mediano e ulnar no nível do punho resulta em função quase que indistinguível do normal em bebês ou crianças pequenas, um resultado raramente visto em adultos.

REF.: Green's Operative Hand Surgery. 7ª ed., Cap. 30, p. 1003.

24 B

Após fratura fechada do úmero, cerca de 8% dos casos evoluem com paralisia do nervo radial. Sinais favoráveis de recuperação espontânea muitas vezes são detectados com 6 a 8 semanas de lesão. Os resultados do reparo do nervo radial são geralmente melhores do que para os nervos mediano e ulnar. O nervo sensitivo radial é uma exceção (resultados ruins).

Obs.: no capítulo 31 é informado que 12% das fraturas da diáfise do úmero (sem especificar se fechada ou exposta) são complicadas por lesão do nervo radial.

REF.: Green's Operative Hand Surgery. 7ª ed., Cap. 30, p. 1004, 1005.

25 A

Abrams definiu a seguinte ordem de inervação do nervo radial:
- Braquiorradial.
- Extensor radial longo do carpo.
- Supinador.
- Extensor radial curto do carpo.
- Extensor comum dos dedos.
- Extensor ulnar do carpo.
- Extensor do dedo mínimo.
- Abdutor longo do polegar.
- Extensor longo do polegar.
- Extensor curto do polegar.
- Extensor próprio do indicador.

REF.: Green's Operative Hand Surgery. 7ª ed., Cap. 31, p. 1064.

26 A

O músculo primordial na oposição do polegar é o abdutor curto do polegar, embora tanto o oponente do polegar quanto o flexor curto do polegar também produzam alguma oposição. O adutor do polegar e os dois extensores extrínsecos causam retropulsão do polegar, enquanto o flexor longo do polegar pode agir na oposição e na retropulsão, dependendo da posição do polegar.

REF.: Green's Operative Hand Surgery. 7ª ed., Cap. 31, p. 1026.

27 D

A paralisia cerebral é considerada uma lesão cerebral **irreversível e não progressiva**. Entretanto, fibrose muscular, contratura articular, diferenças no comprimento de membros, osteopenia e atrofia, progressivas, ocorrem o tempo todo. Deformidades espásticas no membro superior frequentemente resultam em rotação interna do ombro, flexão do cotovelo, pronação do antebraço, flexão dos dedos, espasticidade dos intrínsecos e polegar empalmado.

REF.: Green's Operative Hand Surgery. 7ª ed., Cap. 32, p. 1080.

28 B

Nos pacientes com espasticidade, faz-se a extensão passiva dos dedos com o punho fletido e posteriormente com o punho estendido. Se não há espasticidade dos tendões flexores dos dedos, extensão completa do punho deverá ser alcançada, com os dedos em extensão. Se a extensão do punho não atingir a posição neutra, determina-se o ângulo de Volkmann entre a posição neutra e o máximo de extensão conseguida – essa situação indica a necessidade de intervenção cirúrgica.

REF.: Green's Operative Hand Surgery. 7ª ed., Cap. 32, p. 1085.

29 A

A posição de pronação do antebraço é principalmente causada pela **espasticidade do pronador redondo**.

REF.: Green's Operative Hand Surgery. 7ª ed., Cap. 32, p. 1084.

30 D

A liberação dos rotadores internos do ombro está **contraindicada se houver subluxação ou luxação do ombro**, pois o procedimento pode **piorar a instabilidade**. Nesses pacientes, artrodese é a melhor opção. Uma contraindicação relativa para a cirurgia de partes moles é a fraqueza dos rotadores externos do ombro.

REF.: Green's Operative Hand Surgery. 7ª ed., Cap. 32, p. 1088.

31 B

Um antebraço posicionado em pronação por um **tempo prolongado** pode tornar-se **rígido** nessa posição com **alterações estruturais nas articulações radioulnares proximal e distal**. Transferências tendinosas estão **contraindicadas em contraturas fixas ou luxação da cabeça do rádio**. Opções de tratamento incluem: liberação da membrana interóssea aliada a transferências tendinosas; osteotomia do rádio e/ou da ulna; antebraço de um osso só.

REF.: Green's Operative Hand Surgery. 7ª ed., Cap. 32, p. 1094.

32 C

Na classificação de Zancolli temos:

I: extensão digital ativa é possível quando o punho está estendido menos que 20° a partir do neutro;

II: extensão digital ativa é possível quando o punho está fletido mais de 20° a partir do neutro;

III: não há extensão digital ativa.

Ref.: Green's Operative Hand Surgery. 7ª ed., Cap. 32, p. 1097.

33 A

Deformidade em flexão do punho **é causada primariamente por espasticidade ou contratura do tendão do flexor ulnar do carpo,** com menor contribuição do flexor radial do carpo e do palmar longo. Espasticidade dos flexores dos dedos também pode contribuir com a deformidade em flexão do punho, que é mensurada pelo ângulo de Volkmann.

Ref.: Green's Operative Hand Surgery. 7ª ed., Cap. 32, p. 1102.

34 C

Fraqueza dos flexores é minimizada pelo alongamento fracionado (também chamado de alongamento intramural) e é **mais pronunciada com a transferência do superficial para o profundo** (usada primariamente quando a higiene é o principal objetivo do procedimento, visto que limitação da flexão digital e força de preensão são esperadas). O efeito do alongamento em "Z" fica entre essas duas opções citadas anteriormente.

Ref.: Green's Operative Hand Surgery. 7ª ed., Cap. 32, p. 1102.

35 B

A tenotomia distal deve ser feita, pelo menos, **a 2 cm do aspecto distal da junção miotendínea.**

Ref.: Green's Operative Hand Surgery. 7ª ed., Cap. 32, p. 1103.

36 C

A classificação de House para a contratura do polegar na palma, engloba quatro tipos:

1: simples contratura em **adução do metacarpo;**

2: contratura em **adução metacarpal** com deformidade em **flexão da metacarpofalângica;**

3: contratura em **adução metacarpal** associada a **hiperextensão e instabilidade da metacarpofalângica;**

4: contratura em **adução metacarpal** associada a **deformidades da metacarpofalângica e da interfalângica**.

Para o tratamento dessa deformidade, precisamos considerar quatro elementos-chave: espasticidade ou contratura dos flexores e adutores; fraqueza ou ausência dos extensores e abdutores; hipermobilidade metacarpofalângica e contratura de pele da primeira comissura.

REF.: Green's Operative Hand Surgery. 7ª ed., Cap. 32, p. 1107.

37 D

A liberação na origem da musculatura intrínseca corrige a espasticidade do músculo, diminui a contratura e mantém alguma função. A neurectomia motora do ulnar elimina a espasticidade dos intrínsecos à custa da perda total da função (pode ser simulada com o bloqueio do nervo ulnar no punho).

REF.: Green's Operative Hand Surgery. 7ª ed., Cap. 32, p. 1113.

38 B

Transferências tendinosas são preferidas em relação a tenodeses e artrodeses porque restauram o controle ativo e a força. O punho nunca é artrodesado para que não se perca o efeito tenodese.

REF.: Green's Operative Hand Surgery. 7ª ed., Cap. 32, p. 1127.

39 B

A transferência do deltoide posterior para o tríceps foi extensivamente utilizada nos últimos 30 anos, porém mais recentemente a transferência medial do bíceps para o tríceps tem sido utilizada com mais frequência.

REF.: Green's Operative Hand Surgery. 7ª ed., Cap. 32, p. 1127, 1128.

40 D

Na técnica lateral, descrita por Friedenberg em 1954, não há perda de flexão ativa do cotovelo, embora a força de flexão diminua cerca de 24%. A complicação de paralisia do nervo radial é devastadora, pois o nervo radial é o único nervo periférico funcionante nestes pacientes. Assim, a transferência medial é fortemente preferida.

REF.: Green's Operative Hand Surgery. 7ª ed., Cap. 32, p. 1128.

41 D

O procedimento de Zancolli converte o bíceps de supinador para pronador.

REF.: Green's Operative Hand Surgery. 7ª ed., Cap. 32, p. 1129, 1130.

42 A

A Classificação Internacional para Cirurgia da Mão em Tetraplegia gradua o nível da lesão medular baseado no número de músculos com grau 4 de força abaixo do cotovelo.

Ref.: Green's Operative Hand Surgery. 7ª ed., Cap. 32, p. 1122.

43 B

O paciente deve ser enquadrado de acordo com o número de músculos com grau 4 de força abaixo do cotovelo. Nesse caso, estão funcionando o braquiorradial, o extensor radial longo do carpo, o extensor radial curto do carpo e o pronador redondo.

Ref.: Green's Operative Hand Surgery. 7ª ed., Cap. 32, p. 1122.

44 A

Na sequela da lesão traumática do plexo braquial, alguns autores consideram a paralisia dos músculos deltoide e subescapular uma contraindicação para transferência do grande dorsal porque pode piorar a subluxação inferior e adução-extensão do ombro. Quando a transferência do grande dorsal é feita nos casos de lesão irreparável do manguito rotador, com subescapular e deltoide normais, funciona como depressor da cabeça umeral e rotador externo.

Ref.: Green's Operative Hand Surgery. 7ª ed., Cap. 34, p. 1188.

45 C

O ponto de convergência de C5 e C6, formando o tronco superior, é conhecido como ponto de Erb e marca o local da emergência do nervo supraescapular.

Ref.: Green's Operative Hand Surgery. 7ª ed., Cap. 34, p. 1146.

46 A

Os únicos nervos que são ramos direto de tronco são supraescapular e nervo para o músculo subclávio, ambos ramos do tronco superior. A contribuição para o nervo frênico sai direto da raiz de C5, assim como o escapular dorsal. O torácico longo é ramo direto das raízes de C5, C6 e C7.

Ref.: Green's Operative Hand Surgery. 7ª ed., Cap. 34, p. 1146.

47 D

O plexo braquial pode ser dividido em supraclavicular (raízes e troncos), retroclavicular (divisões) e infraclavicular (cordas ou fascículos e ramos terminais). Não há ramos musculares que emergem do plexo retroclavicular.

Ref.: Green's Operative Hand Surgery. 7ª ed., Cap. 34, p. 1146.

48 C

Em aproximadamente 2/3 das lesões por tração envolvendo o plexo braquial, a lesão está localizada no plexo supraclavicular (raízes e troncos); o outro terço ocorre retroclavicular (divisões) ou infraclavicular (cordas e ramos terminais).

Ref.: Green's Operative Hand Surgery. 7ª ed., Cap. 34, p. 1149.

49 C

O fascículo ou corda medial dá origem aos nervos peitoral medial, cutâneo medial do braço e cutâneo medial do antebraço.

Ref.: Green's Operative Hand Surgery. 7ª ed., Cap. 34, p. 1146.

50 C

Quando o bloqueio de condução se resolve, a função neurológica retorna. Não requer intervenção cirúrgica. A recuperação ocorre dentro de horas a semanas. Existe lesão da bainha de mielina, mas não ocorre degeneração walleriana.

Ref.: Green's Operative Hand Surgery. 7ª ed., Cap. 34, p. 1148.

51 D

Se o ângulo ombro-pescoço sofre aumento repentino e vigoroso, por tração inferior do braço, a lesão atinge primeiramente as raízes superiores (C5 e C6) /tronco superior e/ou C7/tronco médio. Se o ângulo escapuloumeral sofre aumento repentino e vigoroso, a lesão atinge primeiramente as raízes inferiores (C8 e T1) e o tronco inferior. Estudos anatômicos evidenciam que os tecidos que ancoram as raízes superiores (C5 e C6) ao forame vertebral são significantemente mais fortes que os tecidos que suportam as raízes inferiores (C8 e T1). Isso sugere que as estruturas mais caudais do plexo braquial têm maior probabilidade de sofrerem avulsão, enquanto as estruturas mais craniais têm maior probabilidade de sofrerem estiramento ou ruptura após a saída do forame neural.

Ref.: Green's Operative Hand Surgery. 7ª ed., Cap. 34, p. 1148, 1149.

52 D

- Quinze por cento dos pacientes têm lesão de C5 e C6 ou no ponto de Erb (paralisia de Erb ou Erb-Duchenne).
- Vinte a 35% têm lesão de C5, C6 e C7 (padrão Erb *plus*).
- Dez por cento têm lesão de C8 e T1 (paralisia de Klumpke ou Dejerine-Klumpke).
- Cinquenta a 75% dos pacientes com lesão supraclavicular do plexo braquial sofrem lesão de todas as raízes (C5 a T1). Ocasionalmente, alguns elementos podem estar parcialmente lesados. Quando há lesão completa de todo o plexo, lesão pós-ganglionar (particularmente de C5) está frequentemente presente, com lesão pré-ganglionar afetando outras raízes.

Ref.: Green's Operative Hand Surgery. 7ª ed., Cap. 34, p. 1149, 1150.

53 C

A maioria dos ferimentos por arma de fogo associados à lesão do plexo braquial deve ser observada porque na maior parte dessas lesões há continuidade entre os elementos do plexo braquial e existe potencial para recuperação espontânea.

REF.: Green's Operative Hand Surgery. 7ª ed., Cap. 34, p. 1150.

54 D

A cabeça esternal do peitoral maior é inervada pelo peitoral medial, ramo do fascículo medial. A cabeça clavicular do peitoral maior é inervada pelo peitoral lateral, ramo do fascículo lateral.

REF.: Green's Operative Hand Surgery. 7ª ed., Cap. 34, p. 1151.

55 C

Lesão dos músculos romboide e serrátil anterior indica lesão neural proximal e sugere lesão pré-gangliônica das raízes superiores. A síndrome de Horner no lado afetado está fortemente correlacionada a avulsão das raízes inferiores (C8 ou T1 ou ambas). Ausência de sinal de Tinel ou de sensibilidade aumentada à percussão cervical também sugerem lesão pré-gangliônica. A síndrome de Horner consiste em miose, ptose palpebral, anidrose e enoftalmia.

REF.: Green's Operative Hand Surgery. 7ª ed., Cap. 34, p. 1150, 1151.

56 A

A ausência de sudorese no território do nervo lesado sugere lesão pós-gangliônica ou lesão mais distal – interrupção simpática. Os demais são indicativos de lesão pré-gangliônica.

REF.: Green's Operative Hand Surgery. 7ª ed., Cap. 34, p. 1152.

57 D

Quando todo o plexo está lesado, menos de 20% dos pacientes possuem avulsão de todas as cinco raízes do plexo. Portanto, uma exploração do plexo supraclavicular pode fornecer um nervo proximal enxertável na maioria das vezes. Na avulsão das raízes inferiores (C8 e T1), as estruturas são encontradas muito mais próximas aos seus respectivos forames do que no caso de avulsão das raízes superiores (C5 e C6) – que geralmente são encontradas atrás da clavícula.

REF.: Green's Operative Hand Surgery. 7ª ed., Cap. 34, p. 1155-1157.

58 C

Esse atraso na realização dos exames permite a reabsorção do coágulo sanguíneo na área da avulsão e a formação da pseudomeningocele para ser visualizada na imagem.

REF.: Green's Operative Hand Surgery. 7ª ed., Cap. 34, p. 1152.

59 A

A cirurgia de Oberlin consiste na neurotização de um fascículo motor do nervo ulnar para o nervo motor do bíceps (ramo do nervo musculocutâneo). Segundo Sunderland, os fascículos posteromediais contêm fibras motoras para os músculos do antebraço e os fascículos anterolaterais contêm fibras motoras para os músculos intrínsecos da mão. Procura-se neurotizar o fascículo que fornece inervação para o músculo flexor ulnar do carpo (posteromedial).

REF.: Green's Operative Hand Surgery. 7ª ed., Cap. 34, p. 1166, 1167.

60 A

Secção isolada de C7 não resulta em perda individual da função muscular, diante da redundante inervação do plexo braquial; os músculos inervados por C7 possuem inervação cruzada com outros nervos, particularmente C6 e C8. Quando a estimulação de C7 produz qualquer contração dos músculos da mão, seu uso é contraindicado. Imediatamente após a cirurgia, déficit motor temporário pode ocorrer na extensão e adução do ombro, extensão do cotovelo, pronação do antebraço, extensão do punho e movimentos da mão. Fraqueza do grande dorsal é detectada com frequência. Recuperação funcional geralmente é atingida dentro de 6 meses; nenhum déficit funcional de longo prazo foi relatado na literatura.

REF.: Green's Operative Hand Surgery. 7ª ed., Cap. 34, p. 1175.

61 B

Opções para melhorar a estabilidade do ombro incluem as transferências tendinosas e a fusão do ombro (artrodese). Artrodese é um procedimento confiável, mas irreversível e totalmente dependente do movimento escapulotorácico para o movimento do ombro. O procedimento é contraindicado em pacientes com limitação dos movimentos escapulotorácicos ou paralisia dos músculos periescapulares.

REF.: Green's Operative Hand Surgery. 7ª ed., Cap. 34, p. 1186.

62 D

A posição ideal para artrodese do ombro é discutível. Pacientes com paralisia total do plexo braquial e função normal dos músculos trapézio e serrátil anterior devem ser artrodesados em 30° a 40° de abdução e flexão e 30° de rotação interna. Por outro lado, na paralisia total do plexo braquial com ausência de função do serrátil anterior ou trapézio, a artrodese de ombro deve ser evitada, sendo feita apenas quando a subluxação inferior do ombro é associada com sintomas intensos. Nessa situação, a posição de artrodese deve ser: 20° de abdução, 10° de flexão e 30° de rotação interna.

REF.: Green's Operative Hand Surgery. 7ª ed., Cap. 34, p. 1191 e 1192.

63 D

No procedimento de Steindler modificado, a musculatura flexopronadora, originada no epicôndilo medial, é transposta para uma região mais proximal e anterior, aumentando a força de flexão do cotovelo. Nessa técnica, após a osteotomia do epicôndilo medial, a mobilização do fragmento ósseo, juntamente com a origem da massa flexopronadora, avança proximalmente de 5 a 8 cm com o cotovelo fletido a 130°. Na técnica original de Steindler, a origem tendinosa é ancorada no septo intermuscular medial e na fáscia. Mayer modificou a técnica, transferindo o epicôndilo medial para uma região anterior no úmero.

Ref.: Green's Operative Hand Surgery. 7ª ed., Cap. 34, p. 1195.

64 A

Contraturas em pronação estão relacionadas a ausência pré-operatória de supinação e a um aumento da vantagem mecânica do pronador redondo como resultado de seu deslocamento proximal. Inserir o epicôndilo medial transferido mais anteriormente e lateralmente no úmero diminui essa tendência, mas se nenhuma supinação ativa estiver presente, a contratura em pronação pode permanecer como um problema. A incidência na literatura varia de 28 a 50%. A contratura em flexão maior que 30° é incomum e geralmente é tratada por terapia mais intensiva, incluindo amplitude de movimento passiva e exercícios de alongamento.

Ref.: Green's Operative Hand Surgery. 7ª ed., Cap. 34, p. 1196.

65 C

Lesões do plexo braquial retroclavicular ou infraclavicular envolvem as divisões ou os fascículos. Fraturas da clavícula estão frequentemente presentes nesses casos. Poucos padrões de lesões são mais comumente vistos: lesões do fascículo posterior (nervo radial e axilar) e lesões isoladas do nervo axilar ou supraescapular.

Ref.: Green's Operative Hand Surgery. 7ª ed., Cap. 34, p. 1150.

66 C

A partir do fascículo posterior surgem os nervos subescapulares superior e inferior, toracodorsal, radial e axilar (também conhecido como circunflexo).

Ref.: Green's Operative Hand Surgery. 7ª ed., Cap. 34, p. 1147.

67 C

O nervo espinal acessório é o XI par craniano e fornece inervação aos músculos esternocleidomastóideo e trapézio. É uma importante fonte para neurotizações extraplexiais. Ele está localizado em um ponto a 40% da distância entre a linha média dorsal (processos espinhosos) e o acrômio.

Ref.: Green's Operative Hand Surgery. 7ª ed., Cap. 34, p. 1163.

68 D

O nervo supraescapular inerva os músculos supraespinhal e infraespinhal e se origina do tronco superior, 2 a 3 cm acima da clavícula.

REF.: Green's Operative Hand Surgery. 7ª ed., Cap. 34, p. 1164.

Mão Pediátrica

Perguntas

1. **Os brotamentos dos membros superiores são visualizados em que época da embriogênese?**
   A. 3 dias após a fertilização.
   B. 8 semanas após a fertilização.
   C. 26 dias após a fertilização.
   D. 2 semanas após a fertilização.

2. **Com quantas semanas após a fertilização a embriogênese já está completa e todas as estruturas do membro superior estão presentes?**
   A. 4.
   B. 8.
   C. 16.
   D. 32.

3. **As células da placa lateral do mesoderma não se transformam em:**
   A. Osso.
   B. Cartilagem.
   C. Tendão.
   D. Músculo.

4. **O centro sinalizador responsável pelo crescimento proximodistal do membro superior é:**
   A. Crista ectodérmica apical.
   B. Zona de atividade polarizada.
   C. *Wingless type*.
   D. Notocorda.

5. **Na figura abaixo, a letra "A" representa qual estrutura embriológica?**

    A. Mesoderma somático.
    B. Placa lateral do mesoderma.
    C. Notocorda.
    D. Endoderma.

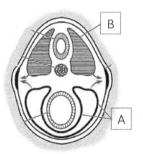

6. **Na figura fornecida na questão anterior, a letra "B" representa qual estrutura embriológica?**

    A. Mesoderma somático.
    B. Medula espinal.
    C. Notocorda.
    D. Endoderma.

7. **Em relação à embriologia dos membros superiores, assinale a correta:**

    A. A crista ectodérmica apical (CEA) está relacionada ao desenvolvimento proximodistal do membro.
    B. Zona de atividade polarizada (ZAP) não está ativa em humanos.
    C. A via *Wnt* está associada à formação radioulnar.
    D. Se a ZAP for transplantada, teremos o truncamento do membro.

8. **A forma mais comum de manifestação da clinodactilia é o desvio radial do quinto dedo. Para seu diagnóstico, esse desvio deve ser maior que:**

    A. 5°.
    B. 10°.
    C. 15°.
    D. 20°.

9. **Uma criança com clinodactilia classificada, segundo Cooney, como simples complicada, terá:**

    A. Acometimento ósseo e de partes moles e angulação maior que 45°.
    B. Acometimento da falange média e angulação maior que 45°.
    C. Acometimento ósseo e de partes moles e angulação menor que 45°.
    D. Acometimento de falange média e angulação menor que 45°.

10. **Quanto à sindactilia, marque a alternativa incorreta:**

    A. É bilateral em 50% dos casos,
    B. Possui incidência aproximada de um para 2.000 nascidos vivos.
    C. Na mão normal, a terceira comissura é mais larga que a segunda e a quarta.
    D. Uma comissura normal tem inclinação de cerca de 45° na direção dorsal para palmar.

11. **Quanto à sindactilia, marque a alternativa incorreta:**
    A. Tem igual incidência em homens e mulheres.
    B. Na sindactilia isolada, a terceira comissura é a mais comumente afetada.
    C. Na sindactilia isolada, a quarta comissura é a segunda mais comumente afetada.
    D. Nos casos sindrômicos, a primeira e segunda comissuras são mais frequentemente afetadas.

12. **A forma mais comum de sindactilia complexa é:**
    A. Fusão lado a lado no nível da falange distal.
    B. Fusão lado a lado no nível da falange média.
    C. Fusão lado a lado no nível da falange proximal.
    D. Fusão lado a lado entre todas as falanges dos dois dígitos.

13. **A sindactilia complexa complicada é definida por:**
    A. Fusão dos leitos ungueais.
    B. Um único feixe neurovascular para os dois dígitos.
    C. Pouca pele para separação dos dedos.
    D. Falange acessória ou dedos interpostos no espaço interdigital anormal.

14. **Marque a alternativa incorreta sobre a acrossindactilia:**
    A. É bilateral em 50% dos casos.
    B. Está associada com ausência de dedos em 50% dos pacientes.
    C. É definida por fusão de dedos adjacentes que possuem tamanho desproporcional aos demais dedos (gigantismo).
    D. A fusão pode variar de uma simples sindactilia a uma anomalia complexa com fusão distal de múltiplos dedos.

15. **Não é característica da síndrome de Apert:**
    A. Sindactilia complexa do segundo, terceiro e quarto dedos e simples entre o quarto e quinto dedos.
    B. Clinodactilia ulnar do polegar.
    C. Coalisão capitato-hamato e sinostose entre o quarto e o quinto metacarpos.
    D. Relação inversa entre a severidade das deformidades na mão e craniofaciais.

16. **Na síndrome de Apert, a deformidade da mão é classificada de acordo com o envolvimento da primeira comissura e a conformação da massa central. Quando existe uma sindactilia completa e complexa da primeira comissura, classificamos como tipo:**
    A. I.
    B. II.
    C. III.
    D. IV.

17. **Marque a incorreta sobre a síndrome de Poland:**
    A. É atribuída à interrupção do fluxo sanguíneo na artéria subclávia do embrião.
    B. A síndrome consiste na ausência dos músculos da cintura escapular e anormalidades na mão.
    C. Os dedos centrais são mais comumente afetados e a sindactilia é usualmente simples.
    D. O encurtamento dos dedos geralmente se deve a uma falange proximal pequena.

18. **Marque a alternativa correta sobre a polidactilia:**
    A. A pós-axial é frequentemente herdada por padrão autossômico dominante.
    B. A pré-axial é mais comum em africanos.
    C. A pós-axial é mais frequente em caucasianos.
    D. A pré-axial também é chamada de polidactilia ulnar.

19. **Na polidactilia central, o dedo mais frequentemente duplicado é o:**
    A. Indicador.
    B. Longo.
    C. Anular.
    D. Mínimo.

20. **Na braquidactilia, a falange mais comumente afetada e os dígitos mais comumente envolvidos são:**
    A. Falange proximal, longo e anular.
    B. Falange média, indicador e mínimo.
    C. Falange distal, longo e anular.
    D. Falange proximal, indicador e mínimo.

21. **O encurtamento isolado de um metacarpo (braquimetacarpia) é um achado comum e comumente afeta o metacarpo do:**
    A. Indicador em homens.
    B. Dedo longo em mulheres.
    C. Anular em mulheres.
    D. Dedo mínimo em homens.

22. **A classificação de Manske e Halikis para deficiência central na mão (mão em fenda), baseia-se no status da primeira comissura. A ausência do segundo raio é classificada como:**
    A. I.
    B. III.
    C. IV.
    D. V.

23. **Na classificação de Patterson modificada para síndrome de anéis de constrição, quando temos fusão distal apenas das pontas dos dedos, classificamos como:**
    A. II.
    B. IIIA.
    C. IIIB.
    D. IIIC.

24. **A clinodactilia se apresenta, mais comumente, como uma inclinação radial isolada do dedo mínimo devido ao formato triangular ou trapezoidal da falange média. Essa forma de clinodactilia é herdada como um traço autossômico dominante e frequentemente é:**
    A. Bilateral, com maior probabilidade de homens expressarem esse fenótipo.
    B. Unilateral, com maior probabilidade de homens expressarem esse fenótipo.
    C. Bilateral, com maior probabilidade de mulheres expressarem esse fenótipo.
    D. Unilateral, com maior probabilidade de mulheres expressarem esse fenótipo.

25. **Marque a alternativa correta sobre a deformidade de Kirner:**
    A. O desvio ocorre em apenas um plano.
    B. A origem do problema está na falange média.
    C. Mulheres são duas vezes mais afetadas que homens.
    D. Na forma herdada, a progressão com o crescimento é mais acentuada.

26. **Marque a alternativa incorreta sobre a deformidade de Kirner:**
    A. Essa deformidade tem pouco efeito na função.
    B. O fechamento da placa fisaria é atrasado e começa na metade dorsal da fise.
    C. É atribuída à anormalidade na fise da falange distal.
    D. Inserção anormal do tendão extensor terminal também é implicada como possível causa da doença.

27. **Marque a alternativa incorreta sobre as macrodactilias:**
    A. O indicador é o dedo mais frequentemente afetado.
    B. A maioria dos casos aparece esporadicamente, sem evidências de hereditariedade.
    C. É mais comumente bilateral.
    D. A forma mais comum de macrodactilia é uma anomalia isolada associada com lipofibromatose do nervo proximal.

28. **Sobre o acometimento dos dedos na macrodactilia, marque a alternativa incorreta:**
    A. Quando dois dedos estão envolvidos, o desvio usualmente é convergente.
    B. Dedos radiais afetados usualmente se desviam na direção radial.
    C. Dedos ulnares afetados usualmente se desviam na direção ulnar.
    D. Polegares de tamanho aumentado são tipicamente abduzidos e estendidos.

29. **Na classificação de Flatt para a macrodactilia, o tipo associado com neurofibromatose é:**
    A. I.
    B. II.
    C. III.
    D. IV.

30. **Na classificação de Flatt para a macrodactilia, o tipo mais comum é:**
    A. I.
    B. II.
    C. III.
    D. IV.

31. **Na classificação de Flatt para a macrodactilia, o tipo associado a hipertrofia da musculatura intrínseca é:**
    A. I.
    B. II.
    C. III.
    D. IV.

32. **A macrodactilia se associa com sindactilia em que proporção dos casos?**
    A. 3%.
    B. 10%.
    C. 30%.
    D. 50%.

33. **Na duplicação do polegar, a classificação de Wassel é definida conforme os componentes sejam ligados proximalmente (bífidos) ou completamente separados (duplicados). O tipo mais comum, respondendo por cerca de 50% dos casos se caracteriza por:**
    A. Duplicação da falange distal e falange proximal bífida.
    B. Duplicação da falange distal e da proximal e metacarpo bífido.
    C. Duplicação da falange distal e proximal.
    D. Falange distal bífida.

34. **Na hipoplasia do polegar, o tipo III é dividido em tipos A e B de acordo com:**
    A. A estabilidade da interfalangeana.
    B. A estabilidade da metacarpofalangeana.
    C. A estabilidade da carpometacarpeana.
    D. A presença/ausência da musculatura tenar.

35. Na hipoplasia do polegar dos tipos II e IIIA de Blauth, há espaço para a reconstrução do polegar abordando todos os elementos deficientes. Nos casos em que existe estreitamento da primeira comissura, uma técnica bastante utilizada é o alongamento da pele tensa através de uma dupla zetaplastia. Esse procedimento, teoricamente, aumenta o comprimento em:
    A. 50%.
    B. 75%.
    C. 150%.
    D. 300%.

36. O *pollex abductus* está relacionado a:
    A. Conexão anômala entre o flexor longo do polegar e o extensor longo do polegar.
    B. Insuficiência do ligamento colateral radial na articulação MTCF do polegar.
    C. Hipermobilidade da IF do polegar.
    D. Desvio em varo da MTCF do polegar ao tentar fletir a IF.

37. Na hipoplasia do polegar, a principal característica que ajuda na decisão entre retenção e reconstrução do polegar ao invés de ablação e policização é:
    A. A ausência da musculatura tenar.
    B. A ausência do LCU e LCR na articulação MTCF.
    C. A rigidez do indicador.
    D. A estabilidade CMTC.

38. O ligamento de Vickers que aparece na deformidade de Madelung é:
    A. Palmar, unindo o escafoide ao rádio.
    B. Dorsal, unindo o escafoide ao rádio.
    C. Palmar, unindo o semilunar ao rádio.
    D. Dorsal, unindo o semilunar ao rádio.

39. A luxação congênita da cabeça do rádio comumente é:
    A. Unilateral e a anterior é a mais comum.
    B. Bilateral e a anterior é a mais comum.
    C. Bilateral e a lateral é a mais comum.
    D. Unilateral e a posterior é a mais comum.

40. Qual a proporção de pacientes com luxação congênita da cabeça do rádio que possuem outras anomalias congênitas nos membros superiores?
    A. 30%.
    B. 60%.
    C. 90%.
    D. 15%.

41. **Na mão torta radial, após a centralização do carpo, pode-se realizar alongamento da ulna. Geralmente, a ulna pode ser alongada:**
    A. De 5 a 10%.
    B. De 15 a 20%.
    C. De 30 a 50%.
    D. De 60 a 70%.

42. **As deficiências transversas ocorrem quando o membro não se forma a partir de certo nível. O local mais comum de falha de formação é:**
    A. Antebraço proximal.
    B. Transcarpal.
    C. Antebraço distal.
    D. Transumeral.

43. **Na Classificação de Masada para deformidades no antebraço devido a exostose múltipla hereditária, o tipo mais comum é:**
    A. Tipo 1.
    B. Tipo 2a.
    C. Tipo 2b.
    D. Tipo 3.

44. **Marque a alternativa incorreta sobre a artrogripose:**
    A. Qualquer criança com contratura articular congênita em dois ou mais membros pode ser classificada como portadora de artrogripose múltipla congênita.
    B. Pode resultar de fatores genéticos ou ambientais, mas é frequentemente idiopática.
    C. Quase sempre é acompanhada por retardo mental.
    D. Amioplasia é uma desordem idiopática com uma larga gama de níveis de gravidade e envolvimento anatômico.

45. **Em qual idade as crianças com artrogripose se tornam bons candidatos para transferências tendinosas ou musculares?**
    A. 6 meses.
    B. 1 ano.
    C. 3 anos.
    D. 6 anos.

46. **Segundo a classificação de Waters para deformidades no ombro na paralisia braquial obstétrica (PBO), a presença de falsa glenoide corresponde ao tipo:**
    A. III.
    B. IV.
    C. V.
    D. VI.

47. **Na PBO, o padrão de lesão mais comum envolve as raízes nervosas:**
    A. C5-C6.
    B. C5-C7.
    C. C8-TI.
    D. C5-TI.

48. **Na PBO, o padrão de lesão menos comum envolve as raízes nervosas:**
    A. C5-C6.
    B. C5-C7.
    C. C7.
    D. C5-TI.

49. **As lesões extraforaminais do tronco superior são mais comuns:**
    A. Nos partos pélvicos e no lado esquerdo.
    B. Nos partos cefálicos e no lado esquerdo.
    C. Nos partos pélvicos e no lado direito.
    D. Nos partos cefálicos e no lado direito.

50. **Não é fator de risco para a ocorrência de PBO:**
    A. Macrossomia.
    B. Diabetes gestacional.
    C. Sexo masculino.
    D. Apresentação pélvica.

51. **Pacientes com PBO que possuem déficit de abdução e rotação externa do ombro, flexão do cotovelo e supinação do antebraço, mas com flexão e extensão de punhos e dedos intacta, enquadram-se na classificação de Narakas no grupo:**
    A. I.
    B. II.
    C. III.
    D. IV.

52. **Nos pacientes com PBO do grupo I da classificação de Narakas, espera-se recuperação espontânea em qual porcentagem dos casos?**
    A. 5%.
    B. 15%.
    C. 30%.
    D. 90%.

53. **O sinal de Putti consiste em:**
    A. Rotação da escápula com protrusão superior do ângulo superomedial da escápula ao tentar aduzir o braço.
    B. Necessidade de abdução do ombro para levar a mão à boca.
    C. Contratura em rotação interna do ombro.
    D. Luxação inveterada da articulação glenoumeral.

54. **Sobre as fraturas fisárias na mão infantil, marque a correta:**
    A. Predomina o padrão Salter-Harris tipo II, mais comumente na falange proximal.
    B. Predomina o padrão Salter-Harris tipo II, mais comumente na falange distal.
    C. Predomina o padrão Salter-Harris tipo IV, mais comumente na falange proximal.
    D. Predomina o padrão Salter-Harris tipo IV, mais comumente na falange distal.

55. **Marque a incorreta sobre as fraturas na mão infantil:**
    A. O indicador é o dedo mais comumente fraturado.
    B. O polegar é o segundo dedo mais comumente fraturado.
    C. A falange proximal é a falange mais frequentemente acometida.
    D. Fraturas nos metacarpos são, mais comumente, diafisárias.

56. **As fraturas do colo das falanges são lesões características da infância. Elas ocorrem mais comumente nos:**
    A. Dedos centrais e são mais frequentes na falange proximal.
    B. Dedos periféricos e são mais frequentes na falange média.
    C. Dedos centrais e são mais frequentes na falange média.
    D. Dedos periféricos e são mais frequentes na falange proximal.

57. **Sobre a fratura mais comum no escafoide de crianças, marque a alternativa correta:**
    A. O local mais comum de fratura é o polo proximal.
    B. A ossificação do escafoide ocorre de proximal para distal.
    C. É a fratura mais comum no carpo de crianças.
    D. O local mais comum de fraturas é o colo.

58. **Na fratura do metacarpiano do polegar na criança, na classificação de Kozin e Waters, uma fratura articular, Salter-Harris III ou IV, é classificada como:**
    A. A.
    B. B.
    C. C.
    D. D.

59. **O último osso do carpo a se ossificar na criança é:**
    A. Escafoide.
    B. Piramidal.
    C. Pisiforme.
    D. Capitato.

60. **A ausência parcial do membro pode ser chamada de:**
    A. Amelia.
    B. Dismelia.
    C. Meromelia.
    D. Domomelia.

61. **Preservação dos segmentos distais (mão) do membro, com ausência ou alteração do desenvolvimento do segmento médio ou proximal define o termo:**
    A. Meromelia.
    B. Focomelia.
    C. Aquiria.
    D. Dimelia.

62. **A ausência da metade distal de um membro é chamada de:**
    A. Hemimelia.
    B. Focomelia.
    C. Meromelia.
    D. Amelia.

Respostas Comentadas

1 C

Os brotos dos membros superiores são visualizados com 26 dias após a fertilização, quando o embrião possui cerca de 4 mm de comprimento.

Ref.: Green's Operative Hand Surgery. 7ª ed., Cap. 35, p. 1208.

2 B

Após 8 semanas da fertilização, todas as estruturas do membro superior já estão presentes, ou seja, a embriogênese já se completou. A maioria das anomalias congênitas da extremidade superior ocorre entre 4 e 8 semanas após a fertilização – período de rápido e frágil desenvolvimento do membro.

Ref.: Green's Operative Hand Surgery. 7ª ed., Cap. 35, p. 1208.

3 D

As células da placa lateral do mesoderma se transformam em osso, cartilagem e tendão. As células do mesoderma somático formam músculos, nervos e elementos vasculares do membro.

Ref.: Green's Operative Hand Surgery. 7ª ed., Cap. 35, p. 1208.

4 A

O desenvolvimento do membro ocorre na direção proximal para distal, com o ombro formado antes do cotovelo e o cotovelo antes do punho. Essa progressão é controlada pela crista ectodérmica apical, um espessamento da camada externa do ectoderma.

Ref.: Green's Operative Hand Surgery. 7ª ed., Cap. 35, p. 1209.

5 B

A letra "A" representa a placa lateral do mesoderma, a qual dá origem a ossos, cartilagens e tendões.

Ref.: Green's Operative Hand Surgery. 7ª ed., Cap. 35, p. 1209.

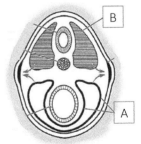

6 A

6. Gabarito: A.

A letra "B" representa o mesoderma somático que, por sua vez, origina músculos, nervos e elementos vasculares do membro.

Ref.: Green's Operative Hand Surgery. 7ª ed., Cap. 35, p. 1209.

7 A

A CEA está relacionada ao desenvolvimento proximodistal do membro. A ZAP relaciona-se com o desenvolvimento anteroposterior (isto é, radioulnar ou pré-axial-pós-axial); e a via *Wnt* (*Wingless type*), com o desenvolvimento dorsoventral. Se removermos a CEA, teremos o truncamento do membro. Caso transplantemos a ZAP, teremos a duplicação em espelho do lado ulnar do membro.

REF.: Green's Operative Hand Surgery. 7ª ed., Cap. 35, p. 1209-1211.

8 B

A clinodactilia é a inclinação do dígito no plano radioulnar distal à articulação metacarpofalangeana. Angulações menores, principalmente no dedo mínimo, são comuns, a ponto de serem consideradas normais. Define-se clinodactilia se a angulação for mais de 10°. A anomalia surge porque o formato de uma (ou mais) das falanges é triangular ou trapezoidal, assim, o alinhamento da articulação interfalangeana associada desvia-se perpendicularmente ao eixo longitudinal normal do dedo. A forma anormal da falange desenvolve-se como resultado de crescimento longitudinal assimétrico.

REF.: Green's Operative Hand Surgery. 7ª ed., Cap. 36, p. 1270.

9 B

A deformidade é classificada como simples quando a área de deformidade é a falange média e complexa quando, além do osso, acomete também partes moles. Define-se a deformidade como complicada se a angulação é maior que 45°.

REF.: Green's Operative Hand Surgery. 7ª ed., Cap. 36, p. 1271.

10 C

A segunda e quarta comissuras são mais largas que a terceira, permitindo uma maior abdução do indicador e dedo mínimo.

REF.: Green's Operative Hand Surgery. 7ª ed., Cap. 36, p. 1217.

11 A

A sindactilia afeta mais homens, na proporção de 2:1. Quando ocorre isoladamente, a comissura mais afetada é a terceira (57%), seguida da quarta comissura (27%). Nos casos sindrômicos, a primeira e a segunda comissuras são, relativamente, mais frequentemente afetadas.

REF.: Green's Operative Hand Surgery. 7ª ed., Cap. 36, p. 1217.

12 A

A sindactilia complexa é marcada por anormalidades esqueléticas. A forma mais comum de sindactilia complexa é a fusão lado a lado ao nível do tofo da falange distal. A incidência de anormalidades tendíneas e neurovasculares aumenta com a complexidade da sindactilia.

REF.: Green's Operative Hand Surgery. 7ª ed., Cap. 36, p. 1217.

13 D
13 Gabarito: D.
A sindactilia complexa complicada é aquela em que existem falanges acessórias ou dedos interpostos no espaço interdigital anormal.
Ref.: Green's Operative Hand Surgery. 7ª ed., Cap. 36, p. 1217.

14 C
14 Gabarito: C.
A acrossindactilia é a sindactilia que possui fenestração entre os dedos proximal à fusão distal. É uma característica da síndrome de constrição amniótica. A fenestração pode ter tamanho variável e usualmente é distal ao nível da comissura normal.
Ref.: Green's Operative Hand Surgery. 7ª ed., Cap. 36, p. 1227.

15 B
15 Gabarito: B.
Graus variáveis de sindactilia da primeira comissura impedem a preensão útil, que é exacerbada pela clinodactilia <u>radial</u> do polegar. Os dedos são curtos e as articulações interfalangeanas são rígidas nos raios centrais.
Ref.: Green's Operative Hand Surgery. 7ª ed., Cap. 36, p. 1228.

16 C
16 Gabarito: C.

Tipo	1ª Comissura	Massa Central	4ª Comissura
Tipo 1 (mão do obstetra ou em pá ou em espada)	Sindactilia simples incompleta	• Massa digital plana • Boas art MTCF; variável sinfalangismo nas IFs	Sindactilia simples incompleta
Tipo 2 (mão em luva ou em colher)	Sindactilia simples completa	• Massa digital com concavidade palmar • Fusão da ponta dos dedos distalmente • Sinoníquia da massa digital central	Sindactilia simples completa
Tipo 3 (mão em casco ou em botão de rosa)	Sindactilia completa complexa	• Polegar incorporado na massa; em concha • Sinoníquia de todos os dedos (exceto o 5º) • Anormalidades esqueléticas do 2º raio • Complicado por infecções paroniqueais e maceração da pele palmar	Sindactilia simples, usualmente com sinostose entre 4º e 5º metacarpos

Obs.: sinoníquia = fusão das unhas. Classificação de Upton.
Ref.: Green's Operative Hand Surgery. 7ª ed., Cap. 36, p. 1228.

Capítulo 6 – Mão Pediátrica

17 D

As condições geralmente vistas são: aplasia da cabeça esternal do peitoral maior (embora a cabeça clavicular também possa estar ausente), braquidactilia afetando segundo, terceiro e quarto dedos, hipoplasia da mão e sindactilia dos dedos. A deformidade na mão é variável, mas os dedos centrais são mais comumente afetados e são geralmente encurtados, secundariamente a uma falange média pequena. A sindactilia é usualmente simples (completa ou incompleta).

REF.: Green's Operative Hand Surgery. 7ª ed., Cap. 36, p. 1231.

18 A

A polidactilia ulnar também é chamada de pós-axial e a polidactilia radial, de pré-axial. A pós-axial é frequentemente herdada por padrão autossômico dominante, sendo mais comum em africanos e afroamericanos. A pré-axial é mais frequente em caucasianos. Polidactilia pós-axial em caucasianos é, muitas vezes, indicativa de uma síndrome subjacente.

REF.: Green's Operative Hand Surgery. 7ª ed., Cap. 36, p. 1232.

19 C

Polidactilia central é incomum em comparação às polidactilias periféricas. O dedo anular é o mais comumente duplicado, seguido pelo longo e finalmente pelo indicador.

REF.: Green's Operative Hand Surgery. 7ª ed., Cap. 36, p. 1234.

20 B

A falange mais comumente afetada é a média, que é o último componente do esqueleto do dedo a se ossificar. Os dedos mínimo e indicador são os mais comumente afetados.

REF.: Green's Operative Hand Surgery. 7ª ed., Cap. 36, p. 1241.

21 C

O encurtamento isolado de um metacarpo comumente afeta o metacarpo do dedo anular em mulheres.

REF.: Green's Operative Hand Surgery. 7ª ed., Cap. 36, p. 1241.

22 C

Classificação de Manske e Halikis		
I	Comissura normal	Comissura do polegar não está estreitada
IIA	Comissura levemente estreitada	Comissura do polegar levemente estreitada
IIB	Comissura severamente estreitada	Comissura do polegar gravemente estreitada
III	Sindactilia 1º e 2º raios	Polegar e indicador estão sindactilizados; comissura está obliterada
IV	Comissura fundida	Raio do indicador está suprimido. Comissura do polegar está fundida com a fenda
V	Ausência de comissura	Elementos do polegar estão suprimidos; os raios ulnares permanecem; comissura do polegar não está mais presente

Ref.: Green's Operative Hand Surgery. 7ª ed., Cap. 36, p. 1245.

23 B

Classificação dos Anéis de Constrição Modificado de Patterson	
Tipo	Descrição
1	Simples anel de constrição
2	Anel acompanhado de deformidade distal, com ou sem linfedema
3	Anel acompanhado de fusão distal: acrossindactilia
(a) Tipo I	Pontas são fundidas
(b) Tipo II	Pontas são fundidas: comissura mais distal
(c) Tipo III	Pontas são fundidas: sem comissura. Sindactilia complexa com fenestração proximal
4	Amputação

Ref.: Green's Operative Hand Surgery. 7ª ed., Cap. 36, p. 1256.

24 A

A clinodactilia também pode fazer parte de diversas síndromes e anormalidades complexas da mão. Deformidade grave pode estar presente em recém-nascidos e crianças, mas a maioria dos casos se apresenta tardiamente, pois a angulação se torna mais evidente com o crescimento. A abdução compensatória do quinto dedo previne interferência da deformidade na flexão.

Ref.: Green's Operative Hand Surgery. 7ª ed., Cap. 36, p. 1270.

25 C

A deformidade de Kirner é caracterizada por curvatura progressiva palmar-radial da falange distal do dedo e usualmente afeta o dedo mínimo. O desvio ocorre em dois planos e mulheres são duas vezes mais afetadas que homens. Pode ser herdada como traço autossômico dominante com penetrância incompleta, mas ocorre esporadicamente em, pelo menos, metade dos casos. Deformidade de Kirner de apresentação precoce ou congênita está presente ao nascimento e associa-se a história familiar positiva – a deformidade não progride com o crescimento. Deformidade de Kirner de apresentação tardia desenvolve-se no final da infância ou adolescência e é de incidência esporádica. A deformidade segue com o desenvolvimento da curvatura palmar-radial da ponta do dedo. Uma vez estabelecida, a deformidade é estável. O movimento na IFD é preservado.

Ref.: Green's Operative Hand Surgery. 7ª ed., Cap. 36, p. 1273, 1274.

26 D

Deformidade de Kirner foi atribuída à anormalidade da fise na falange distal. A subsequente deformidade distal desenvolve-se secundária ao crescimento fisário assimétrico ou tração contra a fise danificada pelo tendão flexor (e não extensor). Uma teoria alternativa sugere que um ponto de inserção anormalmente distal do tendão flexor profundo promove tração excessiva ao esqueleto em desenvolvimento ou um tendão flexor normal agindo em uma falange distal anormal osteopênica. Uma causa vascular para a deformidade também já foi postulada.

Ref.: Green's Operative Hand Surgery. 7ª ed., Cap. 36, p. 1274.

27 C

A anormalidade é comumente unilateral e pode afetar mais de um dedo, sendo que alargamento de múltiplos dedos é duas a três vezes mais comum que o alargamento de um único dedo. O indicador é o dedo mais frequentemente afetado, particularmente em combinação com o polegar ou dedo médio. A macrodactilia pode fazer parte de uma hipertrofia mais difusa ou pode ser componente de uma síndrome mais ampla, como a neurofibromatose.

Ref.: Green's Operative Hand Surgery. 7ª ed., Cap. 36, p. 1276.

28 A

Quando dois dígitos estão envolvidos na macrodactilia, habitualmente assumem desvio divergente. Crescimento ósseo e desvio podem continuar até que ocorra fechamento fisário. Entretanto, o crescimento de partes moles pode persistir na vida adulta. Os dedos com tamanho aumentado ficam rígidos durante o crescimento, o que limita ainda mais a função.

Ref.: Green's Operative Hand Surgery. 7ª ed., Cap. 36, p. 1276.

29 B

Tipo I: gigantismo e lipofibromatose.

Tipo II: gigantismo e neurofibromatose (usualmente bilateral).

Tipo III: gigantismo e hiperostose digital (muito rara e não hereditária).

Tipo IV: gigantismo e hemi-hipertrofia (raro; todos os dedos envolvidos; menos grave que os tipos I e II).

Ref.: Green's Operative Hand Surgery. 7ª ed., Cap. 36, p. 1276.

30 A

O tipo I corresponde a <u>gigantismo e lipofibromatose</u>. Neste tipo, a macrodactilia associa-se a alargamento de nervos, infiltrados com gordura dentro do dedo e estendendo-se proximalmente para o canal carpiano. É a forma mais comum de macrodactilia.

REF.: Green's Operative Hand Surgery. 7ª ed., Cap. 36, p. 1276.

31 D

O tipo IV corresponde ao gigantismo e hemi-hipertrofia. É uma anomalia <u>rara sem hereditariedade ou fator etiológico conhecido</u>. Todos os dedos estão envolvidos, mas com severidade menor do que nos tipos I e II. A deformidade é marcada por <u>hipertrofia da musculatura intrínseca ou anormalidade da anatomia intrínseca</u>. A deformidade se apresenta com contratura em flexão, desvio ulnar e deformidade em adução do polegar.

REF.: Green's Operative Hand Surgery. 7ª ed., Cap. 36, p. 1276.

32 B

Sindactilia é vista em 10% dos casos de macrodactilia.

REF.: Green's Operative Hand Surgery. 7ª ed., Cap. 36, p. 1277.

33 B

Apesar de a literatura clássica mencionar que o tipo IV de Wassel é o mais comum, a referência nos traz o seguinte texto: o tipo mais comum é a duplicação da falange proximal e distal, que compartilham articulação comum com a cabeça metacarpiana bífida (50% dos casos).

Obs.: há tabela na mesma página que indica ser o tipo IV. Portanto, o próprio livro entra em contradição.

REF.: Green's Operative Hand Surgery. 7ª ed., Cap. 37, p. 1304.

34 C

A classificação de Blauth, modificada por Manske, para hipoplasia do polegar, compreende cinco tipos:

I: polegar discretamente hipoplásico; abdutor curto e oponente do polegar hipoplásicos ou ausentes;

II: polegar hipoplásico; estreitamento da primeira comissura, abdutor curto e oponente do polegar hipoplásicos ou ausentes, ausência do LCU (instabilidade MTCF); inabilidade para pinça;

III: igual ao tipo II + anormalidade dos extrínsecos e deficiência esquelética:

IIIA: articulação CMTC estável;

IIIB: CMTC instável.

IV: polegar flutuante;

V: ausência do polegar.

REF.: Green's Operative Hand Surgery. 7ª ed., Cap. 37, p. 1290.

Capítulo 6 – Mão Pediátrica   131

35 C

Teoricamente, a dupla zetaplastia aumenta o comprimento em 150%. Os tecidos moles mais profundos também são liberados para promover o alargamento da primeira comissura (fáscia do adutor do polegar e, se necessário, liberação parcial do músculo adutor do polegar e do primeiro interósseo dorsal).

REF.: Green's Operative Hand Surgery. 7ª ed., Cap. 37, p. 1292.

36 A

Na hipoplasia do polegar, a insuficiência do ligamento colateral ulnar (LCU) na articulação MTCF pode ser secundária a uma conexão anômala entre os músculos flexor longo do polegar e extensor longo do polegar, isto é, *pollex abductus*. O *pollex abductus* atenua o LCU com o passar do tempo e impede a flexão ativa da IF do polegar. Durante a tentativa de flexão da IF do polegar, a MTCF desvia em valgo em vez de fletir a IF. Durante a cirurgia para reconstrução do LCU, o *pollex abductus* deve ser liberado.

REF.: Green's Operative Hand Surgery. 7ª ed., Cap. 37, p. 1292.

37 D

O fator decisivo no tratamento é a instabilidade CMTC. Policização é o procedimento de escolha para os tipos IIIB, IV e V da classificação de Blauth. Resultados de tentativas de estabilizar a CMTC ou transferências microcirúrgicas para restaurar a CMTC são medíocres comparados à policização.

REF.: Green's Operative Hand Surgery. 7ª ed., Cap. 37, p. 1304.

38 C

O ligamento de Vickers é um ligamento anormal, palmar, que prende o semilunar ao rádio, proximal à fise.

REF.: Green's Operative Hand Surgery. 7ª ed., Cap. 38, p. 1339.

39 B

Luxação congênita da cabeça do rádio é a anormalidade congênita mais comum do cotovelo e usualmente é bilateral. Pode ser esporádica ou familiar, mas a sua causa é desconhecida. A cabeça do rádio pode estar deslocada para anterior, posterior ou lateral. Almquist reportou que 47% das luxações são anteriores, 43%, posteriores e 10%, laterais.

REF.: Green's Operative Hand Surgery. 7ª ed., Cap. 38, p. 1347.

40 B

Cerca de 60% dos pacientes possuem outras anomalias congênitas dos membros superiores, ao passo que em 40% são achados isolados. Luxação congênita da cabeça do rádio está associada a sinostose radioulnar congênita e numerosas outras síndromes, incluindo Klinefelter, Ehlers-Danlos e síndrome unha-patela.

REF.: Green's Operative Hand Surgery. 7ª ed., Cap. 38, p. 1347.

41 C

Esse procedimento é raramente indicado. É reservado para crianças mais velhas ou adolescentes e requer expectativas reais e suporte emocional por parte do paciente e da família. Pode ser realizado com fixador externo uni ou multiplanar. Com esse procedimento, pode-se corrigir eventual desvio radial remanescente. Usualmente, a ulna pode ser alongada de 30 a 50%. O fixador é mantido, após o término do alongamento, até a consolidação, que, geralmente, demora duas vezes o tempo do alongamento. Complicações são comuns, sobretudo infecção no trajeto dos pinos, que usualmente se resolve com cuidados locais e antibiótico.

REF.: Green's Operative Hand Surgery. 7ª ed., Cap. 38, p. 1333 e 1334.

42 A

O nível mais comum de falha de formação transversa é o antebraço proximal (abaixo do cotovelo) seguido por transcarpal, antebraço distal e transumeral (acima do cotovelo). Essa condição é quase sempre unilateral e é esporádica.

REF.: Green's Operative Hand Surgery. 7ª ed., Cap. 38, p. 1345.

43 A

Masada desenvolveu uma classificação para deformidades no antebraço baseada na localização do osteocondroma, na deformidade resultante e em problemas clínicos concomitantes.

Tipo	Características
1	Principal osteocondroma está localizado na ulna distal; causa encurtamento da ulna e curvatura do rádio; cabeça do rádio permanece reduzida; é a forma mais comum
2	Principal osteocondroma está localizado na ulna distal; causa encurtamento da ulna, curvatura do rádio e luxação da cabeça do rádio
- 2a	Osteocondroma na metáfise proximal do rádio
- 2b	Sem osteocondroma no rádio proximal
3	Principal osteocondroma está localizado na metáfise distal do rádio, que é relativamente curto

REF.: Green's Operative Hand Surgery. 7ª ed., Cap. 38, p. 1359.

44 C

A amioplasia é um tipo de artrogripose e tem causa desconhecida. Os achados clínicos resultam de subdesenvolvimento do sistema muscular localizado ou generalizado. Artrogripose pode resultar de várias desordens que comprometem o sistema nervoso central ou periférico ou a musculatura. Mais de 300 tipos já foram identificados. Apesar, ou talvez devido à diminuição do córtex motor, as crianças tendem a ter a inteligência acima da média.

REF.: Green's Operative Hand Surgery. 7ª ed., Cap. 39, p. 1365.

45 D

Crianças com artrogripose usualmente visitam a sala cirúrgica várias vezes antes da idade em que se tornam bons candidatos para transferências tendinosas ou musculares – usualmente com 6 anos ou mais.

REF.: Green's Operative Hand Surgery. 7ª ed., Cap. 39, p. 1366.

46 B

Na classificação de Waters, os vários graus de deformidade do ombro consequentes a PBO são:

I. normal;
II. aumento da retroversão da glenoide (5°);
III. subluxação posterior glenoumeral e displasia posterior na glenoide;
IV. falsa glenoide;
V. achatamento da cabeça umeral e glenoide e luxação progressiva/completa da cabeça umeral;
VI. alteração do crescimento proximal do úmero (deformidade glenoumeral verdadeira).

REF.: Green's Operative Hand Surgery. 7ª ed., Cap. 40, p. 1409.

47 A

Mais comumente, a PBO envolve o tronco superior – 46% (C5-C6 ou paralisia de Erb), potencialmente em combinação com lesão de C7 – 29% (*Erb's plus*).

REF.: Green's Operative Hand Surgery. 7ª ed., Cap. 40, p. 1392, 1394.

48 D

As lesões mais comuns são: C5-C6 (46%) e C5-C7 (29%); menos comumente, todo o plexo (C5-T1) é lesado.

REF.: Green's Operative Hand Surgery. 7ª ed., Cap. 40, p. 1392, 1394.

49 D

As rupturas extraforaminais do tronco superior são mais comuns nos partos cefálicos e nas distocias de ombro. O membro superior direito é envolvido mais frequentemente devido à apresentação cefálica Occípito-Esquerda-Anterior (OEA), que posiciona o ombro direito atrás da sínfise púbica. Avulsões de C5-C6 são particularmente frequentes com apresentações pélvicas e, às vezes, podem ser bilaterais.

REF.: Green's Operative Hand Surgery. 7ª ed., Cap. 40, p. 1392.

50 C

São fatores de risco perinatais: macrossomia, diabetes gestacional, gestações multíparas, parto anterior resultando em PBO, trabalho de parto prolongado, apresentação pélvica, distocia de ombro, parto assistido por fórceps.

REF.: Green's Operative Hand Surgery. 7ª ed., Cap. 40, p. 1392.

51 A

A Classificação de Narakas e Slooff categorizou a PBO em quatro grupos:

I. lesão C5-C6 (tipo mais leve e mais comum);

II. lesão C5-C7 (I + ausência extensão dos dedos e punho/cotovelo); posição clássica de "gorjeta do garçom";

III. lesão total sem síndrome de Horner;

IV. lesão total com síndrome de Horner (tipo mais grave).

REF.: Green's Operative Hand Surgery. 7ª ed., Cap. 40, p. 1393.

52 D

Espera-se recuperação espontânea satisfatória em pelo menos 90% das crianças no grupo I.

REF.: Green's Operative Hand Surgery. 7ª ed., Cap. 40, p. 1393.

53 A

As contraturas paradoxais existentes na PBO são aquelas em que há contratura articular na direção do músculo paralisado. No ombro, um exemplo é a contratura em abdução glenoumeral que ocorre após a paralisia dos músculos abdutores do ombro. Com essa contratura os pacientes não podem aduzir totalmente a articulação glenoumeral. Assim, a adução do braço requer rotação da escápula na parede torácica – isso resulta em protrusão superior do ângulo superomedial da escápula, conhecido como sinal de Putti.

REF.: Green's Operative Hand Surgery. 7ª ed., Cap. 40, p. 1408.

54 A

Aproximadamente 1/3 das fraturas da mão propaga-se através da fise das falanges ou dos metacarpos. Predomina o padrão Salter-Harris tipo II, mais comumente na falange proximal. Apesar da relativa frequência com que ocorrem, aprisionamento fisário é uma sequela incomum em lesões fechadas isoladas.

Ref.: Green's Operative Hand Surgery. 7ª ed., Cap. 41, p. 1426.

55 A

O dedo mínimo é o mais comumente fraturado (52%), seguido pelo polegar (23%). A falange proximal é a falange mais frequentemente envolvida (67%). Fraturas nos metacarpos são mais comumente diafisárias enquanto fraturas de falanges tipicamente envolvem a metáfise proximal ou a fise.

Ref.: Green's Operative Hand Surgery. 7ª ed., Cap. 41, p. 1426.

56 B

Fraturas do colo das falanges são características da infância. Usualmente resultam de esmagamento em portas e posterior retirada súbita do dedo, promovendo força em extensão e rotacional no dedo. Dedos das bordas da mão são mais comumente afetados e a falange média é lesada mais frequentemente que a falange proximal.

Ref.: Green's Operative Hand Surgery. 7ª ed., Cap. 41, p. 1431.

57 C

Embora relativamente infrequentes, as fraturas do escafoide são as mais comuns nos ossos do carpo, assim como em adultos, com pico de incidência em pré-adolescentes e adolescentes. O escafoide se ossifica de distal para proximal, o que explica a maior incidência de fraturas no polo distal nas crianças. Nas crianças mais velhas e adolescentes esse padrão tem mudado, assemelhando-se mais com os padrões de fraturas dos adultos: a maioria de fraturas no colo.

Ref.: Green's Operative Hand Surgery. 7ª ed., Cap. 41, p. 1442.

58 D

Na classificação de Kozin e Waters, temos:
A: fratura entre a fise e a diáfise.
B: Salter-Harris II com fragmento de Thurston-Holland ulnar.
C: Salter-Harris II com fragmento de Thurston-Holland radial.
D: Salter-Harris III ou IV – há extensão para articulação – equivalente a um Bennet e tratado de forma semelhante ao adulto.

Ref.: Green's Operative Hand Surgery. 7ª ed., Cap. 41, p. 1440.

59 C

O capitato e o hamato tipicamente aparecem de 6 a 8 meses de idade; o piramidal ossifica-se entre 2 e 3 anos; seguido por semilunar aos 4 anos; o escafoide torna-se radiograficamente aparente entre 4 e 5 anos; e o trapézio e trapezoide aos 5 anos. O pisiforme é o último osso do carpo a se ossificar, tipicamente entre 6 e 8 anos de idade.

Ref.: Green's Operative Hand Surgery. 7ª ed., Cap. 41, p. 1444.

60 C

A supressão do desenvolvimento do membro durante a parte inicial da quarta semana resulta na ausência do membro, denominada de amelia. A parada, distúrbio de diferenciação ou crescimento dos membros durante a quinta e a sexta semana resultam em vários tipos de meromelia (ausência parcial do membro).

Ref.: Pardini A. Cirurgia da Mão – Lesões não traumáticas. 2ª ed. Cap. 2, p. 17.

61 B

Na focomelia, tipicamente as mãos estão presentes, podendo ou não ser normais. A ausência da mão é denominada aquiria. O termo dimelia define uma condição rara em que parte ou até mesmo todo o membro é duplicado, frequentemente com um padrão de imagem em espelho.

Ref.: Pardini A. Cirurgia da Mão – Lesões não traumáticas. 2ª ed. Cap. 2, p. 19.

62 A

Hemimelia é a ausência da extremidade distal do cotovelo, ou seja, ausência da metade distal de um membro. Pode ser causada pela perda da função da crista ectodérmica apical depois do início da especificação das partes mais proximais do membro. Com frequência, essa deficiência é apenas de um lado da metade distal e essas condições recebem nome de acordo com a parte defeituosa (p. ex.: hemimelia radial).

Ref.: Pardini A. Cirurgia da Mão – Lesões não traumáticas. 2ª ed. Cap. 2, p. 19.

Reconstrução Óssea e de Partes Moles

Perguntas

1. Paciente masculino de 40 anos sofre amputação traumática completa do polegar direito ao nível falange proximal (mão dominante) por uma guilhotina de papel. O atraso do sistema faz o paciente chegar ao centro cirúrgico com 8 horas de isquemia fria, bem acondicionado. A primeira opção de tratamento é:
   A. Regularizar.
   B. Retalho de Littler (heterodigital em ilha sensitivo) para se evitar encurtamento extra do coto do polegar remanescente.
   C. Reimplante.
   D. Reposição da falange distal com seu leito aderido e retalho de Moberg (*reposition flap*).

2. Quanto aos macrorreimplantes, podemos afirmar:
   A. Quanto maior a quantidade de músculo esquelético presente na extremidade amputada, menor o tempo disponível até a revascularização.
   B. A reconstrução vascular raramente necessita de enxerto.
   C. Fasciotomias não precisam ser confeccionadas caso a parte amputada tenha sido conservada refrigerada.
   D. Nas amputações no nível do braço deve-se abortar a microneurorrafia do nervo ulnar, uma vez que a recuperação intrínseca é infrequente.

3. A que temperatura a parte amputada deve ser acondicionada para posterior reimplante com sucesso?
   A. −2°C.
   B. 0°C.
   C. 4°C.
   D. 8°C.

4. **No músculo peitoral maior, o principal pedículo vascular é proveniente da:**
   A. Artéria toracoacromial.
   B. Artéria torácica lateral e entra próximo à sua origem.
   C. Artéria torácica medial e entra próximo à sua inserção.
   D. Artéria torácica medial e entra próximo à sua origem.

5. **Na classificação de Mathes e Nahai, o músculo latíssimo do dorso tem o suprimento sanguíneo do tipo:**
   A. Único pedículo vascular.
   B. Dois pedículos dominantes.
   C. Vários pedículos semelhantes e segmentados.
   D. Um pedículo dominante e outros periféricos.

6. **O principal suprimento sanguíneo do músculo latíssimo do dorso é a artéria:**
   A. Torácica longa.
   B. Toracodorsal.
   C. Torácica transversa.
   D. Torácica curta.

7. **No retalho inguinal, qual é a artéria que promove o suprimento sanguíneo?**
   A. Artéria ilíaca circunflexa superficial.
   B. Artéria circunflexa femoral medial.
   C. Artéria circunflexa femoral lateral.
   D. Artéria ilíaca circunflexa profunda.

8. **No pós-operatório de retalhos com padrão de suprimento sanguíneo aleatório, o suprimento arterial inadequado faz com que o retalho fique com coloração:**
   A. Rosa.
   B. Vermelho vivo.
   C. Arroxeada.
   D. Leve azul-acinzentado.

9. **A epiderme constitui cerca de _____% da espessura da pele:**
   A. 1%.
   B. 5%.
   C. 30%.
   D. 50%.

10. **Paciente de 37 anos, masculino, açougueiro, apresenta uma lesão de ponta de dedo no seu dedo anular. O exame físico revela um corte de geometria oblíqua no perfil do dedo. A ferida começa na prega volar da articulação interfalângica distal com perda do tecido volar. Existe exposição óssea. A cobertura primária seria mais bem realizada com:**
    A. Retalho de avanço V-Y Atasoy (Tranquili-Leali).
    B. Retalho tenar.
    C. Retalho *cross-finger* do terceiro dedo.
    D. Enxerto de pele parcial.

11. **Funcionário de gráfica de 42 anos, masculino, apresenta lesão por avulsão da pele da região dorsal da falange proximal do polegar. Temos, ao exame físico, um defeito de 2,0 x 3,0 cm com exposição do tendão extensor com perda do paratendão. A melhor cobertura para esse caso dentre as opções abaixo é:**
    A. Enxerto de pele parcial.
    B. Retalho de Moberg-O'Brien.
    C. Enxerto de pele espessura total.
    D. Retalho da primeira artéria metacárpica dorsal anterógrado.

12. **O pedículo do retalho da artéria interóssea posterior está localizado entre os músculos:**
    A. Extensor do dedo mínimo e extensor dos dedos.
    B. Extensor ulnar do carpo e extensor do dedo mínimo.
    C. Extensor dos dedos e extensor radial longo do carpo.
    D. Extensor radial longo do carpo e extensor radial curto do carpo.

13. **No retalho da artéria interóssea posterior de fluxo retrógrado o ponto de rotação de pedículo está localizado:**
    A. A 5 cm proximais ao pisiforme.
    B. Na junção do terço distal com 2/3 proximais do antebraço.
    C. No tubérculo de Lister.
    D. A 2 cm proximais da extremidade distal da ulna.

14. **A artéria braquial profunda emerge da artéria braquial na região distal da axila e acompanha o nervo radial no sulco espiral, até ambos penetrarem no septo intermuscular lateral, logo distal à inserção do deltoide. Depois, divide-se em dois ramos terminais. O ramo que supre o retalho lateral do braço é:**
    A. Artéria colateral radial anterior.
    B. Artéria circunflexa posterior do úmero.
    C. Artéria colateral radial posterior.
    D. Artéria circunflexa anterior do úmero.

15. **O retalho lateral do braço pode ser inervado. O nervo responsável pela sensibilidade desse retalho é o:**
    A. Cutâneo posterior do braço.
    B. Braquial profundo.
    C. Cutâneo lateral do braço.
    D. Axilar.

16. **O pedículo vascular do retalho paraescapular emerge entre os músculos:**
    A. Redondo menor e trapézio.
    B. Redondo maior e grande dorsal.
    C. Redondo maior e redondo menor.
    D. Trapézio e romboide.

17. **Dos enxertos ósseos vascularizados, indique o mais provável que sofra hipertrofia, quando submetido a estresse:**
    A. Crista ilíaca.
    B. Costela.
    C. Fíbula.
    D. Rádio distal.

18. **O enxerto ósseo vascularizado NÃO é a técnica de escolha na seguinte situação:**
    A. Defeito ósseo segmentar devido à ressecção tumoral.
    B. Defeitos ósseos menores que 6 a 8 cm com tecidos moles normais.
    C. Defeitos ósseos pequenos em pseudoartrose persistente após enxerto ósseo convencional.
    D. Necessidade de crescimento ósseo longitudinal através da transferência fisária.

19. **Em relação aos cuidados pós-operatórios (PO) nos enxertos ósseos vascularizados, marque a alternativa correta:**
    A. Após a retirada de enxerto de fíbula vascularizada, a perfusão do pé permanece próxima do normal na maioria dos casos.
    B. No PO de retirada de enxerto vascularizado do côndilo femoral medial, deve-se limitar a flexoextensão do joelho por 3 semanas.
    C. No PO de retirada de enxerto vascularizado do côndilo femoral medial, o uso de muletas para restrição da carga é obrigatório.
    D. Após retirada de enxerto vascularizado do côndilo femoral medial, é comum a ocorrência de fratura femoral.

20. **Não é método usado para verificar a viabilidade do enxerto ósseo vascularizado:**
    A. Arteriografia seletiva.
    B. Biópsia óssea.
    C. Avaliação da hipertrofia óssea com radiografias seriadas.
    D. Todos são métodos utilizados.

21. **No enxerto de fíbula óssea vascularizada, temos como principal artéria nutrícia um ramo da artéria fibular, o qual geralmente entra no osso na seguinte topografia:**
    A. Terço proximal.
    B. Terço médio.
    C. Terço distal.
    D. São vários ramos da artéria fibular de mesmo calibre que penetram no osso em vários locais ao longo de toda a diáfise.

22. **Para confecção de enxerto ósseo vascularizado da fíbula, devemos ter em mente que, além do ramo da artéria fibular, há outras fontes nutridoras na epífise proximal do osso. Um dos vasos responsáveis por isso é:**
    A. Ramo recorrente da artéria tibial anterior.
    B. Ramo recorrente da artéria tibial posterior.
    C. Artéria genicular inferior medial.
    D. Ramo lateral da artéria femoral terminal.

23. **Na coleta da fíbula para confecção de enxerto ósseo vascularizado, durante a exposição, devemos proteger os vasos fibulares, que se encontram entre os seguintes músculos:**
    A. Tibial posterior e extensor longo do hálux.
    B. Solear e tibial posterior.
    C. Tibial anterior e extensor longo do hálux.
    D. Tibial posterior e flexor longo do hálux.

24. **Na fíbula vascularizada, a parte proximal pode ser levada com o enxerto caso o cirurgião necessite da superfície articular ou da cartilagem fisária proximal. No entanto, os 7 a 8 cm da fíbula distal devem ser preservados para evitar:**
    A. Instabilidade em varo do tornozelo.
    B. Instabilidade em valgo do tornozelo.
    C. Lesão do nervo fibular superficial.
    D. Subluxação anterior tibiotársica.

25. **A principal artéria nutrícia do retalho ósseo vascularizado da crista ilíaca é:**
    A. Artéria circunflexa femoral medial.
    B. Artéria ilíaca circunflexa superficial.
    C. Artéria circunflexa femoral lateral.
    D. Artéria ilíaca circunflexa profunda.

26. **Existem quatro vasos sanguíneos que fornecem nutrição arterial para o rádio distal dorsal. Qual dos abaixo não faz parte desse grupo?**
    A. 1,2 artéria suprarretinacular intercompartimental.
    B. 2,3 artéria suprarretinacular intercompartimental.
    C. Artéria do primeiro compartimento extensor.
    D. Artéria do quarto compartimento extensor;

27. **Marque a alternativa incorreta em relação aos enxertos ósseos vascularizados do rádio distal:**
    A. O enxerto baseado na 1,2 ICSRA recebe o epônimo de cirurgia de Zaindenberg.
    B. A 2,3 ICSRA passa superficialmente ao retináculo dos extensores.
    C. A 1,2 ICSRA tem origem na artéria radial.
    D. A 2,3 ICSRA tem origem na artéria radial.

28. **Para realização de transplante do dedo do pé para a mão, necessita-se um conhecimento profundo sobre a anatomia local. Na anatomia vascular para transplante do hálux, temos que a primeira artéria metatarsal dorsal é a dominante em qual porcentagem dos casos?**
    A. 10%.
    B. 20%.
    C. 50%.
    D. 70%.

29. **Um paciente radialista teve uma amputação do polegar durante atividade recreativa ao nível da articulação interfalangeana não passível de reimplante. Marque a alternativa correta sobre a possibilidade de transplante de dedo do pé para a mão:**
    A. Uma amputação não passível de reimplante, não pode, tecnicamente, ser tratada com transplante de dedo do pé para a mão.
    B. O paciente permanecerá desempenhando suas funções básicas, portanto não deve ser cogitada a possibilidade de transplante.
    C. Mesmo com esse nível distal de amputação, o transplante deve ser oferecido ao paciente.
    D. Trata-se de um caso com indicação de policização.

30. **Sobre a classificação de Fu Chan Wei para mão metacárpica, marque a alternativa correta:**
    A. No tipo 1 a falange média dos dedos encontra-se preservada.
    B. No tipo 2 o polegar encontra-se totalmente preservado.
    C. No tipo 1 temos amputação do polegar ao nível do colo do metacarpo.
    D. No tipo 1 o polegar está intacto ou com amputação distal à interfalangeana.

31. **Sobre a classificação de Fu Chan Wei para mão metacárpica e o tratamento ditado por ela, marque a alternativa incorreta:**
    A. No tipo I pelo menos dois dígitos adjacentes devem ser substituídos.
    B. A função tenar está adequada nos tipos IIA e IIB.
    C. Nos tipos IIA e IIB é preferível fazer reconstrução simultânea do polegar e dos dois dedos adjacentes.
    D. No tipo IIC o polegar deve ser reconstruído primeiro.

32. **Após transplante de dedo do pé para mão, muitas vezes são necessários procedimentos secundários para promover melhora funcional. O procedimento mais comumente realizado é:**
    A. Tenólise.
    B. Artrodese.
    C. Aprofundamento da comissura.
    D. Zetaplastias.

Respostas Comentadas

1 C

Reimplante digital é considerado viável em casos de isquemia quente no limite de tempo de 6 a 12 horas. Se a parte amputada está bem acondicionada, em isquemia fria, podem ser toleradas até 24 horas para reimplantação.

Ref.: Green's Operative Hand Surgery. 7ª ed., Cap. 42, p. 1477.

2 A

A literatura define como macrorreimplantes aqueles proximais ao punho. Nas amputações envolvendo o antebraço, até 2 a 3 horas de isquemia quente podem resultar em significativa necrose muscular, a qual pode produzir coagulopatia após reperfusão. O fluxo venoso advindo da extremidade reperfundida contém toxinas (como os radicais livres de oxigênio) que podem causar dano tecidual e vasoespasmo. Nesses casos, resfriamento da parte amputada (a 4°C) pode dramaticamente prolongar o tempo entre a lesão e o reimplante.

Ref.: Green's Operative Hand Surgery. 7ª ed., Cap. 42, p. 1477, 1478.

3 C

O resfriamento deve ser feito de forma apropriada, em torno de 4°C. Resfriamento excessivo (abaixo de 4°C) pode causar formação de cristais intracelulares que podem gerar danos teciduais similares ao congelamento.

Ref.: Green's Operative Hand Surgery. 7ª ed., Cap. 42, p. 1478.

4 A

Na classificação de Mathes e Nahai, o músculo peitoral maior é do tipo V: suprimento sanguíneo por um pedículo dominante e outros periféricos. Esse pedículo é um ramo peitoral do eixo acrômio-torácico, suplementado pela artéria torácica lateral, que entra próximo à sua inserção.

Ref.: Green's Operative Hand Surgery. 7ª ed., Cap. 44, p. 1561.

5 D

O músculo latíssimo do dorso é suprido por um pedículo dominante e outros periféricos; assim, é do tipo V na classificação de Mathes e Nahai. Nos músculos dos tipos I, II e V o pedículo dominante é capaz de suprir todo o músculo se os outros forem ligados.

Ref.: Green's Operative Hand Surgery. 7ª ed., Cap. 44, p. 1561.

Capítulo 7 – Reconstrução Óssea e de Partes Moles

6 B

O músculo latíssimo do dorso, também conhecido como grande dorsal, é suprido principalmente pela artéria toracodorsal, que é continuação da artéria subescapular.

REF.: Green's Operative Hand Surgery. 7ª ed., Cap. 44, p. 1561.

7 A

O retalho inguinal é um retalho de padrão axial, do tipo cutâneo. O vaso responsável pelo suprimento sanguíneo axial é a artéria ilíaca circunflexa superficial, que é um vaso relativamente constante e presente em 96% das angiografias.

REF.: Green's Operative Hand Surgery. 7ª ed., Cap. 44, p. 1564.

8 D

Retalhos com padrão de suprimento sanguíneo aleatório também são conhecidos como randomizados ou ao acaso. Um retalho desse tipo, no pós-operatório, tem coloração normal rosa. Se o suprimento arterial for inadequado, ele ficará com um tom leve de azul-acinzentado. Se a drenagem venosa estiver ocluída primeiro ele ficará vermelho vivo e progressivamente se tornará vermelho-arroxeado e roxo-azulado. As mudanças de coloração no pós-operatório são muito mais rápidas e dramáticas na falência do retalho aleatório do que no retalho axial. No retalho de padrão axial, normalmente a cor é um rosa muito pálido.

REF.: Green's Operative Hand Surgery. 7ª ed., Cap. 44, p. 1570.

9 B

A pele é composta de uma espessa camada de derme coberta por epiderme. A epiderme constitui cerca de 5% da espessura da pele, e a espessura varia consideravelmente, dependendo da área do corpo.

REF.: Green's Operative Hand Surgery. 7ª ed., Cap. 44, p. 1528.

10 C

O retalho de avanço de Atasoy não é utilizado em casos com maior perda de tecidos volar. Nessa situação, o retalho *crossfinger* ou tenar estão indicados. Todavia, o retalho tenar tem sido abandonado, nos últimos anos, devido à possibilidade de contratura em flexão no dedo receptor. A exposição óssea fala contra o uso de enxerto de pele.

REF.: Green's Operative Hand Surgery. 7ª ed., Cap. 44, p. 1548-1552.

11 D

O retalho tipo Kite (também conhecido como Foucher-Braun, *cerf-volant*) é baseado na artéria e veia primeira metacarpal dorsal. O retalho geralmente é retirado do lado radial da porção distal do segundo metacarpo e/ou articulação metacarpofalangeana. Pode atingir o dorso do polegar até a articulação interfalangeana. Enxertos de pele não sobrevivem sobre osso ou tendões desnudos e não é uma cobertura adequada para estruturas vitais.

Ref.: Green's Operative Hand Surgery. 7ª ed., Cap. 44, p. 1530, 1545.

12 B

A artéria interóssea posterior passa para dorsal através da membrana interóssea cerca de 6 cm distal ao epicôndilo lateral, emergindo logo abaixo da crista distal do supinador. No seu curso, passa entre o extensor ulnar do carpo e o extensor do dedo mínimo. Cerca de 2 cm proximal ao estiloide ulnar, anastomosa-se com a artéria interóssea anterior e então no dorso do carpo, onde se anastomosa com ramos da artéria radial.

Ref.: Green's Operative Hand Surgery. 7ª ed., Cap. 44, p. 1558, 1560.

13 D

O ponto de rotação do retalho é justamente o local de anastomose entre a artéria interóssea anterior e posterior; próximo à articulação radioulnar distal.

Ref.: Green's Operative Hand Surgery. 7ª ed., Cap. 44, p. 1558, 1560.

14 C

A artéria braquial profunda divide-se em colateral radial anterior e colateral radial posterior; esta última supre o retalho lateral do braço. Os principais ramos para a fáscia e a pele surgem na metade inferior de uma linha que une o tubérculo deltoide e o epicôndilo lateral.

Ref.: Green's Operative Hand Surgery. 7ª ed., Cap. 45, p. 1585, 1586.

15 A

A artéria nutrícia do retalho é acompanhada por duas veias comitantes e dois nervos, cutâneo posterior do braço e do antebraço, ambos ramos do nervo radial. O nervo cutâneo posterior do braço pode ser utilizado para inervar o retalho, enquanto o cutâneo posterior do antebraço deve ser preservado. No entanto, pode ser utilizado com o retalho como um enxerto de nervo vascularizado. Se o retalho for desenhado no aspecto laterodistal do braço/antebraço proximal, o cutâneo posterior do antebraço é utilizado para inervar o retalho.

Ref.: Green's Operative Hand Surgery. 7ª ed., Cap. 45, p. 1586.

16 C

O retalho escapular é um retalho cutâneo, baseado no território vascular dos ramos cutâneos da artéria circunflexa da escápula, que é o primeiro ramo da artéria subescapular (surge cerca de 2 cm após a origem da subescapular na artéria axilar). A artéria circunflexa da escápula passa posteriormente, através do espaço triangular (entre a cabeça longa do tríceps lateralmente, redondo maior inferiormente e subescapular medialmente e superiormente). Então, divide-se em ramos profundamente ao redondo menor. O ramo cutâneo continua posteriormente entre o redondo menor (acima) e o maior (abaixo), curva-se medialmente sobre a borda lateral da escápula e divide-se em dois ramos: um corre transversalmente, superficial à fáscia profunda, sobre o redondo menor e o infraespinhoso; o outro corre obliquamente, descendente, paralelo à borda lateral da escápula. Retalhos baseados no ramo transverso são chamados de escapulares; os baseados no ramo descendente são chamados de paraescapulares.

REF.: Green's Operative Hand Surgery. 7ª ed., Cap. 45, p. 1591.

17 C

A capacidade do enxerto ósseo vascularizado se adaptar ao estresse com hipertrofia é um fenômeno frequentemente observado. A fíbula tem maior probabilidade de sofrer hipertrofia do que a crista ilíaca ou costela. A hipertrofia é menos provável quando o enxerto sofre significante *stress shielding* por fixação interna muito rígida ou na ausência de carga.

REF.: Green's Operative Hand Surgery. 7ª ed., Cap. 46, p. 1612.

18 B

São indicações para a utilização de enxerto ósseo vascularizado:
- Defeito ósseo segmentar maior que 6 a 8 cm devido à ressecção tumoral, perda óssea traumática, osteomielite ou pseudoartrose infectada.
- Falência biológica: não união óssea após enxerto ósseo convencional, vascularização pobre do osso ou de tecidos moles ao redor, necrose avascular do osso (cabeça do fêmur, escafoide, tálus e semilunar), pseudoartrose congênita, necessidade de crescimento ósseo longitudinal através da transferência fisária, artrodeses em circunstâncias excepcionais.

Para defeitos ósseos menores que 6 a 8 cm e tecidos moles normais, as técnicas convencionais continuam sendo o método de escolha.

REF.: Green's Operative Hand Surgery. 7ª ed., Cap. 46, p. 1612.

19 A

Nos enxertos de fíbula vascularizada, anomalias vasculares são raras e perfusão adequada do pé após a retirada do enxerto ocorre na maioria dos casos – próxima ao normal.

Após a retirada de enxerto vascularizado do côndilo femoral medial, a deambulação com carga geralmente é indolor, mas a flexoextensão pode causar desconforto por até 6 semanas. Paciente é liberado para marcha com carga total no mesmo dia da cirurgia, embora seja comum o uso intermitente de imobilizador de joelho. O paciente é estimulado a fazer exercícios de flexoextensão e ir aumentando as atividades conforme o desconforto permitir. Não há restrições específicas. Nenhum caso de fratura femoral foi publicado após retirada de enxerto vascularizado do côndilo femoral medial. Esse risco existe caso a retirada do *flap* estenda-se para a junção metáfise-diáfise.

Ref.: Green's Operative Hand Surgery. 7ª ed., Cap. 46, p. 1612-1628.

20 D

Existe uma variedade de métodos utilizados para verificar a viabilidade dos enxertos ósseos vascularizados: angiografia seletiva, monitoramento da consolidação e hipertrofia óssea com radiografias seriadas, biópsia óssea, sangramento verificado em cirurgias subsequentes, cintilografia óssea precoce (geralmente na primeira semana pós-operatória), ultrassonografia com Doppler, PET-*scan*.

Ref.: Green's Operative Hand Surgery. 7ª ed., Cap. 46, p. 1615.

21 B

Como em outros ossos longos, o suprimento arterial da fíbula é derivado de um ramo arterial radialmente orientado, que penetra a cortical e faz anastomose com vasos periosteais. A fonte nutrícia principal é um ramo da artéria fibular, que geralmente penetra na fíbula em seu terço médio, resultando em um fluxo centrífugo da medula para o córtex.

Ref.: Green's Operative Hand Surgery. 7ª ed., Cap. 46, p. 1617.

22 A

A epífise proximal é suprida por uma arcada de vasos, incluindo a artéria genicular inferior lateral e o ramo recorrente da artéria tibial anterior.

Ref.: Green's Operative Hand Surgery. 7ª ed., Cap. 46, p. 1617.

23 D

Os vasos fibulares estão entre os músculos tibial posterior e flexor longo do hálux.

Ref.: Green's Operative Hand Surgery. 7ª ed., Cap. 46, p. 1617.

24 B

Embora a parte proximal possa ser ressecada em casos com necessidade da superfície articular ou da fise proximal, os 7 a 8 cm da fíbula distal devem ser preservados para evitar instabilidade em valgo do tornozelo.

Ref.: Green's Operative Hand Surgery. 7ª ed., Cap. 46, p. 1619.

25 D

A crista ilíaca recebe suprimento duplo da artéria ilíaca circunflexa superficial e da artéria ilíaca circunflexa profunda. Das duas, a profunda é a mais importante e sai da artéria ilíaca externa cerca de 1 cm proximal ao ligamento inguinal.

Ref.: Green's Operative Hand Surgery. 7ª ed., Cap. 46, p. 1621.

26 C

O aspecto dorsal do rádio distal recebe suprimento sanguíneo principalmente de quatro vasos:

- 1,2 suprarretinacular intercompartimental (1,2 ICSRA);
- 2,3 suprarretinacular intercompartimental (2,3 ICSRA);
- Artéria do quarto compartimento extensor (4º ECA);
- Artéria do quinto compartimento extensor (5º ECA).

Ref.: Green's Operative Hand Surgery. 7ª ed., Cap. 46, p. 1629-1630.

27 D

O enxerto vascularizado de Zaidenberg é muito utilizado nos casos de pseudoartrose do escafoide. Possui um arco de rotação curto e fluxo retrógrado através de artéria de pequeno calibre.

A 1,2 ICSRA e a 2,3 ICSRA passam superficialmente ao retináculo dos extensores, enquanto a 4º ECA e a 5º ECA são vasos profundos que passam abaixo dos tendões dos quarto e quinto compartimentos dorsais, respectivamente.

A 1,2 ICSRA tem origem na artéria radial cerca de 5 cm proximal à superfície articular e passa abaixo do músculo e tendão do braquiorradial. Possui duas veias comitantes e provê nutrição para um pequeno tubérculo ósseo ao qual o retináculo está ligado, entre o primeiro e segundo compartimentos dorsais.

A 2,3 ICSRA tem origem na divisão posterior da artéria interóssea anterior; passa superficial ao retináculo, sobre o tubérculo de Lister (entre segundo e terceiro compartimentos dorsais). Não é rotineiramente utilizada como enxerto ósseo vascularizado porque o seu pedículo passa junto/acima da cápsula do punho. Dessa forma, o enxerto deve ser levantado antes da inspeção do carpo. Preferem-se assim, no rádio distal dorsal, enxertos mais marginais, como 1,2 ICSRA e 4º ECA.

Ref.: Green's Operative Hand Surgery. 7ª ed., Cap. 46, p. 1629-1630.

28 D

A artéria dorsal do pé (tibial anterior) continua-se como a primeira artéria metatarsal dorsal (PAMD). A PAMD é a artéria dominante em aproximadamente 70% dos casos. A primeira artéria metatarsal plantar (PAMP) é a dominante em 20% dos casos, e ambas artérias têm o mesmo calibre em 10% dos casos. O padrão de dominância é assimétrico entre os dois pés em aproximadamente 20% das pessoas.

Ref.: Green's Operative Hand Surgery. 7ª ed., Cap. 47, p. 1652.

29 C

Embora um polegar amputado ao nível da articulação interfalangeana permita que o paciente permaneça desempenhando suas atividades básicas, a habilidade para manipulações finas e a aparência da mão ficam comprometidas. Por isso, quando o reimplante não é possível, o transplante de dedo do pé para a mão deve ser sempre oferecido como opção reconstrutiva, mesmo em um nível distal.

Ref.: Green's Operative Hand Surgery. 7ª ed., Cap. 47, p. 1646.

30 D

No tipo 1 temos amputação de todos os dedos proximal à metade da falange proximal, com ou sem amputação da falange distal polegar. O que define os subtipos é o nível da amputação dos dedos. No tipo 2 temos amputação de todos os dedos proximal à metade da falange proximal e amputação proximal à interfalangeana do polegar. O que define os subtipos é o nível da amputação do polegar:

IA: dedos amputados distalmente à MTCF;

IB: amputação dos dedos ao nível da MTCF, mas com superfície articular preservada;

IC: através da MTCF com dano articular ou amputação transmetacárpica;

IIA: amputação do polegar distal ao colo do metacarpo;

IIB: proximal ao colo do metacarpo, com adequada função da musculatura tenar;

IIC: qualquer nível com função da musculatura tenar inadequada;

IID: qualquer nível, com dano à articulação CMTC.

Ref.: Green's Operative Hand Surgery. 7ª ed., Cap. 47, p. 1650.

31 D

Caso a função tenar seja adequada (IIA e IIB), reconstruir o polegar e dois dedos adjacentes em um mesmo tempo cirúrgico é preferível. Se a função tenar é inadequada, uma reconstrução estagiada é apropriada: os dedos são reconstruídos primeiro e uma prótese (efeito poste) é utilizada temporariamente para auxiliar na determinação do comprimento e da posição do dedo do pé, que será transferido durante o segundo estágio para reconstrução do polegar.

Ref.: Green's Operative Hand Surgery. 7ª ed., Cap. 47, p. 1649-1650.

32 A

A incidência de procedimentos secundários em tendões, ossos, articulações e tecidos moles é respectivamente, 9%, 1,5%, 2,3% e 3,8%. Tenólise é o procedimento secundário mais comumente realizado, seguido por artrodese e aprofundamento da comissura.

Ref.: Green's Operative Hand Surgery. 7ª ed., Cap. 47, p. 1670.

Outros Distúrbios dos MMSS

Perguntas

1. É um músculo descrito como suscetível a ter uma síndrome compartimental relacionada ao exercício:

    A. Ancôneo.

    B. Braquioestilorradial.

    C. I interósseo dorsal.

    D. Extensor comum dos dedos.

2. Qual das fraturas abaixo é mais associada com síndrome compartimental na extremidade superior?

    A. Rádio distal.

    B. Diáfise do úmero.

    C. Úmero distal.

    D. Cabeça do rádio.

3. Síndrome compartimental na mão é mais comumente associada com:

    A. Fratura de múltiplos metacarpos.

    B. Lesão aberta de tendões flexores.

    C. Lesão aberta de tendões extensores.

    D. Injeções intravenosas.

4. Qual das fraturas pediátricas abaixo é mais associada com síndrome compartimental no antebraço:

    A. Rádio distal.

    B. Fratura isolada da diáfise da ulna.

    C. Fratura supracondiliana do úmero associada com fratura do rádio distal.

    D. Fratura do olécrano.

5. **A complicação mais comum associada a síndrome compartimental é:**
   A. Contratura.
   B. Déficit neurológico.
   C. Distrofia simpático-reflexa.
   D. Pseudoartrose.

6. **Diante da classificação de Tsuge para contratura de Volkmann, no tipo leve o tendão flexor mais envolvido é:**
   A. Flexor longo do polegar.
   B. Flexor profundo do indicador.
   C. Flexor profundo do longo e do anular.
   D. Flexor profundo do mínimo.

7. **Diante da classificação de Tsuge para contratura de Volkmann, no tipo moderado o prejuízo neurológico sensitivo é:**
   A. Maior no nervo mediano do que no nervo ulnar.
   B. Maior no nervo ulnar do que no nervo mediano.
   C. Acomete igualmente os nervos ulnar e mediano.
   D. Tradicionalmente, não há envolvimento sensitivo.

8. **O sinal ou sintoma com maior valor no diagnóstico da síndrome compartimental após picada de cobras venenosas é:**
   A. Edema.
   B. Dor.
   C. Parestesia.
   D. Ausência de pulso.

9. **Sobre os tipos de síndromes da dor regional complexa, marque a alternativa correta:**
   A. No tipo I temos lesão de nervo periférico identificável.
   B. O tipo 2 é o tipo clássico, sem lesão de nervo periférico identificável.
   C. O tipo 3 também é chamado de causalgia.
   D. A síndrome da dor miofascial se enquadra no tipo 3.

10. **Dentro do espectro da síndrome da dor regional complexa (SDRC), marque a alternativa incorreta:**
    A. Dor neuropática pode estar associada a SDRC tipo 2.
    B. Uma mononeuropatia pode constituir uma SDRC tipo 2.
    C. A SDRC é uma patologia autolimitada que não deixa sequelas após o término do processo.
    D. O tipo I também é chamado de distrofia simpático-reflexa.

11. **Associe os termos da coluna à esquerda com as definições da coluna à direita e marque a combinação correta:**

1.	Dor	A.	Resposta a um estímulo desagradável (nocivo) que produz dor em seres humanos em circunstâncias normais devido a substâncias térmicas, mecânicas, químicas ou outras irritantes de tecidos não neurais
2.	Analgesia	B.	Percepção desagradável associada com dano celular real ou potencial
3.	Dor neuropática	C.	Dor diante de um estímulo que normalmente não seria doloroso; dor em um específico dermátomo ou distribuição autonômica com um toque leve na pele
4.	Nocicepção	D.	Sensibilidade aumentada à estimulação (inclui alodinia e hiperestesia)
5.	Alodinia	E.	Dor associada à hiperexcitação das fibras simpáticas; dor é aliviada com medidas simpaticolíticas
6.	Hiperalgesia	F.	Ausência de dor em resposta a um insulto que deveria produzir dor
7.	Hiperestesia	G.	Sensibilidade aumentada ao estímulo; dor em resposta a estímulo leve não nocivo
8.	Dor simpática	H.	Sensibilidade diminuída ao estímulo
9.	Hipoestesia	I.	Reação anormalmente dolorosa a um estímulo
10.	Hiperpatia	J.	Dor iniciada ou produzida por lesão primária ou lesão ou disfunção do sistema nervoso periférico ou central
11.	Disestesia	K.	Sensação desagradável anormal
12.	Parestesia	L.	Sensação anormal

A. 1B, 2F, 3J, 4A, 5C, 6D, 7G, 8E, 9H, 10I, 11K, 12L.
B. 1J, 2F, 3B, 4A, 5C, 6G, 7D, 8E, 9H, 10I, 11L, 12K.
C. 1J, 2F, 3B, 4A, 5G, 6C, 7D, 8E, 9H, 10K, 11L, 12I.
D. 1B, 2H, 3A, 4J, 5C, 6D, 7G, 8E, 9F, 10I, 11K, 12L.

12. **Na síndrome da dor regional complexa, o bloqueio do gânglio estrelado pode ser usado como ferramenta diagnóstica. Quando realizado por anestesiologistas experientes, efetivo bloqueio do gânglio estrelado é obtido em cerca de:**
    A. 25% dos casos.
    B. 50% dos casos.
    C. 75% dos casos.
    D. 95% dos casos.

13. **Sobre a doença de Secretan, podemos afirmar que:**
    A. Está relacionada a atividades repetitivas laborais (flexoextensão dos dedos).
    B. É caracterizada por edema e fístulas no dorso da mão.
    C. Mimetiza uma tenossinovite infecciosa dos flexores dos dedos.
    D. O tratamento cirúrgico deve ser evitado.

14. **Segundo a classificação de Nalebuff modificada para polegar reumatoide, assinale a alternativa correta.**
    A. O tipo I corresponde ao polegar em pescoço de cisne.
    B. O tipo I corresponde ao polegar em botoeira.
    C. O tipo II corresponde ao polegar em botoeira com subluxação trapeziometacarpal, sendo de ocorrência frequente.
    D. O tipo IV corresponde ao polegar em pescoço de cisne.

15. **O tendão flexor mais frequentemente rompido nas mãos com artrite reumatoide é:**
    A. Flexor superficial do quarto dedo.
    B. Flexor longo do polegar.
    C. Flexor radial do carpo.
    D. Flexor ulnar do carpo.

16. **Nas tenossinovites dorsais do punho (compartimento extensor), sinovectomia está indicada se não existir melhora com adequado tratamento medicamentoso para artrite reumatoide após:**
    A. 15 dias.
    B. 1 a 2 meses.
    C. 3 meses.
    D. 4 a 6 meses.

17. **O principal objetivo no tratamento cirúrgico da mão reumatoide é:**
    A. Alívio da dor.
    B. Melhora da função.
    C. Retardar a progressão da doença.
    D. Melhorar o aspecto estético.

18. **A deformidade do polegar mais comum na artrite psoriática inclui:**
    A. Hiperextensão da articulação metacarpofalangeana.
    B. Instabilidade na carpometacárpica.
    C. Flexão da metacarpofalangeana e hiperextensão da interfalangeana.
    D. A artrite psoriática poupa o polegar.

19. **A deformidade digital mais comumente vista na mão psoriática é:**
    A. Flexão na interfalangeana distal.
    B. Contratura em flexão na metacarpofalangeana.
    C. Flexão da interfalangeana proximal sem hiperextensão da interfalangeana distal.
    D. Dedo em botoeira.

20. **Em pacientes portadores de artrite reumatoide, o início da deformidade em pescoço de cisne do polegar (tipo III de Nalebuff) ocorre geralmente:**
    A. Na articulação metacarpofalângica.
    B. Na articulação interfalângica.
    C. Na articulação carpometacarpal do polegar.
    D. Com a ruptura do extensor curto do polegar.

21. **A tendinite calcificante da mão/punho, ocorre mais comumente no tendão do:**
    A. Extensor ulnar do carpo (EUC).
    B. Flexor ulnar do carpo (FUC).
    C. Flexor radial do carpo (FRC).
    D. Flexor longo do polegar (FLP).

22. **Sobre o exame físico do punho, marque a alternativa correta:**
    A. A manobra de Eichhoff é utilizada para diagnóstico de tendinite do extensor ulnar do carpo.
    B. A manobra de Eichhoff é utilizada para verificar a presença ou ausência do tendão do palmar longo.
    C. O teste de Finkelstein é patognomônico da doença de De Quervain.
    D. A manobra de Eichhoff é patognomônica da doença de De Quervain.

23. **Em pacientes com múltiplos dedos acometidos com gatilho, o mais comumente afetado é:**
    A. Polegar.
    B. Indicador.
    C. Médio.
    D. Anular.

24. **Sobre as verrugas vulgares nos membros superiores, marque a alternativa incorreta:**
    A. Verrugas vulgares comumente têm regressão espontânea.
    B. Podem ser transmitidas por contato direito.
    C. A etiologia é viral.
    D. Não ocorrem na região subungueal.

25. **O melanoma subungueal acomete com mais frequência qual dedo da extremidade superior?**
    A. Polegar.
    B. Indicador.
    C. Médio.
    D. Mínimo.

26. **O granuloma piogênico:**
    A. Possui resolução espontânea e rápida na maioria dos casos.
    B. Não está associado a infecção.
    C. Caracteriza-se por nódulos amarelados múltiplos.
    D. Tem a ressecção cirúrgica com margem de 1 mm geralmente curativa.

27. **O tumor ósseo primário mais comum na mão é o:**
    A. Encondroma.
    B. Osteocondroma.
    C. Tumor de células gigantes.
    D. Cisto ósseo.

28. **Quando os encondromas acometem ossos da mão, a topografia mais comum é:**
    A. Metacarpo.
    B. Ossos do carpo.
    C. Falange média.
    D. Falange proximal.

29. **O tumor ósseo primário maligno mais comum na mão é o:**
    A. Condrossarcoma.
    B. Osteossarcoma.
    C. Sarcoma de Ewing.
    D. Tumor de células gigantes.

30. **O tumor primário que mais comumente gera metástase para as mãos é o de:**
    A. Fígado.
    B. Pulmão.
    C. Próstata.
    D. Tireoide

31. **O cisto sinovial mais comum da mão e punho ocorre na região dorsal sobre o ligamento escafolunar. O segundo mais comum é o cisto sinovial volar (18 a 20%), que se encontra entre os tendões:**
    A. Braquiorradial e flexor radial do carpo.
    B. Flexor radial do carpo e palmar longo.
    C. Flexor radial do carpo e abdutor longo do polegar.
    D. Abdutor longo do polegar e braquiorradial.

32. **Sobre a bossa carpometacárpica, escolha a alternativa incorreta:**
    A. São proeminências que se desenvolvem na base dos segundo e terceiro metacarpos.
    B. Fazem diagnóstico diferencial com gânglios.
    C. Tem cisto sinovial associado em cerca de 30% dos casos.
    D. Mais comum em homens, à direita, entre a terceira e quarta décadas de vida.

33. **O tumor de células gigantes da bainha do tendão tem recorrência reportada de 5 a 50%. Não é fator de risco para recorrência local:**
    A. Acometimento do dedo mínimo.
    B. Degeneração articular.
    C. Evidência radiográfica de erosão óssea por pressão.
    D. Localização na articulação interfalangeana distal.

34. **Sobre a anatomia vascular da mão, assinale a alternativa incorreta:**
    A. O arco palmar superficial é mais distal que o profundo.
    B. As artérias digitais para o terceiro e quarto dedos emergem do arco palmar profundo.
    C. A drenagem venosa se faz principalmente pelas veias dorsais superficiais.
    D. A artéria digital para o polegar sai do arco palmar profundo.

35. **De acordo com o índice digital-braquial, é indicativo de oclusão na mão ou antebraço qualquer valor abaixo de:**
    A. 1,0.
    B. 0,9.
    C. 0,8.
    D. 0,7.

36. **Em qual porcentagem dos pacientes teremos fluxo normal para todos os dedos, através do arco palmar, se a artéria ulnar ou a radial for comprometida?**
    A. 95%.
    B. 78%.
    C. 32%.
    D. 15%.

Respostas Comentadas

1 A

Síndrome compartimental induzida pelo exercício ou esforço é uma isquemia tecidual reversível devida a um compartimento fascial não complacente, que é incapaz de acomodar a expansão muscular que ocorre durante os exercícios. Foi descrita em membros superiores e inferiores e é diferente da síndrome compartimental aguda, pois os sintomas são reversíveis após a cessação do exercício. Cirurgia de emergência não é geralmente indicada. Tanto fasciotomia tradicional quanto endoscópica têm sido usadas para tratar essa entidade.

REF.: Green's Operative Hand Surgery. 7ª ed., Cap. 51, p. 1763, 1768.

2 A

Nos adultos, as fraturas da extremidade superior mais associadas com síndrome compartimental são do rádio distal e dos dois ossos do antebraço. Síndrome compartimental é mais prevalente em homens com menos de 35 anos, trauma penetrante, fraturas expostas, luxações do cotovelo e lesões vasculares.

REF.: Green's Operative Hand Surgery. 7ª ed., Cap. 51, p. 1765.

3 D

Síndrome compartimental na mão é mais comumente associada com injeções intravenosas.

REF.: Green's Operative Hand Surgery. 7ª ed., Cap. 51, p. 1765.

4 C

Os padrões de fratura pediátrica mais frequentemente associados a síndrome compartimental no antebraço são fraturas dos dois ossos do antebraço e fratura supracondiliana do úmero associada com fratura do rádio distal (isto é, cotovelo flutuante).

REF.: Green's Operative Hand Surgery. 7ª ed., Cap. 51, p. 1764.

5 B

A complicação mais comum é o déficit neurológico. Outras complicações incluem contratura, distrofia simpático-reflexa, gangrena, fraqueza muscular, pseudoartrose, retração de partes moles associada a enxerto de pele.

REF.: Green's Operative Hand Surgery. 7ª ed., Cap. 51, p. 1772.

6 C

Na Classificação de Tsuge, contraturas estabelecidas de Volkmann são divididas em leve, moderada e grave de acordo com a extensão do envolvimento muscular. No tipo leve, a contratura de Volkmann é localizada, com pouco ou nenhum envolvimento neural e usualmente envolve principalmente o compartimento flexor profundo (flexor profundo do longo e do anular são mais envolvidos).

REF.: Green's Operative Hand Surgery. 7ª ed., Cap. 51, p. 1774.

7 A

No tipo moderado temos contratura da maioria ou de todos os flexores profundos dos dedos e flexor longo do polegar, acometimento parcial dos flexores superficiais dos dedos e prejuízo neurológico, com déficit sensitivo no mediano maior que no ulnar.

REF.: Green's Operative Hand Surgery. 7ª ed., Cap. 51, p. 1774.

8 B

Após picada de cobra com inoculação de veneno, o paciente pode desenvolver diversos sinais e sintomas, que vão desde edema, paralisia muscular, inflamação e até necrose extensa. Por esse motivo existe a possibilidade de desenvolver complicações como infecções secundárias, abscessos (geralmente causados por germes gram-negativos e anaeróbios) e síndrome compartimental. A síndrome compartimental é uma complicação rara que ocorre devido ao aumento da pressão em um compartimento fechado; é mais comum nos dedos, perna e compartimentos anterior e posterior do antebraço. Dentre os sinais e sintomas, o que tem maior valor no diagnóstico dessa complicação é a dor, que não é proporcional ao edema e à paralisia neuromuscular. O padrão ouro para o diagnóstico seria mensurar a pressão dentro do compartimento. O tratamento é feito com fasciotomia precoce.

REF.: Green's Operative Hand Surgery. 7ª ed., Cap. 52, p. 1791.

9 D

O tipo 1 é o tipo clássico, em que não temos lesões identificáveis de nervos periféricos. No tipo 2, também chamado de causalgia, temos uma lesão identificável de nervo periférico. O tipo 3 é controverso; é usado para incluir todas as condições patológicas dolorosas das extremidades.

REF.: Green's Operative Hand Surgery. 7ª ed., Cap. 53, p. 1797 – 1798.

10 C

A dor neuropática pode estar associada a SDRC tipo 2 ou pode ser considerada uma entidade distinta. A mononeuropatia, se os sinais e sintomas forem além da distribuição do nervo, pode constituir a SDRC tipo 2. Mesmo com diagnóstico e tratamento precoces, pacientes com SDRC podem experimentar disfunções e deficiências permanentes.

REF.: Green's Operative Hand Surgery. 7ª ed., Cap. 53, p. 1797.

11 A

Tabela 8.1 – termos usados na Síndrome da Dor Complexa Regional.

REF.: Green's Operative Hand Surgery. 7ª ed., Cap. 53, p. 1799.

12 C

Quando realizado por anestesiologistas experientes, efetivo bloqueio do gânglio estrelado é obtido em cerca de 70 a 75% dos casos.

REF.: Green's Operative Hand Surgery. 7ª ed., Cap. 53, p. 1809.

13 D

Esta condição é uma forma de linfedema factício. Usualmente, há uma história de aparecimento de um misterioso edema indolor do membro e o paciente nega conhecer a causa do problema. Geralmente, atribui a atividade ocupacional. Não existe indicação para intervenção cirúrgica.

Ref.: Green's Operative Hand Surgery. 7ª ed., Cap. 54, p. 1828.

14 B

A Classificação original proposta por Nalebuff inclui quatro grupos. Essa classificação foi modificada para inclusão dos quinto e sexto grupos.

Tipo I: botoeira – flexão da MTCF e hiperextensão da IF (+ comum).

Tipo II: combinação dos tipos I e III; flexão da MTCF e hiperextensão da IF, associadas a subluxação ou luxação da CMTC (raro).

Tipo III: pescoço de cisne – hiperextensão da MTCF, flexão da IF e adução do MTC (segundo mais comum).

Tipo IV: gamekeeper's – desvio radial da articulação MTCF e adução do metacarpo – frouxidão do LCU (visto ocasionalmente).

Tipo V: frouxidão da placa volar da MTCF – hiperextensão MTCF e flexão secundária da IF devido a tensão aumentada no tendão flexor; não há adução do MTC (raro).

Tipo VI: destruição e colapso articular associados a artrite mutilante.

REF.: Green's Operative Hand Surgery. 7ª ed., Cap. 55, p. 1894-1898.

15 B

O tendão flexor mais frequentemente rompido é o flexor longo do polegar. Ocorre quando o tendão é erodido por um osteófito volar no escafoide, que penetra a cápsula volar do punho. Essa lesão é conhecida como lesão de Mannerfelt.

REF.: Green's Operative Hand Surgery. 7ª ed., Cap. 55, p. 1850.

16 D

Ruptura tendinosa raramente ocorre após realização de tenossinovectomia dorsal.

Ref.: Green's Operative Hand Surgery. 7ª ed., Cap. 55, p. 1843.

17 A

As prioridades na cirurgia da mão para os pacientes com artrite reumatoide, na ordem, são:
- Aliviar a dor.
- Melhorar a função.
- Retardar a progressão da doença e/ou prevenir a perda funcional.
- Melhorar a aparência.

Ref.: Green's Operative Hand Surgery. 7ª ed., Cap. 55, p. 1833.

18 C

As três articulações do polegar podem estar envolvidas na artrite psoriática. Assim como na artrite reumatoide, a deformidade mais comum inclui flexão da metacarpofalangeana e hiperextensão da interfalangeana. Rigidez da carpometacárpica se desenvolve nesses pacientes e reduz a função do polegar.

Ref.: Green's Operative Hand Surgery. 7ª ed., Cap. 55, p. 1836.

19 C

A deformidade mais comumente vista na mão psoriática é flexão da interfalangeana proximal sem hiperextensão da articulação distal, característica da deformidade em botoeira. Como consequência, a metacarpofalangeana frequentemente está hiperestendida, podendo tornar-se rígida.

Ref.: Green's Operative Hand Surgery. 7ª ed., Cap. 55, p. 1836.

20 C

A segunda deformidade mais comum no polegar é em pescoço de cisne (a primeira é a botoeira). É caracterizada por hiperextensão MTCF, flexão da IF e adução da CMTC. Essa deformidade resulta de doença no nível da articulação CMTC. Sinovite e erosão da superfície articular e distensão capsular permitem subluxação dorsal e radial na articulação CMTC, com o uso do polegar para a preensão. Uso repetitivo pode resultar em luxação completa dessa articulação. Com a articulação subluxada, forças de abdução são reduzidas e desenvolve-se contratura em adução do metacarpo. Hiperextensão da MTCF desenvolve-se secundária à adução metacarpal se a placa volar está com frouxidão.

Ref.: Green's Operative Hand Surgery. 7ª ed., Cap. 55, p. 1896.

21 B

A tendinite calcificante da mão/punho tem causa desconhecida. Ocorre mais comumente em homens (5:1) de 40 a 60 anos, e raramente em crianças. O local mais comum é o FUC, embora qualquer tendão flexor ou extensor possa ser acometido.

REF.: Green's Operative Hand Surgery. 7ª ed., Cap. 56, p. 1905.

22 C

A manobra de Finkelstein é patognomônica da doença de De Quervain. Outra manobra no exame físico que pode fazer o diagnóstico dessa doença é a de Eichhoff. Enquanto no teste de Finkelstein o polegar é mantido apreendido pelos outros dedos enquanto se promove um desvio ulnar do punho, no de Eichhoff o polegar fica aduzido na palma, mas sem apreensão dos demais dedos, e o punho é forçado em desvio ulnar.

REF.: Green's Operative Hand Surgery. 7ª ed., Cap. 56, p. 1916.

23 A

Envolvimentos de vários dedos não é incomum; nessa situação, o dígito mais comumente afetado é o polegar, seguido por anular, médio, mínimo e indicador.

REF.: Green's Operative Hand Surgery. 7ª ed., Cap. 56, p. 1908.

24 D

Verrugas vulgares comumente têm regressão espontânea em 2 anos. São causadas pelo vírus HPV e a transmissão se dá por contato direto ou autoinoculação. São bem delimitadas, possuem aspecto de couve-flor, são comuns nas mãos e nos dedos e podem ocorrer nas regiões periungueal e subungueal.

REF.: Green's Operative Hand Surgery. 7ª ed., Cap. 58, p. 1962.

25 A

O melanoma subungueal afeta mais comumente o polegar na extremidade superior. Pode ser confundido com um hematoma subungueal. Biópsia está indicada para lesões ungueais pigmentadas que persistem por mais de 2 meses.

REF.: Green's Operative Hand Surgery. 7ª ed., Cap. 58, p. 1978.

26 D

O granuloma piogênico é uma proliferação capilar que surge em um local previamente traumatizado. Não é um processo infeccioso, mas pode associar-se a infecção. Possui superfície friável e sangrante ao toque. Ocorre mais frequentemente nas extremidades. Resolução espontânea não é usual.

REF.: Green's Operative Hand Surgery. 7ª ed., Cap. 58, p. 1970.

27 A

Os encondromas são lesões cartilaginosas benignas. São os tumores ósseos primários mais comuns na mão. Aproximadamente 35% de todos os encondromas surgem na mão. Pelo menos 90% dos tumores ósseos vistos na mão são encondromas.

REF.: Green's Operative Hand Surgery. 7ª ed., Cap. 59, p. 2020.

28 D

A falange proximal é o local mais comumente acometido, seguido por metacarpo e falange média. O carpo é raramente envolvido, embora haja relatos no escafoide, semilunar e capitato. Radiograficamente são lesões líticas bem definidas, que podem ser lobuladas e conter calcificações. Extensão para partes moles não é usual e deve levantar suspeita de outra lesão mais agressiva. A incidência de recorrência local após tratamento com curetagem é de cerca de 4,5 a 7%. Em lesões únicas, degeneração maligna para condrossarcoma é rara.

REF.: Green's Operative Hand Surgery. 7ª ed., Cap. 59, p. 2020, 2021.

29 A

O tumor ósseo primário maligno mais comum na mão é o condrossarcoma. Pode ser primário ou desenvolver-se de uma lesão benigna preexistente como o encondroma ou osteocondroma. Geralmente ocorre em pacientes com mais de 60 anos. Falange proximal e metacarpos são mais comumente afetados. O risco de metástase é de cerca de 10% e geralmente ocorre após recorrência local em casos de tratamento intralesional. Quando ocorrem, as metástases mais comuns são para pulmão.

O osteossarcoma é o tumor maligno primário mais comum visto em crianças e adolescentes, mas raramente ocorre na mão.

REF.: Green's Operative Hand Surgery. 7ª ed., Cap. 59, p. 2026, 2027.

30 B

Os tumores podem mimetizar infecções na mão. Os tumores primários de pulmão são as lesões metastáticas mais comuns da mão. Outros sítios de tumores primários incluem mama, rim, cólon, tireoide e próstata.

REF.: Green's Operative Hand Surgery. 7ª ed., Cap. 2, p. 58.

31 C

O cisto ocorre entre o flexor radial do carpo e o abdutor longo do polegar.

No capítulo de artroscopia existe a seguinte informação divergente: cistos sinoviais volares são a segunda massa mais comum no punho e surgem de um pedículo que se origina na articulação escafolunar volar, escafotrapezoidal ou articulação trapeziometacarpal. Eles usualmente aparecem entre os tendões flexor radial do carpo e flexor longo do polegar. Excisão artroscópica de cistos volares possui a vantagem de evitar dissecções extensas, cicatrizes e potenciais lesões às estruturas vizinhas.

REF.: Green's Operative Hand Surgery. 7ª ed., Cap. 59, p. 2004; Cap. 17, p. 688, 689.

32 D

Bossas são mais comuns em mulheres, entre a terceira e quarta décadas de vida. Um pequeno gânglio está associado com bossa carpal em cerca de 30% dos casos. Radiologicamente, a massa é mais bem visualizada com a mão em 30° a 40° de supinação e 20° a 30° de desvio ulnar (*carpal boss view*).

Ref.: Green's Operative Hand Surgery. 7ª ed., Cap. 59, p. 2007.

33 A

Trata-se de um tumor benigno. É o segundo tumor mais comum na mão (mais comuns são os gânglios). Também pode ser chamado de tenossinovite vilonodular pigmentada, sinovite nodular localizada e xantoma fibroso. Geralmente aparece na superfície volar dos dedos e mão e existe propensão de envolvimento dos três dedos radiais e da articulação IFD. São de crescimento lento e, diferentemente dos gânglios, não são passíveis de transiluminação.

Na radiografia, podemos ver uma massa de tecidos moles ou erosão óssea. A invasão óssea não é típica. O tratamento recomendado é a excisão marginal. Taxa de recorrência é de 5 a 50% e se explica por lesões satélites ou excisão incompleta. São fatores de risco para recorrência local: degeneração articular, localização na IFD e evidência radiográfica de erosão por pressão. A radiação pode ser considerada para recorrências múltiplas ou lesões agressivas. Existe descrição de forma maligna deste tumor.

Ref.: Green's Operative Hand Surgery. 7ª ed., Cap. 59, p. 2012.

34 B

O arco palmar superficial é mais distal e dele emergem as artérias digitais para os dedos. O arco palmar profundo situa-se mais proximalmente e dele saem as artérias digitais para o polegar, artéria digital radial para o indicador e artérias interósseas.

Ref.: Barros Filho TEP, Lech O. Exame físico em ortopedia. São Paulo: Sarvier; 3ª ed., Cap. 9, p. 205.

35 D

O índice digital-braquial, que é a proporção da pressão sanguínea aferida na artéria braquial e no dedo, pode ser calculado com uso de pequenos manguitos. É similar ao índice tornozelo-braço. Na extremidade superior, qualquer valor abaixo de 0,7 é indicativo de significante problema oclusivo em qualquer lugar do antebraço ou mão.

Ref.: Green's Operative Hand Surgery. 7ª ed., Cap. 60, p. 2039.

36 B

Cerca de 78% das mãos possuem arco superficial completo, o que permite manutenção do fluxo sanguíneo para os dedos no caso de lesão de apenas uma das principais artérias.

Ref.: Green's Operative Hand Surgery. 7ª ed., Cap. 60, p. 2036.

HOTPOINTS

Bruno Ferreira Gonçalves
Eisenhower Pêgo de Sales Filho
Leonardo Peixoto Pancini

9

Hotpoints

1. Macrodactilia acomete mais o dedo indicador.
2. Fratura de cabeça do metacarpo é mais comum no dedo indicador.
3. Hanseníase é a infecção crônica mais comum na mão nos países em desenvolvimento.
4. Melhor método de avaliação do retalho: cor (pilar da avaliação clínica).
5. Setenta por cento dos casos de pseudoartrose congênita da ulna estão associados a neurofibromatose.
6. Tratamento da síndrome do túnel cubital na hanseníase: além da descompressão, deve-se fazer epineurotomia.
7. Portal artroscópico mediocarpal ulnar: 1 a 1,5 cm distal ao 4-5.
8. Distância AP normal do rádio distal em homens adultos: 20 mm (visto no Rx em perfil – para avaliar alargamento ou estreitamento da fossa do semilunar).
9. Qual fio é usado em rafia epitendínea de FPD em zona II? Polipropileno 6-0.
10. Lesões de Taleisnik: tipo 1: lesão S-L sem translação ulnar; tipo 2: com translação ulnar.
11. Retalho do m. grácil: inervado pelo n. obturatório, que fica proximal ao pedículo.
12. Síndrome compartimental relacionada ao exercício: afeta ancôneo, compartimento flexor no antebraço e compartimento adutor na mão.
13. Momento ideal para enxertia: imediatamente após o desbridamento (ferida limpa o suficiente/fina rede de capilares formada/não mais que 2 a 3 dias/conceito de permitir a granulação do leito não é correto; deve ser substituído por enxertia precoce).
14. Metástase de sarcoma de partes moles: ocorre para linfonodos em menos de 5% dos pacientes; exceção = sarcoma epitelial: ≥ 42% vai para linfonodo).
15. Tipo mais comum de alteração do polegar na artrite reumatoide: botoeira (tipo I de Nalebuff).
16. Síndrome do desfiladeiro torácico: tipo mais comum é o neurogênico com ENMG negativa; local + comum de compressão é o triângulo interescalênico).
17. Fratura do escafoide: há fulcro no ligamento radioescafocapitato (lig. de Weitbretch).

18. Fratura do piramidal: mais comum na cortical dorsal.
19. Principal motivo para se fazer encurtamento ósseo no reimplante: coaptação NERVOSA.
20. Tendão que sofreu rerruptura pode ser reparado diretamente em até 3 semanas.
21. Indicação cirúrgica para fratura da cabeça do metacarpo: fraturas não cominuídas com desvio articular > 1 mm ou > 25% da articulação).
22. Soco com ferida aberta e lesão de extensor em zona 5: saber que comumente há comunicação com a articulação metacarpofalangeana.
23. Estabilizador primário da IFP: para desvio radioulnar, ligg. colaterais; para flexoextensão, placa volar.
24. Melhores portais para visualizar os ligamentos semilunopiramidal e ulnocarpais: 4-5 e 6R.
25. Luxação perissemilunar: associada a fratura do escafoide (transescafo) em 60% dos casos.
26. Relação entre zonas de crescimento, eixo, defeitos e sinalizadores:
    - zona de atividade polarizada – radioulnar – mão em espelho;
    - crista ectodérmica apical – proximodistal – deficiência transversa/sindactilia – fator de crescimento de fibroblastos – proteína sônica hedgegog;
    - *wingless type (Wnt)* – dorsoventral – síndrome unha-patela – Lmx-1.
27. Comprimento do pedículo da fíbula vascularizada: 6 a 8 cm; diâmetro da artéria: 1,5 a 3 mm; retalho: até 10 x 20 cm.
28. Os três critérios mais importantes de instabilidade na fratura do rádio distal: idade, angulação dorsal inicial e perda de altura radial.
29. Principal agente da paroníquia crônica: **Candida**.
30. Recidiva verdadeira de doença de Dupuytren ocorre a partir de quanto tempo? Doze meses.
31. Tempo de consolidação radiográfica de fratura de falange: 5 meses.
32. Qual artéria deve ser ligada para se usar o retalho 4,5 ECA para semilunar? Ramo posterior da artéria interóssea anterior.
33. Local do fragmento de Bennett: volar e ulnar.
34. Fase de Luck em que não há mitoses e as fibras estão organizadas: involutiva.
35. Variância ulnar média: −0,9 mm, sem diferença entre gêneros.
36. Qual artéria irriga o terço inferior do m. serrátil anterior? A. toracodorsal.
37. Primeira escolha de transferência tendínea em polegar empalmado: tendão do EPI.
38. Estrutura em risco na artrodese total do punho com fixação no terceiro metacarpo: ramo motor do nervo ulnar.
39. Polidactilia pós-axial: afro-americanos, autossômica dominante.
40. Transferência nervosa na paralisia radial: ramo do FSD para ERCC e ramo do FRC/PL para NIP.
41. Síndrome comumente associada a Madelung: discondrose de Leri Weill.
42. Manobra para avaliar presença de subluxação do EUC: sai de extensão e supinação para pronação, flexão e desvio ulnar (posição em que a subluxação é mais pronunciada).

43. Mecanismos usualmente envolvidos em queimaduras de 4° grau: queimaduras por contato e por alta voltagem.
44. Limite posterior do túnel radial: cápsula radiocapitelar.
45. Músculos avaliados no teste de Pitres-Testut: segundo e terceiro interósseos dorsais. Obs.: esse teste tem a mesma descrição do Egawa em outras fontes.
46. Rx para visualização de bossa metacarpal: 30 a 40° de supinação e 20 a 30° de desvio ulnar (bossas são mais comuns em mulheres, nas terceira e quarta décadas de vida. Um pequeno gânglio está associado com bossa carpal em cerca de 30% dos casos mais comum do lado direito).
47. Temperatura ideal para preservar coto de amputação: 4°C.
48. Cirurgia de Illarramendi: descompressão feita na metáfise de rádio e ulna para diminuir congestão venosa. Usada para doença de Kienböck.
49. Índice de Soong: usado para avaliar posição da placa volar no rádio distal.
50. Técnica de Sommerlad para sindactilia: defeito residual de pele é deixado aberto para cicatrização secundária.
51. Até qual porcentagem de lesão tendínea não há indicação formal de tenorrafia? Cinquenta por cento.
52. Principal complicação em tenorrafia na zona 2 flexora: rigidez.
53. Hemimelia ulnar: deformidade longitudinal associada a deficiência de dedos (90% com ausência de dedos, 30%, sindactilia e 70% de alterações no polegar).
54. Padrão de vascularização do tensor da fáscia *lata*: um pedículo dominante (a. circunflexa femoral lateral).
55. Arco arterial superficial da mão: completo em 78% dos casos.
56. Lesão de plexo com deficiência romboide indica lesão pré-ganglionar.
57. Cirurgia de Zancolli: usada para correção da garra ulnar flexível.
58. Contraindicação de centralização da ulna na hemimelia radial: cotovelo em extensão.
59. Principal causa da degeneração da articulação radiossemilunar: artrite reumatoide (mais do que fraturas do tipo *die punch*).
60. Características do neurilemoma (schwannoma): recorrência incomum, tumor benigno de nervo, mais comum em MMSS, crescimento lento, bem circunscrito, mais comum na face flexora de antebraço ou mão, ocorre nas quarta, quinta ou sexta décadas, móvel transversalmente, mas não longitudinalmente, 5 a 15% déficit neurológio no pós-operatório, possível ter-se lesões múltiplas em um único nervo; relatos de transformação maligna).
61. Margem de ressecção para mieloma (escala de Breslow):
    - *In situ* — 2 a 5 mm (sobrevida de 5 anos: 95-100%);
    - < 1 mm — 1 cm (sobrevida de 5 anos: 95-100%);
    - 1 a 2 mm — 1 a 2 cm (sobrevida de 5 anos: 80–96%);
    - 2 a 4 mm — 2 a 3 cm (sobrevida de 5 anos: 60–75%);
    - > 4 mm — 3 cm (sobrevida de 5 anos: 50%).

62. Posição do membro na lesão isolada do lig. semilunopiramidal: queda para trás, braço rodado externo, antebraço supinado, punho estendido e inclinado radialmente.
63. Qual estrutura impede a formação aguda da botoeira na lesão da tira central? Ligamento triangular.
64. Tumor de células gigantes da bainha tendínea não transilumina é benigno, segundo tumor mais comum mão – perde para gânglio –, ocorre geralmente na superfície volar dos dedos e da mão; tem propensão de envolvimento dos três dedos radiais e IFD, crescimento lento; não transilumina – diferente de gânglio.
65. Deformidade de Kirner: desvio radial e palmar da falange distal do 5º dedo.
66. Comprimento máximo do enxerto do n. cutâneo lateral do antebraço: 15 cm.
67. Retalho anterolateral da coxa: pode ser levado com inervação dada pelo n. cutâneo femoral lateral.
68. Arco funcional de Morrey para o cotovelo: 30 a 130°.
69. Gatilho congênito: associado a síndrome de Hurler (mucopolissacaridose) e trissomia do 13.
70. Na mão reumatoide a ruptura dos tendões extensores dos quarto e quinto dedos é chamada de síndrome de Vaughan-Jackson (geralmente o quinto rompe primeiro, depois o quarto).
71. Incidência radiográfica de Brewerton permite melhor visualização da cabeça dos MTC: MTF fletida 65°, dorsos dos dedos apoiados sobre a placa de Rx e tubo angulado 15°, de ulnar para radial.
72. O estabilizador primário da articulação carpometacárpica do polegar é o ligamento palmar oblíquo.
73. A fratura metafisária distal do rádio na criança é mais comum em meninos, no lado não dominante, com 12-13 anos.
74. Na liberação endoscópica do túnel do carpo há risco de lesão do arco palmar arterial superficial.
75. No dedo em gatilho pode haver travamento persistente após a cirurgia devido a aprisionamento tendinoso na aponeurose palmar.
76. Na fratura de Bennett, a ação do adutor do polegar promove supinação do primeiro MTC.
77. A ruptura do ligamento colateral ulnar do polegar ocorre tipicamente na sua inserção distal na base da falange proximal do polegar.
78. Na dissociação escafolunar aguda, a lesão mais comum do ligamento interósseo é a avulsão no escafoide (42%).
79. O tendão flexor que mais se rompe na artrite reumatoide é o FLP, geralmente secundário a trito no nível do carpo devido a um esporão do escafoide – lesão de Mannerfelt.
80. O nervo intercostobraquial é oriundo das raízes de T1-T3.
81. O mínimo de flexão metacarpofalangeana para evitar perda de comprimento, quando imobilizada, é de 50°.

82. Segundo o Green's, na luxação congênita da cabeça do rádio, o desvio mais comum é anterior (47%), depois posterior (43%) e por último lateral (10%).
83. Classificação Urbaniak (avulsão do dedo por anel):
    I - circulação adequada;
    II - circulação inadequada;
    III - desenluvamento completo ou amputação.
84. Classificação de Dumontier (luxação radiocarpal):
    I - luxação pura (rara);
    II - luxação + fratura-avulsão do estiloide radial (origem ligamentar).
85. No reparo de tendões flexores na zona III (origem dos lumbricais) deve-se soltar o músculo lumbrical do flexor profundo para diminuir o risco de síndrome lumbrical plus.
86. Anastomose de Martin-Gruber (17% das pessoas): conexão motora entre mediano e ulnar no antebraço proximal:
    Tipo 1: (60%) ramo motor do mediano segue com o ulnar e inerva mm. do mediano;
    Tipo 2: (36%) ramo motor do mediano segue com o ulnar e inerva mm. do ulnar;
    Tipo 3: (3%) ramo motor do ulnar segue com mediano e inerva mm. do mediano;
    Tipo 4: (1%) ramo motor do ulnar segue com mediano e inerva mm. do ulnar.
87. Existem duas anastomoses entre os nervos ulnar e mediano na palma da mão:
    - Riche-Cannieu: motora.
    - Berretine: sensitiva.
88. Na PBO, o sinal de Putti consiste no deslocamento simultâneo da escápula, com protrusão medial dessa, quando se realiza adução passiva do braço.
89. A artéria mediana, quando persistente, contribui para a irrigação dos dedos através do arco palmar superficial.
90. Técnicas para reconstrução da tira central no dedo em botoeira:
    - Snow: tombamento da tira central;
    - Littler: sutura central das duas hemibandeletas laterais;
    - Matev: reconstrói a tira central com uma das bandeletas laterais.
91. Espaço quadrangular:
    - estruturas: n. axilar e a. circunflexa posterior do úmero;
    - limites: superior = redondo menor; inferior = redondo maior; medial = cabeça longa do tríceps; lateral = colo cirúrgico do úmero.
92. Intervalo triangular:
    - estruturas: nervo radial e artéria braquial profunda;
    - limites: superior = redondo maior; medial = cabeça longa do tríceps; lateral = úmero.
93. Espaço triangular (comunicação entre axila e região posterior da escápula):
    - estruturas: artéria e veia circunflexa da escápula;
    - limites: lateral = cabeça longa do tríceps; inferior = redondo maior; medial e superior = subescapular.

94. Na fratura de Bennett, o fragmento menor fica nos aspectos volar e ulnar da base do MTC; o ligamento palmar oblíquo (do fragmento para o trapézio) o segura na sua posição; a base do primeiro MTC subluxa radial, proximal e dorsalmente.
95. Polegar Reumatoide: Nalebuff:

    Tipo 1: polegar em botoeira (+ comum) – sinovite MTF e frouxidão de cápsula e capuz extensor;

    Tipo 2: flexão MTF, hiperextensão IF e (sub)luxação CMC (raro);

    Tipo 3: pescoço de cisne (segundo mais comum);

    Tipo 4: frouxidão LCU da MTF – abdução da FP e adução MTC (incomum).
96. As deformidades da artrite reumatoide são bilaterais e simétricas. MTF (desvio ulnar e subluxação palmar) e punhos acometidos primeiro; articulações mais distais, mais tardiamente.
97. Embora o carcinoma basocelular seja a forma mais comum de câncer de pele, ele é raro na mão; o carcinoma espinocelular é muito mais comum na mão (é o tumor maligno mais frequente na mão).
98. Cisto sinovial é o tumor de partes moles mais comum da mão (70% mulheres; segunda a quarta décadas; etiologia incerta) (primeiro dorsal: lig. S-L) (segundo entre FRC e AbLP) (terceiro bainha dos tendões flexores).
99. Tumor ósseo primário mais comum na mão = encondroma (primeira FP; segundo MTC e FM) (90% dos tumores ósseos da mão) (lesão lítica bem delimitada; pode ser lobulada e com pequenas calcificações).
100. Tumor ósseo primário maligno mais comum na mão = condrossarcoma (> 60 anos).
101. Locais mais comuns dos tumores ósseos na mão:
    - Osteoma osteoide: primeira FP; depois carpo;
    - Cisto ósseo aneurismático: MTC é mais comum que nas falanges; raro no carpo;
    - Tumor de células gigantes: MTC e falanges;
    - Encondroma: primeira FP (metáfise proximal); segundo MTC e FM;
    - Osteocondroma: distal na FP;
    - Metástase: FD (mão dominante);
    - Condrossarcoma: FP e MTC;
    - Ewing: MTC e falanges.
102. Duplicação de polegar mais comum: Wassel V (50% dos casos – Green's, 7ª ed). Detalhe: quadro na mesma página fala que é IV (divergência).
103. Oponentoplastia:
    - FSD quarto: Royle-Thompson (polia = retináculo flexor; inserção AbCP); Bunnel (polia = FUC; inserção dorsoulnar na base FP);
    - Abdutor do quinto: Huber/Nicolaysen (para AbCP; polia subcutânea; roda 180°; melhora aspecto da eminência tenar);
    - Palmar longo: Camitz (inserção no AbCP) (mais ganho de abdução palmar que de oposição);

- EUC: Phalen e Miller (inserção no ECP);
- EPI: Burkhalter (inserção no AbCP);
- FLP: Makin (osteotomia oblíqua da FP)/Oberlin (solta a MTF);
- ELP: Mennen (passa pela MIO)/Moutet (em volta do FRC ou FUC); inserem na própria inserção do ELP.

→ INSERÇÃO:
- Brand: dupla. Laço do AdP + laço no ELP;
- Littler: sutura no AbCP;
- Riordan: passa pelo AbCP e sutura no próprio tendão transposto;
- Royle-Thompson: apenas laço no AdP.

104. Tuberculose mais comum nos MMSS:
- tenossinovite flexora (nº 1);
- infecção da articulação do punho;
- OMC falange (terceiro e quarto dedos; FP > FM > FD).

105. Retalhos:
- Reto abdominal: artéria epigástrica inferior profunda (ramo da ilíaca externa);
- Paraescapular: ramo descendente (longitudinal) da a. circunflexa da escápula (ramo da subescapular);
- Inguinal: circunflexa ilíaca superficial (ramo da a. femoral);
- Anterolateral da coxa: ramo descendente da artéria circunflexa femoral lateral (ramo da femoral profunda);
- Serrátil anterior: a. toracodorsal (três últimos dentes) e torácica lateral (demais);
- Grande dorsal: a. toracodorsal (continuação da subescapular);
- Lateral do braço: radial colateral posterior;
- Retalho fascial temporoparietal: artéria temporal superficial (acompanhada do nervo auriculotemporal);
- Peitoral maior: irrigação principal é ramo peitoral da toracoacromial; suplementado pela torácica lateral;
- *Gracilis*: artéria circunflexa femoral medial ou diretamente da femoral profunda;
- Omento: artéria gastroepiploica direita (ramo da a. gastroduodenal);
- Tensor da fáscia *lata*: ramo ascendente da a. circunflexa femoral lateral.

106. Enxerto ósseo vascularizado:
   A. Fíbula: a. fibular (terço médio); terço proximal: a. genicular inferior lateral e r. recorrente da a. tibial anterior;
   B. Crista ilíaca: artéria ilíaca circunflexa profunda;
   C. Côndilo femoral medial: a. genicular descendente (dominante em 89% casos) ou a. genicular superior medial;
   D. 1,2 suprarretinacular intercompartimental (Zaidenberg): a. radial;
   E. 2,3 suprarretinacular intercompartimental: divisão posterior da a. interóssea anterior;

F. quarto compartimento extensor: divisão posterior artéria interóssea anterior;
G. quinto compartimento extensor: divisão posterior artéria interóssea anterior (não envia ramos para a nutrição do rádio) (possibilidade de pedículo longo para quarta ECA);
H. Mathoulin: arco palmar radiocarpal ou arco palmar metafisário;
I. Costela: a. mamária interna, suporte arterial supracostal ou ramo dorsal da a. intercostal posterior.

107. Agentes infectantes:
- mordedura cão e gato = *Pasteurella multocida;*
- mordedura humana = *Eikenella corrodens;*
- sanguessugas = *Aeromonas hydrophila;*
- félon, paroníquia = *S. aureus;*
- paroníquia crônica = *Candida albicans* (70 a 97%);
- paroníquia é a infecção mais comum da mão; são infecções mistas, mas o germe mais isolado é o *S. aureus;*
- nas unhas (crônica): tricofitose.

108. Tenotomia de Fowler para dedo em martelo crônico: corta bandeleta central. Não vira botoeira porque o lig. triangular está intacto e impede migração das bandeletas laterais.

109. Sinais de Kanavel:
- semiflexão do dedo;
- edema fusiforme do dedo;
- excessiva SENSIBILIDADE na topografia do tendão (mais importante para Kanavel);
- dor excruciante à extensão passiva do dedo (dor ao longo da bainha flexora).

110. CFCT:
- ligamentos radioulnares volar e dorsal (ESTABILIZADORES PRIMÁRIOS DA ARUD);
- fibrocartilagem triangular própria ou disco articular;
- assoalho da bainha do tendão do EUC;
- menisco ulnocarpal homólogo;
- ligamentos ulnocarpais volares (ulnopiramidal; ulnolunar; ulnocapitato).

111. Estabilizadores secundários da ARUD:
- pronador quadrado (estabilidade dinâmica);
- EUC (estabilidade dinâmica);
- membrana interóssea;
- cápsula ARUD;
- disco articular.

112. A chamada camada muscular intermediária da região anterior do antebraço é formada pelo músculo flexor superficial dos dedos.

113. As bandas de Fontana são áreas de redundância das fibras nervosas nos fascículos.

114. Musculo de Gantzer = cabeça acessória do m. flexor longo do polegar.
115. O diâmetro dos vasos digitais ulnares do polegar, indicador e dedo médio é maior que o dos vasos radiais paralelos.
116. Parafuso interfragmentar na fratura de metacarpo: comprimento da fratura deve ter no mínimo duas vezes o diâmetro do osso. Para evitar fragmentação, o furo do parafuso deve estar a no mínimo duas vezes (preferência três vezes) o diâmetro do parafuso de distância da margem da fratura.
117. Fratura de Monteggia posterior é comum em osteoporóticos (Bado II).
118. Luxação congênita da cabeça do rádio: normalmente bilateral e 60% estão associadas a outras anomalias.
119. Meromelia = ausência parcial de um ou mais membros.
120. Os ligamentos *checkrein* originam-se do periósteo da FP. Previnem hiperextensão da IFP, mas permitem flexão completa, promovendo estabilidade importante, com volume mínimo. Não estão presentes na MTF.
121. Técnica de reconstrução ligamentar de Eaton e Littler para rizartrose: fita de base distal do tendão flexor radial do carpo para reconstrução do ligamento trapeziometacarpal volar.
122. Na rizartrose, a subluxação do primeiro MTC é dorsorradial com adução do polegar hiperextensão da MTF. A degeneração articular progride de volar para dorsal.
123. Classificação de Masada para deformidade de Bessel-Hagen (osteocondromatose múltipla):
    1. osteocondroma (oc) da ulna distal;
    2. luxação da cabeça do rádio:
        A. oc da ulna distal e do rádio proximal;
        B. oc apenas da ulna distal;
    3. oc do rádio distal.
124. Classificação de Weiss e Hastings (para fratura unicondilar distal da FP):
    I. oblíqua volar;
    II. sagital longa;
    III. coronal dorsal;
    IV. coronal volar.
125. Artrodese:
    - MTF do polegar: 20° flexão;
    - IF do polegar: 0 a 5 de EXTENSÃO;
    - MTF dedos: 25° indicador – 40° mínimo (aumento de 5° por dedo);
    - IFP: 40° indicador – 55° mínimo (aumento de 5° por dedo);
    - IFD: 0 a 5°.
126. Artroplastia de Bowers para ARUD: parcial com interposição do EUC. Usada em adultos e idosos SEM lesão importante da FCT.

127. STC é a manifestação mais comum da tenossinovite flexora na AR.

128. Parafuso no escafoide:
Se central, tem 43% mais força do que excêntrico. Também aguenta 113% mais uma carga de 2 mm de desvio e necessita de uma carga 39% maior para falhar.

129. Polegar trifalângico: ápice ulnar e desvio radial.

130. STC e rizartrose associadas em 30%.

131. Artroscopia carpometacarpal:
1-R: para ver lig. dorsorradial, lig. oblíquo posterior e LCU ("olha para trás");
1-U: para ver lig. oblíquo anterior e LCU ("olha para a frente").

132. A tendinite calcificante de mão e punho tem causa desconhecida. Ocorre mais comumente em homens (5:1) de 40 a 60 anos, e raramente em crianças. O tendão mais comum é o FUC.

133. Mov. arremesso de dardos: movimento ocorre quase que exclusivamente na mediocárpica. Arremesso de dardos reverso: participação da mediocárpica é mínimo, apenas a radiocarpal é mobilizada.

134. Na artrodese total de punho em pacientes com significativa perda óssea por doença articular inflamatória, a técnica utilizada por Millender e Nalebuff usa pino de Steinmann para fixação.

135. Classificação para polegar na palma (McCarroll Mih):
I. ausência ou hipoplasia do mecanismo extensor;
II. contratura articular, anormalidades do LCL, contratura da primeira comissura e anormalidade dos mm. tenares;
III. associada a artrogripose.
Obs. Tratar cada deformidade presente. Se ausência isolada de ECP, não precisa operar. Se ausência de ELP, transferir EPI.

136. Alongamento de 1 mm do tendão extensor sobre a FM, déficit de extensão de 25°, alongamento de 0,5 mm, déficit de extensão de 10°.

137. Setenta por cento das pessoas com pseudoartrose congênita da ulna (etiologia desconhecida) têm neurofibromatose.

138. Sinostose radioulnar congênita bilateral: posição da osteotomia derrotatória = 10 a 20° de pronação no lado dominante e neutro no contralateral; se unilateral = 0 a 15° de pronação.

139. A parte mais estreita do túnel do carpo está localizada no nível da fileira distal dos ossos do carpo.

140. Na classificação de Lozano-Calderón (cisalhamento dorsal do rádio distal), o tipo mais comum é o "B" (A = fragmento grande; B = fragmento pequeno; C = impacção articular; D = só cisalhamento).

141. A incidência de STC após artrodese total do punho com placa AO chega a 10,5%, com 67% necessitando de liberação do canal carpiano.

142. Fascite necrosante:

    Tipo 1: aeróbico + anaeróbico oportunista. Pode ter *Streptococcus* que não seja do tipo A; 80% dos casos;

    Tipo 2: *Streptococcus* do tipo A com ou sem *Staphylococcus*.

143. Tenotomia de Fowler – pós-operatório: 4 semanas com duas talas dorsais. Uma fazendo flexão de 20 graus da IFP e a outra, extensão da IFD.

144. Lesão infraclavicular – padrões mais comuns:
    - fascículo posterior (inclui axilar e radial) e lesões isoladas de axilar e supraescapular.

145. Síndrome de Poland: distúrbio da a. subclávia do embrião. Gera simbraquidactilia com diminuição da FALANGE MÉDIA.

146. Transferência de Boyes para paralisia do nervo radial:
    - PR para ERLC e ERCC;
    - FRC para ECP e AbLP;
    - FSD terceiro para ECD (via membrana interóssea);
    - FDS quarto para ELP e EPI (via membrana interóssea).

147. Oposição do polegar: abdução; flexão; pronação.

    Retroposição: adução; extensão; supinação.

148. Lesões da banda sagital que não causam subluxação do ECD podem ser tratadas com enfaixamento ao dedo adjacente por 4 semanas. Dor no local pode persistir por um ano.

149. No acesso cirúrgico anterior ao rádio de Henry, o plano internervoso encontra-se:
    - distalmente, entre os músculos braquiorradial e flexor radial do carpo;
    - proximalmente, entre o braquiorradial e o pronador redondo.

150. O sinal de Wartemberg (incapacidade de aduzir ativamente o dedo mínimo previamente abduzido passivamente) é gerado pela ação do músculo extensor do dedo mínimo sem oposição do terceiro interósseo volar.

151. Amplitude de excursão dos tendões:
    - flexores e extensores do punho = 33 mm;
    - extensores dos dedos e extensor longo do polegar = 50 mm;
    - flexores dos dedos = 70 mm.

152. Piores resultados na duplicação do polegar: tipos III, V e VI.

153. Luxação lateral da IFP:
    - lesão crítica: ruptura do LCL e avulsão ao menos parcial da placa volar da falange média;
    - ao exame: estresse com abertura > 20° (em extensão) indica lesão completa do LCL+ ao menos um estabilizador secundário.
    - se não reduzir: interposição da bandeleta lateral.

154. Clinodactilia: 1 a 19,5% da população. Normalmente isolada. Autossômica dominante com penetrância maior em homens.

155. Classificação de Kalainov para doença de Preiser:
    1- osso inteiro. Colapsa com qualquer tratamento;
    2- parcial no osso. Pode não colapsar.
156. Broto do membro superior aparece com 26 dias: embrião está com 4 mm.
157. Mão torta ulnar: um a cada 25 mil nascidos vivos; esporádica; não associada com anormalidades sistêmicas; associada com anormalidades musculoesqueléticas; unilateral; em 90% faltam dedos; 30% têm sindactilia; 70% têm anormalidade do polegar.
158. Acrossindactilia: bilateral em 50% e associada a ausência de dedos em 50%.
159. Luxação congênita da cabeça do rádio: 60% associadas a outras anomalias do membro superior. Normalmente não está associada a anomalias fora do membro superior.
160. Tratamento cirúrgico do dedo em martelo: 41% de complicações. Mais comum é necrose de pele.
161. Desvio aceito pelo polegar em fratura:
    15 a 20° no plano frontal;
    20 a 30° no plano lateral.
162. Exame da IFP:
    - em flexão de 30°: testa-se LCL;
    - em extensão: testam-se estabilizadores secundários (osso, lig. colateral acessório e placa volar).
163. Tumor glômico: 50% subungueal.
164. Ângulo intraescafoide (no plano coronal):
    Normal: 24°;
    Humpback: > 45°.
165. Fratura do trapézio: terceira mais comum do carpo.
    Mais comum: vertical intra-articular (tipo IV).
    - Se da tuberosidade:
    1- base;
    2- ponta.
166. Melhor incidência de Rx para pisiforme: perfil supinado em 45° com leve hiperextensão (NÃO É *CARPAL TUNNEL VIEW*!!!).
167. Tendões extensores rompem muito mais frequentemente do que flexores na artrite reumatoide.
168. Avanço conseguido com o retalho de Moberg: controvérsia dentro do próprio livro: pág.1677 cita >1 cm e <2 cm sem liberação proximal e na mesma página, posteriormente, diz que é de 1,5 cm e, se for feita liberação proximal, 2,5c m. Pág. 1714 diz 1 cm.

palavras-chave

Bruno Ferreira Gonçalves
Alexwell Rodrigues Campos Segalla

10

More Common e *Most Common*

Capítulo 2 – Infecções Agudas

1. A mão é bem vascularizada e por isso está menos suscetível a infecção pós-operatória. *S. aureus* é o patógeno mais comum após cirurgias limpas.
2. Paroníquia é a infecção mais comum da mão.
3. Embora a maioria das paroníquias sejam infecções mistas, o germe mais comum é o *S. aureus*.
4. Marsupialização do eponíquio é o tratamento cirúrgico mais comum para paroníquia crônica.
5. Na infecção do tipo félon, o organismo mais comumente cultivado é o *S. aureus*.
6. Os organismos mais comumente responsáveis pela tenossinovite flexora piogênica são *S. aureus* e *Streptococcus* beta-hemolítico.
7. Infecções no espaço de Parona resultam, mais comumente, de extensão de infecções nas bursas radial ou ulnar; infecções nesses três espaços raramente ocorrem isoladas; mais comumente estão associadas a infecção na bainha dos tendões flexores do polegar e do mínimo.
8. Infecções nos espaços profundos palmares são causadas mais comumente por trauma penetrante.
9. Infecções nas comissuras começam, mais comumente, na superfície volar.
10. *S. aureus* e *Streptococcus* são os germes mais comuns na artrite séptica.
11. Osteomielite na mão é rara; o osso mais comumente envolvido é a falange distal; organismos: *S. aureus* e outros germes de pele.
12. *Salmonella* permanece como o germe mais comum na osteomielite hematogênica em crianças.
13. O trauma penetrante é a causa mais comum de osteomielite.
14. *Aeromonas hydrophila* é o germe mais comumente associado ao uso de sanguessugas (infecção em 18% dos retalhos).

15. Septicemia primária pode causar infecção disseminada, manifestando-se nas extremidades como fascite necrosante. Os locais mais comuns de apresentação são os MMII.
16. Infecções por mordedura devidas a socos na boca mais comumente envolvem áreas adjacentes à cabeça dos terceiro e quarto MTC na mão dominante.
17. Embora não seja o germe mais comumente cultivado, *Eikenella corrodens* é o germe mais comumente associado a infecção por mordedura humana.
18. Uma das complicações mais comumente encontradas devidas ao abuso de drogas endovenosas é a infecção de pele e partes moles.
19. Infecções de MMSS associadas a HIV: apresentação mais comum = abscesso de partes moles.
20. O tipo mais comum de fascite necrosante é o tipo I (80%) = infecções mistas; aneróbio facultativo e *Streptococcus tipo* não A/tipo 2 = *Streptococcus* tipo A.
21. Gangrena gasosa é mais comumente causada por *Clostridium perfringens*.
22. Infecções por *Anthrax*: forma mais comum de apresentação = cutânea (95% de todos os casos).
23. Lesões metastáticas em mão e no punho são mais comumente lesões acrais, com > 50% envolvendo a FD.
24. Tumor primário do pulmão é a lesão metastática mais comum na mão.
25. Estrias linfangíticas são mais comumente vistas em infecção por *Streptococcus* beta-hemolíticos.
26. Paroníquia crônica é mais comumente vista em mulheres (4:1).
27. Mordeduras por cães são mais comuns do que por gatos, mas a do gato infecta mais que a do cão (76% x 24%).

Capítulo 3 – Infecções Crônicas

1. Na América do Norte, a infecção bacteriana mais comum é a nocardiose e a fúngica é a esporotricose.
2. Hanseníase é a infecção crônica mais comum nas mãos em países subdesenvolvidos.
3. As infecções fúngicas mais comuns na mão são cutâneas e normalmente tratadas por dermatologistas.
4. A infecção de pele mais comum causada por micobactéria não tuberculosa é provocada por *M. marinum*.
5. O punho é a articulação mais comumente infectada por *M. tuberculosis* nos MMSS; pode ser hematogênica ou por contiguidade com tenossinovite.
6. Osteomielite por tuberculose: falanges e MTC são as formas mais comuns nas crianças (ordem: FP, FM, FD e MTC).
7. Nervo ulnar é o mais comumente (e primeiro) envolvido por hanseníase nos MMSS.
8. Garra ulnar na mão é a deformidade paralítica mais comum da hanseníase; segunda: garra combinada de ulnar e mediano.

9. Sarna (escabiose) afeta mais comumente regiões interdigitais da mão ou do pé, inguinal, fossa poplítea.

Capítulo 4 – Dupuytren

1. Dupuytren é a desordem hereditária mais comum do tecido conjuntivo.
2. Idade mais comum ao diagnóstico = "50 e poucos a 60 e poucos".
3. Pacientes têm em média dois a três dedos afetados: anular e mínimo são os mais comuns.
4. Nódulos dorsais afetam mais comumente a IFP.
5. Contratura de Dupuytren é a causa eletiva mais comum de amputação de dedo.

Capítulo 5 – Lesão dos Tendões Extensores

1. Variações anatômicas mais comuns: músculos acessórios e tendões associados a extensores do punho.
2. Dedo em martelo mais comum = Doyle I (lesão fechada com ou sem avulsão dorsal).
3. Complicação mais comum após cirurgia para dedo em martelo = necrose de pele.
4. Lesões do ECD na zona 8 afetam mais os dedos médio e anular.
5. Rupturas fechadas das bandas sagitais são mais comuns que lacerações abertas; usualmente envolvem a banda sagital dos dedos médio e anular após extensão resistida do dedo ou trauma direto no dorso da MTF.

Capítulo 6 – Lesão dos Tendões Flexores

1. Adesão (e consequente rigidez) é a complicação mais comum após reparo de tendão flexor intrassinovial.
2. Tendão doador mais comum para reconstrução tendínea palma-ponta do dedo = palmar longo; antebraço-ponta do dedo = plantar delgado.

Capítulo 7 – Fraturas de Metacarpos e Falanges

1. São as fraturas mais comuns dos MMSS.
2. Fratura da cabeça do MTC: fraturas cominutivas são mais comuns; complicação mais comum = rigidez.
3. Fratura mais comum na mão = FD.
4. Fraturas de falanges: espirais e oblíquas são mais comuns na FP; transversa na FM.

Capítulo 8 – Luxações e Lesões Ligamentares dos Dedos

1. Lesão ligamentar mais comum na mão = IFP.
2. Luxação da IFP – complicação mais comum = rigidez (imobilização prolongada).
3. Luxações irredutíveis da IFP ou IF polegar: mais comum = interposição da placa volar rompida proximalmente (lembrando que a lesão da placa volar mais comum é distal e a de ligg. colaterais é proximal).
4. Lesões agudas do LCU do polegar podem estar associadas a vários padrões de fratura; avulsão da base ulnar da FP é o padrão mais comum.
5. A complicação mais comum do reparo do LCU é a neuropraxia de ramos do nervo sensitivo radial.
6. Lesões do LCU são dez vezes mais comuns que do LCR.
7. Lesões do LCU são mais comuns na inserção distal.
8. LCR: lesa em igual frequência as inserções proximal e distal; algumas vezes, lesa na substância do ligamento.

Capítulo 9 – Perioníquio

1. Acidentes com portas são as formas mais comuns de trauma do perioníquio.
2. Infecções subungueais do perioníquio são a forma de infecção mais comum na mão.
3. Paroníquia crônica é mais comumente causada por germes gram-negativos e fungos, primariamente *Candida*.
4. Hematoma subungueal é a causa mais comum de pigmentação subungueal no adulto, mesmo quando não há história de trauma.
5. Os gânglios da articulação interfalangeana distal são incorretamente conhecidos como cistos mucinosos; são os tumores que mais comumente deformam o leito ungueal.
6. Carcinoma de células escamosas (CEC), embora incomum, é o tumor maligno mais comum do perioníquio e pode ser secundário a exposição à radiação. Por esse motivo, no passado, dentistas eram comumente afetados.
7. CEC no perioníquio é mais comum em homens e usualmente envolve o polegar; atraso diagnóstico é comum (confundido com paroníquia).

Capítulo 10 – Rigidez de Dedos e Mão

1. O mecanismo mais comum de contratura em flexão da IFP (independentemente da causa) é a presença de alterações patológicas no complexo da placa volar.
2. Adesão do tendão extensor é a causa mais comum de contratura em extensão da IFP.

Capítulo 11 – Artrose da Mão e do Polegar

1. A IFD é mais comumente afetada, mas a IFP é mais sintomática.
2. A complicação mais comum na osteotomia do primeiro MTC e artrodese da CMC é a pseudoartrose.

Capítulo 12 – Artrodese de Punho e Artroplastia

1. Alteração degenerativa localizada secundária a AR é a causa mais comum de artrose isolada radioulnar.

Capítulo 13 – Instabilidade do Punho

1. A forma mais comum de instabilidade carpal não dissociativa radiocarpal é a translação ulnar.

Capítulo 14 – ARUD

1. Luxação dorsal da ARUD é mais comum e é causada por hiperpronação e extensão do punho, como ocorre na queda com a mão espalmada.

Capítulo 15 – Fratura do Rádio Distal

1. A causa mais comum de incapacidade no punho após fratura do rádio distal envolve o lado ulnar do punho.
2. As duas principais causas de falha da cirurgia de Darrach são ressecção excessiva da ulna distal e falha em corrigir a consolidação viciosa do rádio distal.

Capítulo 16 – Fratura dos Ossos Do Carpo

1. O escafoide é o osso mais fraturado no carpo.
2. Escafoide: fratura do colo = 70%; segunda mais comum: polo proximal (20%).
3. Fratura mais comum do escafoide em crianças = polo distal.
4. Escafoide: o tipo mais comum de pseudoartrose encontrado pelo cirurgião é no terço médio, com reabsorção no sítio de fratura e em vários graus de deformidade e perda óssea.
5. As razões mais comuns para pseudoartrose recalcitrante do escafoide são fixação interna imprópria ou ausência de enxerto ósseo, ou ambos.
6. Piramidal é o segundo osso mais comumente fraturado no carpo.

7. A fratura da cortical dorsal do piramidal é de longe a mais comum, respondendo por cerca de 93% de todas as fraturas.
8. Fraturas do corpo do piramidal são as segundas mais comuns desse osso.
9. Trapézio é o terceiro osso mais comumente fraturado; fratura intra-articular vertical é o padrão mais comum.
10. A complicação mais comum associada a excisão do gancho do hamato é a lesão ao ramo motor do nervo ulnar.
11. Fraturas transversas do pisiforme são mais comumente associadas a contração súbita do FUC (é o padrão mais comum no pisiforme).
12. Fraturas do gancho do hamato são relativamente raras na população em geral, mas mais comuns em atletas.

Capítulo 17 – Artroscopia do Punho

1. O mecanismo de lesão mais comum do CFCT é queda com mão espalmada.
2. A articulação CMC do polegar é a mais comum da mão a desenvolver artrose.

Capítulo 18 – Fratura do Úmero Distal

1. A exposição nas fraturas do úmero distal ocorre mais comumente na região posterior.
2. Nas fraturas articulares parciais, as fraturas da coluna lateral são mais comuns que as da coluna medial.
3. Fratura extra-articular intracapsular = transcolunar (diferente de supracondilar por estar dentro da cápsula); incomum em adultos; usualmente mais comum em idosos com osso osteopênico.

Capítulo 19 – Fratura da Cabeça do Rádio

1. A fratura da cabeça do rádio é a fratura mais comum do cotovelo.
2. Pseudoartrose está frequentemente associada a necrose avascular; mais comum em fraturas desviadas do colo.

Capítulo 21 – Desordens do Eixo do Antebraço

1. Rigidez da mão e perda da supinação estão entre as complicações mais comuns dos traumas no antebraço.
2. Pseudoartrose isolada da ulna ocorre mais comumente no terço médio.
3. A maioria das pseudoartroses do antebraço é atrófica ou oligotrófica.

4. Pseudoartrose hipertrófica é mais comum em fraturas tratadas conservadoramente ou com dispositivos intramedulares.

Capítulo 25 – Tendinopatias do Cotovelo

1. Sugere-se que a causa da epicondilite medial seja esforço repetitivo, levando a microtraumas na origem muscular no epicôndilo medial; mais comum no pronador redondo e no FRC.
2. Lesões no tendão do tríceps: avulsão da inserção óssea é o padrão de lesão mais comum.

Capítulo 28 – Neuropatias Compressivas

1. A Neuropatia Hereditária com suscetibilidade a Paralisia por Pressão (HNPP) afeta mais comumente o nervo ulnar nos MMSS e o fibular nos MMII.
2. A compressão de nervo mais comum nos MMSS é a do nervo mediano no túnel do carpo.
3. O padrão mais comum de emergência do ramo motor do nervo mediano na mão é extraligamentar recorrente (de acordo com Lanz).
4. O nervo ulnar é mais frequentemente comprimido no túnel cubital.
5. Recorrência de síndrome do túnel do carpo: causa mais comum = descompressão inadequada.

Capítulo 29 – Desfiladeiro Torácico

1. Tipo mais comum = forma neurogênica eletricamente negativa (> 95%).
2. Triângulo interescalênico é o local mais comum de compressão.
3. Compressão venosa é mais comum do que compressão arterial.

Capítulo 30 – Lesão de Nervo e Reparo

1. O nervo radial é o maior ramo terminal do plexo braquial; é provavelmente o mais comumente lesado nos MMSS.

Capítulo 32 – PC e TCE

1. A posição de repouso mais comum no ombro de um paciente com espasticidade em RI.

Capítulo 31 – Princípios de Transferências Tendinosas nas Lesões De Nervos

1. Falha na correção da deformidade em garra devida a lesão do nervo ulnar é mais comum no dedo mínimo do que no anular (após transferências tendinosas).

Capítulo 34 – Lesão do Plexo Braquial

1. A maioria das lesões traumáticas é devida a tração ou estiramento.
2. Os elementos do plexo estão mais comumente em continuidade após lesão por armas de fogo.
3. Nervo doador mais comum para tratamento de lesões do plexo = sural.
4. Grácil é o músculo mais usado para transferência de músculo livre funcional.
5. Nas lesões infraclaviculares ou de ramos terminais, poucos padrões são mais comumente vistos: fascículo posterior (radial e axilar); axilar isolado; supraclavicular.

Capítulo 36 – Deformidade das Mãos e dos Dedos

1. Sindactilia isolada: terceira comissura é mais comumente afetada.
2. Padrão mais comum de sindactilia complexa: fusão lado a lado no nível da FD.
3. Na síndrome de Apert, anomalias do cotovelo envolvem mais comumente a articulação radiocapitelar.
4. Síndrome de Poland: dedos centrais são mais comumente afetados.
5. Braquidactilia: falange mais afetada = FM (último componente do esqueleto digital a se ossificar); dedos mais afetados = segundo e quinto.
6. Clinodactilia se apresenta mais comumente como uma inclinação radial isolada do quinto dedo.
7. A forma mais comum de macrodactilia é a de anomalia isolada associada a lipofibromatose do nervo proximal (tipo I, classificação de Flatt).

Capítulo 37 – Deformidades do Polegar

1. A duplicação do polegar mais comum é a tipo IV de Wassel (no quadro; no texto fala de "cabeça do MTC bífida" como mais comum – seria, nesse caso, o tipo V).

Capítulo 38 – Deformidades do Punho e do Antebraço

1. Mão torta radial é uma condição incomum, embora seja o tipo mais comum de deformidade longitudinal congênita.

2. Deformidade transversa: o nível mais comum de falha de formação é a parte proximal do antebraço ou abaixo do cotovelo seguida por transcarpal, antebraço distal, através do úmero (acima cotovelo).
3. Luxação congênita da cabeça do rádio é a anomalia congênita mais comum do cotovelo; bilateral; anterior.
4. Tipo mais comum de deformidade do antebraço devida a exostose múltipla hereditária é o tipo I de Masada.

Capítulo 39 – Artrogripose

1. Rigidez é a complicação mais comum após liberação de qualquer camptodactilia.

Capítulo 40 – Paralisia Braquial Obstétrica

1. Envolve mais comumente C5-C6 (Erb's); segunda mais comum: C5-C7 (Erb's *plus*).
2. Quando raízes baixas são envolvidas, lesões pré-ganglionicas de C8 e TI são mais comuns.
3. A causa mais comum de cirurgia na PBO é a presença de contraturas.

Capítulo 41 – Fraturas na Criança: Mão, Punho e Antebraço

1. A fratura mais comum no escafoide infantil é do polo distal.
2. Fraturas no colo das falanges ocorrem mais na falange média dos dedos das bordas da mão.
3. O dedo mínimo é o mais comumente fraturado na mão; a falange proximal é a mais comumente fraturada.
4. Lesões fisárias mais comuns na mão são do tipo Salter-Harris II na FP.
5. Fraturas da diáfise antebraço em crianças são as lesões esqueléticas que mais comumente requerem tratamento cirúrgico.
6. Fraturas diafisárias do antebraço são as fraturas expostas mais comuns dos MMSS e o local mais comum de refratura na população pediátrica.
7. Refraturas na diáfise dos ossos do antebraço ocorrem em 4 a 8% dos pacientes; tipicamente ocorrem em homens (mais comumente do que em mulheres), aproximadamente 6 meses após a fratura inicial.
8. Enxerto ósseo vascularizado da crista ilíaca: necessidade de revisão da anastomose é mais comum do que na fíbula vascularizada.

Capítulo 51 – Síndrome Compartimental

1. Síndrome compartimental na mão é mais comumente associada a injeções intravenosas.
2. Nos adultos, as fraturas da extremidade superior mais associadas à síndrome compartimental são as do rádio distal e dos dois ossos do antebraço.
3. Os padrões de fratura pediátrica mais frequentemente associados à síndrome compartimental no antebraço são fraturas dos dois ossos do antebraço e fratura supracondiliana do úmero associada a fratura do rádio distal (isto é, cotovelo flutuante).

Capítulo 52 – Acidentes com Animais Peçonhentos

1. Envenenamentos por lagartas são as lesões mais comuns de todas por animais peçonhentos ao redor do mundo.
2. Peixes venenosos: germes que mais causam infecção: *Edwardsiella tarda*, *Vibrio species* e *Aeromonas hydrophila*.

Capítulo 53 – Síndrome da Dor Complexa Regional

1. MMSS são mais envolvidos que MMII; fratura é o evento precipitante mais comum.

Capítulo 55 – Artrite Psoriatica e Artrite Reumatoide

1. Em contraste com a AR, paciente com artrite psoriática tendem a ter extensão da MTF, e não flexão.
2. A deformidade mais comumente vista na mão psoriática é a flexão da interfalangeana proximal sem hiperextensão da articulação distal.
3. Na AR, a ruptura tendinosa mais comum entre os flexores é FLP.
4. AR: STC é a manifestação mais comum da tenossinovite flexora no nível do punho.
5. Embora a ruptura espontânea do ELP possa causar queda ou extensão incompleta da IF do polegar, mais comumente o paciente mantém a capacidade de extensão da articulação. Os intrínsecos podem estender a articulação até o neutro; ELP é necessário para hiperextensão.

Capítulo 56 – Tendinopatias

1. A tendinite calcificante da mão/punho, ocorre mais comumente no tendão do FUC, em homens (5:1), dos 40 aos 60 anos (rara em crianças).
2. A forma mais comum de dedo em gatilho é a primária: mulheres, saudáveis, meia-idade; duas a seis vezes mais comum do que em homens.

3. Pacientes com múltiplos dedos em gatilho, o mais comumente afetado é o polegar seguido de anular, médio, mínimo e indicador.
4. Tendinite por deposição amiloide ocorre mais comumente em pacientes com IR submetidos a hemodiálise.

Capítulo 57 – Mão Queimada

1. MMSS são a área anatômica mais comumente queimada (89%).
2. A deformidade mais comum do polegar é a contratura em adução.
3. Liberação de contratura em flexão de dedos e palma é um dos procedimentos mais realizados em mãos queimadas.

Capítulo 58 – Tumor de Pele e Mmss

1. Nevo melanocítico é uma proliferação benigna de melanócitos; nevos são os tumores mais comuns em humanos.
2. Embora o CBC seja o CA de pele mais comum nos humanos, na mão é raro. CEC é muito mais comum na mão.
3. Melanoma subungueal afeta mais comumente o polegar nos MMSS.
4. Tumor de células sudoríparas ocorre mais comumente na palma.

Capítulo 59 – Tumor Ósseo e de Partes Moles

1. Gânglios são os tumores de partes moles mais comuns na mão.
2. Gânglios: local mais comum é dorsal sobre o lig. escafolunar; o segundo é o volar no punho; o terceiro é a bainha do tendão flexor em AI.
3. Ressecção de gânglios: complicação mais comum = recorrência precoce.
4. Lipofibromas ou hamartomas lipofibromatosos são tumores incomuns dos nervos periféricos que, quando envolvem os MMSS, são mais comuns no mediano; a massa é mais comumente notada na infância e na adolescência.
5. Lipomas são mais comumente subcutâneos ou intramusculares.
6. TCG da bainha de tendão é o segundo tumor mais comum na mão (o primeiro é o cisto sinovial).
7. Schwannoma ou neurilemoma é o tumor de nervo benigno mais comum nos MMSS; mais comum em superfície flexora de antebraço ou mão, na quarta, quinta ou sexta década.
8. Sarcomas de partes moles dos MMSS mais comumente metastizam para pulmão ou linfonodos regionais.
9. Sarcoma sinovial mais comumente ocorre na região do carpo; raramente é visto nos dedos.

10. Sarcoma epitelioide é considerado o sarcoma de partes moles mais comum no antebraço e na mão.
11. Encondroma é um tumor benigno cartilaginoso que é o tumor ósseo primário mais comum na mão; lesão monostótica é mais comum na quarta década; local mais comum = FP.
12. Condroma periosteal é mais comumente visto em homens em segunda e terceira décadas de vida.
13. Osteocondroma é uma das lesões ósseas mais comumente vistas no esqueleto, mas não é frequente na mão.
14. Quinze por cento dos osteomas osteoides ocorrem na mão e no punho; mais comum na FP e no carpo; na FM é raro.
15. Cisto ósseo aneurismático: lesões na mão ocorrem na segunda década de vida; com mesma prevalência em homens e mulheres; MTC mais acometidos que falange; alta taxa de recorrência.
16. TCG ósseo: início na quarta década; local mais comum na mão = MTC e falanges. Condrossarcoma: tumor ósseo primário maligno mais comum na mão; FP e MTC mais comumente afetados; raro FD ou carpo.
17. Ewing: raro na mão; local mais comum = MTC e falanges, com envolvimento extenso de partes moles.
18. Fibroma condromixoide: em ossos longos é geralmente excêntrico; na mão é mais comumente central.

Capítulo 60 – Desordens Vasculares da Mão

1. Atualmente, a principal causa de aterosclerose nos MMSS é a combinação de diabetes e insuficiência renal.
2. Formação de trombose arterial por trauma fechado é mais comum na artéria ulnar na palma da mão.
3. Aneurismas na mão são mais vistos na artéria ulnar, secundários a síndrome do martelo hipotenar.
4. Tumor glômico na mão é mais comumente subungueal.

Mostly, Mainly, Most Frequent, Frequently, Pathognomonic, Predominantly

Capítulo 1 – Anestesia

1. Os nervos que transmitem a sensação de dor são predominantemente desmielinizados.
2. Para cirurgia na extremidade distal dos MMSS, o bloqueio de escolha é mais frequentemente guiado por USG, infraclavicular.

Capítulo 2 – Infecções Agudas

1. Infecção por anaeróbios é menos comum, mas deve ser considerada mais frequentemente em diabéticos e usuários de drogas injetáveis.
2. Infecções por MRSA frequentemente têm aparência de lesão de pele com dermonecrose.
3. Félon: deformidade na polpa, mais comumente atrofia; ocorre frequentemente e é permanente.
4. *Pasteurella multocida* é frequentemente cultivada em infecções causadas por mordedura de animais.
5. Infecção herpética nos dedos: polegar e indicador são os mais frequentemente infectados.
6. Gangrena gasosa: Rx frequentemente demonstra gás nos tecidos moles.
7. Lesões por injeção de alta pressão: o indicador não dominante é mais frequentemente envolvido; infecção não é, frequentemente, um componente dessa lesão.
8. Complicação mais frequente da paroníquia é a extensão para a polpa através de orifício ao lado da unha.
9. Infecções associadas com HIV: germes mais frequentemente isolados = *Streptococcus* e *Staphylococcus*.
10. Osteomielite hematogênica em mão e punho é rara. Em crianças imunocompetentes estas infecções ocorrem predominantemente nas metáfises radial e ulnar.

Capítulo 3 – Infecções Crônicas

1. Nas reações hansênicas, o edema articular é simétrico e ocorre principalmente no punho, MTF e IFP; assemelha-se a artrite reumatoide.
2. Tenossinovite por micobactéria não tuberculosa é mais comum que por tuberculosa e aparece mais frequentemente da quarta à sétima década de vida.
3. Osteomielite por tuberculose (TBC) em mãos de crianças: FP, FM, FD e MTC são envolvidos nessa ordem; segundo, terceiro e quarto dedos são envolvidos mais frequentemente.
4. Abscesso de nervo na hanseníase: mais frequente no nervo ulnar (58%); raro no mediano (7%) ou no radial; cutâneo medial do braço e antebraço respondem por 35%.
5. Bursite por TBC é rara; as bursas mais frequentemente infectadas nos MMSS: subdeltoide, seguida por olécrano e bicipitorradial.
6. Forma mais comum de prototecose (infecção causada por alga) nos MMSS é a bursite de olécrano; *P. wickerhamii* é a infecção por alga mais frequente nos MMSS.
7. Eosinófilos produzem anticorpo contra parasitas multicelulares e eosinofilia é patognomônica de infecção por parasitas (helmintos).
8. Dermatose neutrofílica é uma doença ulcerativa dérmica em que as bordas da úlcera estão cheias de neutrófilos. Tem quatro tipos: (1) pioderma gangrenoso "clássico" (PG); (2) PG atípico ou bolhoso; (3) PG pustular e (4) PG vegetativo. A forma ulcerativa clássica é a mais comum e a lesão patognomônica é uma úlcera com borda arroxeada elevada.
9. Tuberculose subcutânea (úlcera de Buruli) – bactéria *Mycobacterium ulcerans*. Lesão patognomônica: úlcera indolor com margens indeterminadas e tecido necrótico central com pele hiperpigmentada e brilhante ao redor.
10. A manifestação mais comum de tuberculose e micose na mão é tenossinovite crônica. Artrite e osteomielite aparecem em seguida, em ordem de frequência.
11. Espessamento de nervos é patognomônico da hanseníase.
12. Perda de sensibilidade demonstrável, em uma área especifica da pele, é sinal único e patognomônico de hanseníase.
13. Mucormicose é uma infecção fúngica aguda e crônica caracterizada por infecção vascular, arterial e trombose venosa, e por infarto tecidual gangrenoso e necrose.
14. Mucormicose cutânea envolve predominantemente epiderme e derme (escara), e necrose tecidual e gangrena desenvolvem secundariamente a invasão vascular do tecido subcutâneo e artérias maiores, respectivamente.
15. Dois tipos de verrugas cutâneas são disseminados nas mãos. Verruga vulgar comum é uma "pequena montanha" e representa 95% do total. A segunda mais comum é a verruga plana (5%). Ambas são predominantes em crianças, mas também afetam adolescentes e adultos jovens.
16. Sarcoma de Kaposi é uma desordem vascular que, nos EUA, é vista predominantemente em homens infectados por HIV.

Capítulo 4 – Dupuytren

1. Contraturas da IFP do quinto dedo têm prognóstico pior e maiores taxas de recorrência que outras IF, independentemente da técnica cirúrgica usada.

Capítulo 5 – Tendão Extensor

1. Dedo em martelo: os dedos mais frequentemente envolvidos são mínimo, anular e médio, na mão dominante, em homens.
2. Alongamento do mecanismo extensor sobre a FM ou IFD de 1 mm pode resultar em um déficit de extensão de 25°; alongamento de 0,5 mm gera déficit de 10° (explica frequente déficit residual de extensão no dedo em martelo).
3. Zona 5: mordedura humana – a laceração do tendão é frequentemente parcial e a ferida frequentemente se comunica com a articulação MTF.
4. Adesão é a complicação mais frequente do reparo do tendão extensor.
5. Subluxação ulnar do ECD atraumática, adquirida, no nível das articulações MF, é mais comum em mulheres idosas.

Capítulo 6 – Tendão Flexor

1. Complicações após enxerto de tendão flexor: ruptura do enxerto ocorre mais frequentemente na sutura distal.
2. O suprimento sanguíneo para o FLP é principalmente pela a. radial.

Capítulo 7 – Fraturas de Metacarpos e Falanges

1. Fratura da cabeça do metacarpo envolve o indicador mais frequentemente.
2. Fixação de fraturas de falanges com placa: rigidez é a complicação mais frequente.
3. Adesão após laceração de tendão ou esmagamentos é mais comumente vista nos extensores.
4. Fraturas de falanges: aplicação lateral de placas resulta em menor perda de flexão do que aplicação dorsal.
5. Fraturas de falanges espirais e oblíquas frequentemente se desviam e encurtam-se após redução e imobilização, demandando fixação.

Capítulo 8 – Luxações e Lesões Ligamentares dos Dedos

1. Fratura-luxação crônica da IFP: artroplastia com placa volar é considerada somente quando há menos de 40% de envolvimento da superfície articular.

2. Luxação dorsal da MTF é relativamente incomum; dedo mais frequentemente envolvido = indicador; seguido pelo dedo mínimo.
3. Bloqueio articular da MTF: qualquer dedo pode estar envolvido; mais comum é o dedo médio.
4. Lesão do ligamento colateral radial do polegar: subluxação volar da FP é mais frequente em lesões do LCR que do LCU; vista em pelo menos 86% das lesões completas do LCR.

Capítulo 9 - Perioníquio

1. O perioníquio é a parte mais frequentemente lesada na mão; fonte mais comum de trauma = porta; pacientes mais frequentemente afetados = crianças mais velhas e adultos jovens; dedo mais lesado = médio; parte mais lesada = parte mais distal do leito ungueal.
2. CBC ocorre mais frequentemente após exposição à radiação ou outro trauma ou exposição crônica.
3. O hiponíquio contém a maior densidade de vasos linfáticos dentre todas as áreas dermais do corpo, o que ajuda a deter infecções em uma área frequentemente exposta.
4. Incisões não devem ser feitas no eponíquio para drenar infecções; essas incisões com frequência não cicatrizam primariamente.
5. CEC: tem crescimento lento e com frequência é diagnosticado erroneamente como paroníquia.

Capítulo 13 – Instabilidade do Punho

1. Os ligamentos do punho: extrínsecos inserem-se predominantemente no osso (mais lesão intrassubstancial); intrínsecos, na cartilagem (mais avulsão).
2. Alguma pronossupinação também ocorre no punho, principalmente na articulação mediocarpal.
3. Movimento de arremesso de dardos ocorre principalmente na articulação mediocarpal.
4. Dissociação escafolunar é a instabilidade carpal mais frequente.
5. A consolidação viciosa mais frequente no rádio distal envolve encurtamento mais extensão, desvio radial e supinação do fragmento distal.
6. Fraturas-avulsões do piramidal frequentemente ocorrem no dorso.
7. De acordo com Dumontier, existem dois tipos de luxação radiocarpal: tipo I = luxação pura (raro); tipo 2 = luxação mais fratura-avulsão do estiloide radial (origem do radioescafoide e radioescafocapitato); tipo 2 é mais frequente.
8. Um teste patognomônico de dissociação lunopiramidal é o *ballottment test*, descrito por Reagan (o semilunar é firmemente estabilizado com o polegar e o indicador de uma mão, enquanto o pisiforme e o piramidal são deslocados dorsal e palmarmente com a outra mão. O teste é positivo quando há dor, crepitação e deslocamento anormal da articulação).

9. O sinal radiográfico da gaivota é patognomônico da dissociação lunopiramidal (o polo dorsal do semilunar está superposto à parte distal do capitato, acarretando uma flexão anormal desse osso. Na radiografia, as linhas distais do semilunar e do piramidal fazem um contorno como a asa de uma gaivota).

Capítulo 14 – ARUD

1. A causa mais frequente de instabilidade da ARUD é a fratura do rádio distal; no entanto, instabilidade é incomum após redução e fixação adequada do rádio distal.

Capítulo 15 – Fratura do Rádio Distal

1. Coluna ulnar: fonte mais frequente de queixas de disfunção após fraturas consolidadas de rádio distal.
2. Barton dorsal: é uma lesão rara de alta energia que ocorre predominantemente em homens jovens; correspondem a menos de 2% das fraturas do rádio distal e compartilham as seguintes características: (1) fratura da borda dorsal e (2) subluxação radiocarpal.

Capítulo 16 – Fratura dos Ossos do Carpo

1. *Core descompression* em doença de Kienböck: usada principalmente para aumentar o fluxo venoso e diminuir a congestão intraóssea.
2. Fraturas transversas do capitato ocorrem mais frequentemente; usualmente estão associadas a fratura-luxação transescafoide transcapitato perilunar.
3. Fraturas tipo I do trapézio (intra-articular vertical) são mais comuns e frequentemente acompanham uma fratura de Bennet.
4. Fraturas do gancho do hamato frequentemente se apresentam tardiamente com dor crônica na base da eminência hipotenar.
5. Fraturas do pisiforme estão frequentemente associadas a lesões digitais, carpais ou ligamentares.
6. Sensibilidade à palpação na região da tabaqueira anatômica tem se tornado sinônimo de fratura do escafoide. No entanto, isso se aplica apenas às fraturas do colo, que correspondem a 70% do total.

Capítulo 17 – Artroscopia do Punho

1. Frequentemente, a redução anatômica do intervalo lunopiramidal não é tão difícil quanto a do escafolunar.

Capítulo 18 – Fraturas do Úmero Distal

1. As fraturas simples do capitelo estão principalmente confinadas ao aspecto anterolateral do úmero distal e são acessíveis pela abordagem lateral.

Capítulo 19 – Fraturas da Cabeça do Rádio

1. Rigidez é uma sequela comum das fraturas da cabeça do rádio – perda da extensão terminal é mais frequente.
2. Fraturas desviadas estão frequentemente associadas a lesões ligamentares nos complexos lateral e medial do cotovelo e/ou membrana interóssea.

Capítulo 20 – Fraturas da Ulna Proximal

1. Fraturas de Monteggia posterior, que não envolvem a articulação ulnoumeral, ocorrem mais frequentemente no nível da metáfise proximal da ulna.

Capítulo 23 – Instabilidade Crônica do Cotovelo

1. Os ligamentos mediais do cotovelo são importantes, principalmente nos movimentos de arremesso.
2. Instabilidade recorrente é a complicação mais frequente após reconstrução do LCL.
3. Radiografias são frequentemente negativas na instabilidade rotatória posterolateral; entretanto, pequenos fragmentos de avulsão ou ossificação na origem umeral do LCL podem ser frequentemente visualizados.
4. Luxações do cotovelo frequentemente ocorrem com compressão axial, rotação externa e força em valgo; menos frequentemente, a instabilidade pode resultar de deformidade em varo aplicada ao cotovelo estendido.

Capítulo 26 – Artroscopia do Cotovelo

1. Complicações: lesões de nervos são mais frequentemente do tipo neurapraxias.

Capítulo 28 – Neuropatias Compressivas

1. Bandas fibrosas entre as cabeças superficial e profunda do pronador redondo são frequentemente consideradas como causa de compressão nos casos de paralisia do n. interósseo anterior e síndrome do pronador.

2. Síndrome do túnel cubital: testes eletrodiagnósticos são frequentemente negativos; o diagnóstico é clínico.
3. Parestesia noturna nos três dedos radiais é quase patognomônica de síndrome do túnel do carpo.

Capítulo 29 – Síndrome do Desfiladeiro Torácico (SDT)

1. Os cinco fatores predisponentes mais frequentemente citados para SDT são gênero (três vezes e meia a quatro vezes mais em mulheres), idade (adultos ativos), ocupação, localização geográfica, *status* previdenciário.
2. Recorrência de sintomas após cirurgia: mais frequentemente por tecido cicatricial ao redor do plexo ou segmento remanescente ou instável da primeira costela.
3. Achados à ENMG na musculatura intrínseca da mão são os mais precoces na SDT.

Capítulo 31 – Princípios de Transferências Tendinosas em Lesões de Nervo

1. A abdução e a oponência do polegar estão frequentemente mantidas após lesão completa do mediano: variabilidade na inervação da musculatura tenar.
2. O FCP frequentemente (79%) tem inervação dupla: mediana e ulnar.

Capítulo 32 – Paralisia Cerebral e Traumatismo Cranioencefálico

1. A posição de pronação do antebraço é causada principalmente pela espasticidade do pronador redondo.
2. A postura do ombro em RI e adução é causada principalmente pela espasticidade e/ou contratura de subescapular e peitoral maior.

Capítulo 33 – Tetraplegia

1. Causa mais frequente de lesão medular = veículos automotores; padrão mais frequente = tetraplegia incompleta.
2. No passado, transferência de deltoide para tríceps foi extensivamente usada; recentemente, a transferência do bíceps para o tríceps por via medial é usada com mais frequência.

Capítulo 34 – Lesão do Plexo Braquial

1. O grácil é o músculo mais frequentemente usado em transferência livre funcional.
2. O achado de potenciais de ação nervosa sensorial (SNAP) intactos na presença de anestesia do dermátomo é patognomônico de avulsão da raiz. Em lesões pós-ganglionares os axônios irão degenerar e o SNAP será perdido.

Capítulo 36 – Deformidade de Mãos e Dedos

1. Macrodactilia: usualmente unilateral (exceção tipo 2); afeta múltiplos dedos e é duas a três vezes mais comum que um dedo apenas. Indicador é o mais frequentemente afetado (sobretudo em combinação com polegar ou médio).
2. Nos casos sindrômicos, as sindactilias de primeira e segunda comissuras são relativamente mais frequentes.
3. Reconstrução da comissura: método mais frequentemente utilizado – *flap* retangular de base proximal do dorso.
4. Polidactilia pós-axial é frequentemente herdada por via autossômica dominante; penetrância variável (mais comum em negros).
5. Doença de Kirner: incidência de 0,15 a 0,25% da população; mulheres são afetadas duas vezes mais frequentemente que homens.

Capítulo 37 – Deformidades do Polegar

1. Os resultados da policização dependem principalmente do *status* pré-operatório do indicador e da musculatura ao redor.
2. Policização: as percepções negativas mais frequentemente citadas são circunferência fina, comprimento excessivo e angulação.
3. Na suspeita de polegar em gatilho, não é necessário nenhum exame complementar. A história e o exame físico são patognomônicos.

Capítulo 38 – Deformidades do Punho e do Antebraço

1. Mão torta radial (MTR) é frequentemente bilateral e assimétrica.
2. MTR: nervo mediano está sempre presente e frequentemente é a estrutura mais proeminente no lado radial do punho; artéria radial é usualmente ausente.
3. Deficiência transversa: próteses não melhoram a *performance* nas atividades de vida diária e frequentemente são abandonadas.
4. Sinostose radioulnar proximal: complicações mais graves = comprometimento vascular e síndrome compartimental (mais frequente em rotações > 85°).

Capítulo 40 – Paralisia Braquial Obstétrica

1. Lesão mais comum = C5-C6; segunda mais comum = C5-C7 (com essas lesões, o padrão é mais frequentemente pós-gangliônico).

Capítulo 41 – Fraturas da Criança: Mão, Punho e Antebraço

1. Fraturas da mão: dedo mínimo é o mais comumente fraturado; FP é a mais lesada; MTC fraturam mais na diáfise; falanges fraturam mais na metáfise proximal ou fise.
2. Fraturas do antebraço: fraturas de rádio e ulna no mesmo nível resultam predominantemente de forças de flexão, enquanto fraturas em níveis diferentes ocorrem devido a forças rotacionais. Extrapolando, mecanismos torsionais de ultra-alta energia podem causar lesões esqueléticas e de tecidos moles dos complexos ligamentares que estabilizam as articulações proximal e distal (ex.: fraturas-luxações de Monteggia e Galeazzi).
3. A ulna é triangular em sua secção transversa e predominantemente reta em seu alinhamento longitudinal, com a exceção de um leve arqueamento com ápice radial na região do olécrano proximal.
4. A tuberosidade bicipital e o estiloide radial estão a aproximadamente 180° um do outro.
5. O estiloide ulnar e o processo coronoide estão a aproximadamente 180° um do outro.

Capítulo 43 – Mão Esmagada

1. Porque o curativo a vácuo é um sistema fechado, a esponja deve ser trocada a cada 3 a 5 dias ou mais frequentemente.

Capítulo 44 – Reconstrução do Polegar

1. Nstrução do polegar com retalho chinês composto: o achado de vascularização predominantemente radial ou a ausência de artéria ulnar impedem o procedimento.

Capítulo 45 – Retalhos Microcirúrgicos

1. Sangramento vermelho-escuro persistente ao redor das margens de um retalho edemaciado é quase patognomônico de oclusão venosa.

Capítulo 46 – Enxerto Ósseo Vascularizado

1. A maioria dos enxertos ósseos vascularizados que não consolidam primariamente se beneficiará de um enxerto ósseo secundário; como o tempo de consolidação do enxerto de fíbula é de cerca de 6 meses e o de crista ilíaca, de 7 meses, o momento do enxerto secundário geralmente é demorado: frequentemente após 12 meses.
2. Um enxerto de fíbula de 26 a 30 cm pode ser obtido.
3. A artéria do quinto compartimento extensor mais frequentemente não fornece ramos nutrícios para o rádio.

Capítulo 47 – Transplante de Pé para a Mão

1. Após transplante de dedo do pé para mão, muitas vezes são necessários procedimentos secundários para promover melhora funcional. Tenólise é o procedimento secundário mais comumente realizado, seguido por artrodese e aprofundamento da comissura.

Capítulo 48 – Reconstrução do Polegar

1. Não infrequentemente, lesões que resultam em perda do polegar também causam destruição parcial ou amputação do dedo adjacente; as lesões mais associadas com perda do polegar são amputação parcial ou completa do indicador ou indicador e médio.

Capítulo 51 – Síndrome Compartimental

1. No subtipo "grave" da Classificação de Tsuge, reconstrução de nervo é frequentemente necessária.
2. Contratura de Volkmann: "na nossa experiência, o nervo mediano é mais frequentemente e mais severamente afetado, provavelmente devido à sua localização anatômica".
3. Complicação de transferência de músculo livre: local doador do grande dorsal frequentemente sofre formação de seroma.

Capítulo 53 – SDRC

1. Neuropatias compressivas são frequentemente vistas em pacientes com SDRC (podem ser a causa ou secundária); mais frequentemente o n. mediano é afetado no canal carpiano. Envolvimento no cotovelo é menos frequente.
2. MMSS são envolvidos mais frequentemente que MMII e fraturas são o evento precipitante mais comum; tabagismo está estatisticamente ligado a SDRC.

3. A clássica progressão distrófica de aguda (< 3 meses) para distrófica (3 a 6 meses) e para crônica (> 6 meses) ocorre infrequentemente devido à variabilidade individual e aos efeitos do tratamento parcial.
4. Terapia medicamentosa é frequentemente combinada com outras terapias porque as drogas usadas isoladamente em geral promovem alívio incompleto em 80% dos pacientes.
5. O papel dos receptores α-adrenérgicos e do fluxo sanguíneo local em SDCR mantida simpateticamente é bem documentado e o alívio da dor após injeção intravenosa de fentolamina, agonista misto α1 e α2, é considerado patognomônico para SDCR tipo I (clássica, não associada a lesão nervosa).

Capítulo 55 – Artrite Psoriatica e Artrite Reumatoide

1. Embora o achado radiográfico mais frequente na mão psoriática seja a osteólise, anquilose espontânea pode ocorrer; é comum que na IFD haja fusão espontânea, mas também pode ocorrer na IFP; a maioria dos pacientes tem combinação de osteólise e fusão articular; anquilose da MTCF não ocorre.
2. LES: as deformidades articulares ocorrem sem destruição erosiva da cartilagem articular como em outras formas de artrite; punho, dedos e polegar são os locais mais acometidos.
3. Esclerodermia: a deformidade mais frequente é a contratura em flexão progressiva da IFP.
4. Complicações de sinovectomia dorsal na artrite reumatoide são incomuns; a causa mais frequente no atraso na cicatrização é a presença de hematoma sob os *flaps* de pele dorsal (pele fina, especialmente se há uso de corticoide).
5. A complicação mais frequente após ressecção da ulna distal é a rotação dolorosa do antebraço.
6. Osteólise: colapso dos dedos pode ocorrer em pacientes com artrite reumatoide, mas é mais frequentemente visto em pacientes com artrite psoriática.
7. Nódulos reumatoides: ocorrem frequentemente na região do olécrano e na superfície extensora do antebraço.
8. No punho, o estiloide ulnar, a cabeça ulnar e a porção média do escafoide são com frequência os locais mais precocemente envolvidos pela sinovite reumatoide.
9. Artrite reumatoide: a área mediocarpal é a última envolvida e frequentemente preservada, mesmo quando a região radiocarpal está afetada, porque a sinóvia é concentrada em áreas abundantes em ligamentos.
10. Pacientes com lúpus são predominantemente mulheres, com taxa de 9:1. Essa condição é mais comum em negras, com idade de início entre 15 e 25 anos. Envolvimento da mão pode incluir edema simétrico, hipersensibilidade, dor ao movimento e rigidez matinal. Doença de Raynaud é comum.

Capítulo 56 – Tendinopatias

1. Tenossinovite da AR é mais comum na borda ulnar do punho, sobre a ARUD e mais frequentemente envolve os quarto, quinto e sexto compartimentos dorsais.
2. Tendinite calcificante tem o diagnóstico atrasado com frequência, presumivelmente devido à confusão com infecção.
3. Sarcoidose pode se manifestar como tenossinovite flexora; é mais comum em mulheres; afeta dez vezes mais negros que brancos.
4. De Quervain: Finkelstein descreveu o exame patognomônico que leva seu nome: pegue o polegar do paciente e rapidamente abduza a mão ulnarmente e a dor no estiloide será excruciante.
5. Tendinite do FRC: dor é mais forte na dobra flexora palmar no nível da tuberosidade do escafoide. Aumento de dor com flexão resistida e desvio radial são patognomônicos do processo.

Capítulo 57 – Mão Queimada

1. Cotovelos devem ser mantidos em extensão porque a contratura em flexão é a deformidade mais frequente.
2. O dorso da mão é frequentemente envolvido em lesões por chamas ou explosões; lesões na palma são mais comumente encontradas em exposições químicas, queimaduras por atrito ou lesões de alta voltagem.
3. Atenuação ou ruptura da tira central do aparelho extensor na IFP é uma das complicações mais frequentes após queimaduras profundas dorsais.
4. Bolha = equivalente cutâneo de acumulação de edema intercelular; é mais encontrada em queimaduras de segundo grau e menos frequente nas de terceiro grau.

Capítulo 58 – Tumores de Pele nos MMSS

1. A ceratose actínica é a condição cutânea pré-maligna mais comum (também conhecida como ceratose solar ou senil).
2. Ceratose seborreica é mais comum em pacientes de meia-idade e idosos; é mais frequente nos MMSS e troncos do que nas mãos.
3. Melanoma lentiginoso acral: é o tipo de melanoma mais comum em pessoas que em geral não apresentam melanoma; o diagnóstico é frequentemente tardio porque as lesões ocorrem em áreas usualmente não examinadas.
4. Dermatofibroma: pode haver uma necrose por pressão sobrejacente levando a uma característica quase patognomônica de umbilicação central.
5. Fibromatose digital infantil: corpos de inclusão eosinofílicos intracitoplásmicos são achados histológicos patognomônicos.

Capítulo 59 – Tumores Ósseos e de Partes Moles

1. Cisto de inclusão epidermal: mais frequente em FD do dedo médio esquerdo e polegar em homens, nas terceira e quarta décadas.
2. Rabdomiossarcoma: tumor maligno (células redondas) mais comum na infância, mas incomum na mão.
3. Biópsia incisional é frequentemente a técnica mais apropriada para diagnóstico de massas ósseas e de partes moles.
4. Hamartoma lipofibromatoso: tumor incomum de nervos periféricos, que nos MMSS mais comumente envolve o nervo mediano; massa intimamente associada às fibras nervosas; tentativas de excisão parcial ou dissecção interfascicular frequentemente resultam em perda motora ou sensitiva permanente.
5. A complicação mais comum após cirurgia para tratamento da bossa carpometacarpal é a persistência da massa.

Capítulo 60 – Desordens Vasculares da Mão

1. Sensibilidade ao frio é a manifestação precoce mais comum do vasoespasmo e afeta até 10% da população e até 30% das mulheres na pré-menopausa.

EXTRAS

Eisenhower Pego de Sales Filho

12

Retalhos Pediculados Mais Usados em MMII

Retalho do Músculo Gastrocnêmio Medial

Irrigação
- Artéria sural medial (ramo da poplítea).

Indicação
- Cobertura de terço proximal da tíbia e aspectos medial e anterior do joelho.

Características
- Possui suprimento sanguíneo confiável.
- Mattes e Nahai tipo I.
- Eixo de rotação proximal.
- Obs.: também existe o retalho do gastrocnêmio lateral, suprido pela artéria sural lateral (menos usado porque possui menor arco de rotação e menor volume, além de o nervo fibular comum estar muito próximo).

Resumo da técnica
- Paciente em decúbito dorsal e leve flexão do joelho. Torniquete é insuflado. Realizada incisão 2 cm posterior à borda posteromedial da tíbia, com leve desvio proximal em direção à fossa poplítea. Incisão da fáscia na mesma linha da incisão cutânea, com cuidado para não lesar veia e nervo safenos. Feita, então, incisão da aponeurose delgada e a cabeça medial é descolada do solear por dissecção romba com o dedo. Identifica-se o espaço entre as duas cabeças. O tendão da cabeça medial é separado dos demais distalmente, no tendão de Aquiles, por incisão. É feita liberação de distal para proximal entre as duas cabeças do gastrocnêmio. Deve-se tomar cuidado com o nervo sural,

que entra entre as duas cabeças. O músculo, já liberado, pode ser rodado para o local desejado. Se for necessária rotação maior, pode-se prolongar a incisão cutânea proximalmente e desinserir a origem do músculo no fêmur, de forma que ele fique ligado apenas pelo pedículo. Faz-se fechamento primário da incisão de pele e enxerto de pele cobrindo o músculo.

Retalho do Músculo Solear

Irrigação
- Artérias tibial posterior e fibular.

Indicação
- Cobertura de terço médio da perna.

Características
- Possui suprimento sanguíneo confiável.
- Variação muito grande de volume entre indivíduos.
- Pode ser feito apenas hemissolear medial, caso seja necessário volume menor;
- Eixo de rotação proximal, apenas. Eixo distal pode não ser suficiente para o suprimento sanguíneo (Mattes e Nahai tipo II).

Resumo da técnica
- Paciente em decúbito dorsal com membro em rotação externa e leve flexão do joelho. Incisão I cm posteriormente à borda medial da tíbia estendendo-se do quarto proximal da perna ao tendão de Aquiles. Fáscia profunda incisada em linha com a pele, tomando cuidado para não lesar veia e nervo safenos. Plano entre gastrocnêmio e solear é identificado e vasos que passam nesse plano são ligados ou cauterizados. Após, separação entre eles pode ser feita com o dedo até o mais distal possível. Distalmente, o solear é separado da fáscia que o separa do compartimento profundo da perna, que deve ser preservada para evitar lesão do n. tibial posterior. Alguns ramos arteriais menores que penetram o solear devem ser ligados. Dentre esses ramos, pode haver um maior a meio do caminho entre o maléolo medial e o joelho, que também deverá ser ligado. A origem proximal do músculo deve ser preservada, pois é o eixo de rotação. A essa altura, falta liberar apenas a parte distal do solear do gastrocnêmio, onde há uma aponeurose profunda que se une à aponeurose do gastrocnêmio para formar o tendão de Aquiles. A partir de certo ponto, a dissecção romba com o dedo não é mais possível e a aponeurose do solear deve ser cortada. Assim, pode-se rodar o retalho muscular para o local desejado e faz-se o fechamento primário da incisão de pele. O músculo deve ser coberto com enxerto de pele.

Retalho Supramaleolar Lateral Pediculado de Base Distal

Irrigação
- Ramo perfurante da a. fibular (via arcada anastomótica do tornozelo).

Indicações
- Cobertura do quarto distal anteromedial da perna, incluindo maléolo medial.
- Dorso do pé, arcos medial e lateral e base dos dedos.
- Contraindicação: região de carga do calcanhar (retalho muito delicado para essa região).

Características
- É fasciocutâneo.
- É baseado em artérias secundárias e acompanhado por rede venosa.
- O ramo perfurante da a. fibular penetra a membrana interóssea na altura do ângulo tibiofibular distal, aproximadamente 5 cm acima da ponta do maléolo lateral. Esse local é o pivô de rotação.

Resumo da técnica
- Paciente em decúbito dorsal com coxim na nádega ipsolateral e torniquete insuflado. Palpar depressão existente na parte inferior do espaço tibiofibular. Incluir esse ponto na marcação no retalho, que deve ser traçado até 2-3 cm distalmente a ele. Desenhar linha de incisão em sentido anterior e lateral ao maléolo lateral até a depressão do canal do tarso no aspecto lateral da área traseira do pé. Desenhar restante do retalho conforme área a ser coberta, tendo essa linha como limite anterior. Pele é, então, incisada na marcação anterior do desenho e pedículo deve ser exposto. Deve-se incisar o retináculo superior dos extensores para adequada exposição do pedículo, que é profundo ao retináculo, situando-se sobre o ligamento tibiofibular anterior. O pedículo é preservado com o tecido areolar frouxo que o circunda. A margem anterior é refletida para baixo e divide-se o n. fibular superficial distalmente. Identifica-se e preserva-se o ramo perfurante do retalho. A fáscia é incisada em linha com a pele e a parte posterior do retalho é, então, incisada de forma que o retalho fica preso apenas pelo pedículo e pelo septo que separa os compartimentos anterior e lateral da perna. São dados pontos da fáscia à pele, à medida que o retalho é liberado, para evitar o cisalhamento entre as camadas. Então, esse septo é liberado da fíbula via subperióstica e a fáscia do extensor curto dos dedos é liberada distalmente para que não comprima o pedículo. Assim, após desinsuflar o torniquete e confirmar a perfusão, o retalho pode ser rodado pelo pedículo, que não deve ser dobrado. A área doadora é fechada conforme possível e aplica-se enxerto sobre ela.

Retalho Neurocutâneo Safeno de Base Proximal

Irrigação
- Suprimento vascular para o nervo safeno: continuação da artéria safena e ramos da a. tibial posterior.

Indicações
- Cobertura de pequenos defeitos em patela, ligamento patelar e tuberosidade tibial.

Características
- Pivô é a borda medial do sartório.

Resumo da técnica
- Paciente em decúbito dorsal com membro em rotação externa e leve flexão do joelho. O retalho é desenhado na borda medial da perna seguindo o trajeto da veia safena, que acompanha o nervo. Pele e fáscia são incisadas e o pedículo deve ser identificado e protegido. São dados pontos da fáscia à pele, à medida que o retalho é liberado, para evitar o cisalhamento entre as camadas. O pedículo é elevado com a fáscia até a borda medial do sartório (ponto-pivô). Após o torniquete ser desinsuflado e confirmada perfusão, pode-se rodar o retalho para o local desejado sem que o pedículo seja dobrado.

Retalho Neurocutâneo Sural de Base Distal

Irrigação
- Artéria sural (rede vascular).

Indicações
- "Especialmente" indicado para cobertura do aspecto posterior do calcanhar e da região do maléolo lateral.

Características
- Ponto-pivô: anastomose entre a a. sural e a. fibular, três dedos acima do maléolo lateral.
- Pedículo contém, ainda, n. sural e v. safena parva.
- Retalho não pode ir muito além da junção das duas cabeças do gastrocnêmio porque, além desse nível, sua artéria e seu nervo são subfasciais e a artéria não nutre mais a pele.

Resumo da técnica
- Paciente em decúbito dorsal e torniquete insuflado. Retalho é desenhado após medição e desenho da área a ser coberta e é seguido o curso presumido do n. sural. O

ponto-pivô do pedículo deve ser marcado a uma distância de três dedos da extremidade distal do maléolo lateral. Pele, subcutâneo e fáscia são incisados em mesma linha, conforme marcação, e elevados. Sempre se deve garantir que o n. sural e a v. safena parva estejam acompanhando o retalho em todo o seu percurso. Dão-se pontos unindo a pele e o subcutâneo já destacados para evitar o cisalhamento entre as camadas e descontinuidade da irrigação. Deve-se ligar as comunicantes que vêm da a. fibular. O retalho pode, então, ser rodado para o local desejado e cobre-se a área doadora com enxerto de pele.

Retalho Plantar Medial (Cavo Plantar)

Irrigação
- Artéria plantar medial.

Indicações
- Cobertura da área de suporte de peso do calcanhar.

Características
- Tecnicamente difícil.
- Qualidade da pele é ideal para aguentar o suporte de peso no calcanhar.
- Artéria é acompanhada por n. plantar medial e v. plantar medial.

Resumo da técnica
- Paciente em decúbito dorsal com membro em rotação externa e joelho parcialmente fletido. O retalho é desenhado na área medial do pé que não suporta peso e insufla-se o torniquete. Incisa-se a pele posteriormente ao maléolo medial e expõe-se a fáscia que cobre o abdutor do hálux. O retináculo dos flexores é incisado e a a. tibial posterior é identificada na borda proximal do abdutor do hálux. A margem medial do retalho é delicadamente refletida levando a fáscia, de forma que é exposto o músculo abdutor do hálux. São dados pontos da fáscia à pele, à medida que o retalho é liberado, para evitar o cisalhamento entre as camadas. O nervo digital medial do hálux é identificado e preservado próximo à borda inferior do músculo. O abdutor do hálux é cuidadosamente dividido com incisão transversa no sentido do n. digital medial do hálux e pode-se visualizar o curso da a. plantar medial. O nervo é dissecado no sentido distal-proximal e separado do r. superficial da a. plantar medial, que permanece ligada ao retalho. São ligados os ramos arteriais para o m. abdutor do hálux. A dissecção segue em sentido proximal separando a artéria do nervo até a bifurcação dos vasos tibiais posteriores. Então, a margem lateral do retalho é liberada preservando-se a aponeurose plantar. Com isso, o retalho pode ser rodado e a área doadora é fechada suturando-se o abdutor ao flexor curto do hálux e colocando enxerto na área doadora após a excisão da parte exposta da aponeurose plantar.

Questões de Fixação

1. **Indique o retalho que possui o suprimento sanguíneo mais confiável:**
   A. Sural.
   B. Safeno.
   C. Gastrocnêmio medial.
   D. Supramaleolar lateral.

2. **Indique o retalho que necessita de enxerto de pele sobre o retalho:**
   A. Sural.
   B. Safeno.
   C. Gastrocnêmio medial.
   D. Supramaleolar lateral.

3. **Indique o retalho que não necessita de enxerto de pele sobre a área doadora:**
   A. Sural.
   B. Plantar medial.
   C. Gastrocnêmio medial.
   D. Supramaleolar lateral.

4. **Dentre os seguintes, assinale o retalho mais indicado para cobertura do terço médio da perna:**
   A. Gastrocnêmio medial.
   B. Solear.
   C. Safeno.
   D. Supramaleolar lateral.

5. **Indique o retalho no qual se deve fazer dissecção entre nervo e artéria proximalmente até o eixo de rotação do retalho:**
   A. Sural.
   B. Safeno.
   C. Solear.
   D. Plantar medial.

6. **A principal fonte direta de irrigação do retalho do gastrocnêmio medial é:**
   A. sural medial.
   B. poplítea.
   C. tibial posterior.
   D. perfurante da a. fibular.

7. **Segundo Mattes e Nahai, a irrigação do músculo solear é do tipo:**
   A. I.
   B. II.
   C. III.
   D. IV.

8. **Segundo Mattes e Nahai, a irrigação do retalho sural é do tipo:**
   A. II.
   B. III.
   C. IV.
   D. Não se aplica.

9. **Não é retalho do tipo fasciocutâneo:**
   A. Sural.
   B. Gastrocnêmio medial.
   C. Safeno.
   D. Plantar medial.

10. **Indique o retalho que normalmente é usado com eixo de rotação distal:**
    A. Gastrocnêmio medial.
    B. Solear.
    C. Sural.
    D. Plantar medial.

RESPOSTAS

1	C
2	C
3	C
4	B
5	D
6	A
7	B
8	D
9	B
10	C

Referência

1. Atlas Colorido na Reconstrução dos Membros. Masquelet AC, Gilbert A. Rio de Janeiro: Revinter; 1995.

SIMULADOS

Anatomia, Vias de Acesso e Princípios Básicos

Hamilton Lobato Moreira Júnior

Perguntas

1. São contraindicações relativas para anestesia regional, exceto:
   A. Terapia com anticoagulantes.
   B. Procedimentos bilaterais.
   C. Lesão nervosa preexistente.
   D. Infecção no sítio do bloqueio.

2. São medidas para prevenir a toxicidade sistêmica ao usar anestésicos locais, exceto:
   A. Evitar injeção intravascular
   B. Usar benzodiazepínico como pré-medicação.
   C. Não usar epinefrina.
   D. Uso de ultrassonografia.

3. É CORRETO sobre o bloqueio anestésico interescalênico do plexo braquial, exceto:
   A. É a abordagem mais proximal.
   B. Localiza-se entre o músculo escaleno posterior e médio no nível da cartilagem cricoide.
   C. Pode ocorrer cobertura incompleta do tronco inferior.
   D. Paralisia permanente do nervo frênico é uma complicação rara.

4. **Com relação ao bloqueio axilar do plexo braquial:**
   A. Injeção suplementar no ventre do músculo coracobraquial frequentemente não é necessária para o bloqueio do nervo musculocutâneo.
   B. O nervo radial cursa medialmente à artéria radial.
   C. É a abordagem mais distal.
   D. O risco de hematoma é alto com a técnica transarterial.

5. **Sobre bloqueios nervosos, marque a alternativa correta:**
   A. O nervo intercostobraquial origina-se de T1-T3.
   B. O nervo mediano pode ser bloqueado em seu curso posterolateral à artéria braquial na prega antecubital.
   C. Suplementação do bloqueio anestésico do nervo ulnar raramente é necessária ao se usar o bloqueio interescalênico do plexo braquial.
   D. O nervo radial pode ser bloqueado 3 a 4 cm acima do epicôndilo lateral.

6. **Sobre bloqueios nervosos regionais no punho, marque a incorreta:**
   A. O nervo mediano pode ser bloqueado enquanto cursa entre os tendões do palmar longo e flexor radial do carpo.
   B. A artéria ulnar é radial ao nervo ulnar.
   C. O nervo radial é superficial e se divide em ramos que correm na gordura subcutânea no entorno do estiloide radial.
   D. Ocorre preservação do movimento dos dedos uma vez que a musculatura intrínseca não é bloqueada.

7. **Sobre o uso de epinefrina nos bloqueios digitais:**
   A. Aumenta a necessidade do uso de torniquetes.
   B. Isquemia seguida de necrose é comum.
   C. Dificulta a hemostasia.
   D. É seguro.

8. **São desvantagens do bloqueio de Bier, exceto:**
   A. Início de ação lento.
   B. Necessidade de uso do torniquete.
   C. Ausência de anestesia pós-operatória.
   D. Risco de toxicidade sistêmica.

9. **Sobre o nervo radial:**
   A. Origina-se do fascículo anterior do plexo braquial.
   B. Inerva todos os músculos extensores e supinadores do antebraço.
   C. O músculo extensor radial longo do carpo pode ter inervação direta pelo radial ou pelo nervo interósseo posterior.
   D. A inervação para o extensor longo do polegar é proximal à inervação para o extensor comum dos dedos.

10. **A sequência correta da inervação do nervo interósseo posterior é:**
    A. Extensor curto dos dedos, abdutor londo do polegar e extensor longo do polegar.
    B. Extensor curto do polegar, extensor longo do polegar, abdutor longo do polegar.
    C. Extensor longo do polegar, abdutor longo do polegar, extensor curto dos dedos.
    D. Abdutor longo do polegar, extensor longo do polegar, extensor curto do polegar.

11. **Sobre o plexo braquial, marque a alternativa errada:**
    A. É formado pela união dos ramos anteriores das raízes nervosas de C5 a T1.
    B. Pode receber contribuição das raízes de C4 e T2.
    C. A raiz de C7, com contribuição de C8, forma o tronco médio.
    D. Os três troncos situam-se entre a primeira costela e a clavícula.

12. **Sobre os ramos supraclaviculares do plexo braquial:**
    A. O nervo dorsal da escápula origina-se da raiz de C5.
    B. O nervo torácico longo inerva o músculo serrátil anterior e romboide maior.
    C. O nervo dorsal da escápula e o nervo supraescapular são os únicos oriundos antes da formação dos troncos.
    D. O nervo supraescapular é ramo do tronco superior, enquanto o nervo subclávio é ramo do tronco médio.

13. **Marque a alternativa correta:**
    A. A lesão do nervo subclávio é facilmente percebida pela paralisia do músculo subclávio.
    B. A lesão do nervo torácico longo ocasiona escápula alada pela paralisia do músculo serrátil anterior.
    C. A compressão do nervo supraescapular no nível da incisura espinoglenoidal leva a paralisia dos músculos infraespinhal e supraespinhal.
    D. O deslocamento medial da escápula ocorre por lesão do nervo dorsal da escápula.

14. **Sobre a porção infraclavicular do plexo braquial, não está correto:**
    A. O fascículo lateral origina o nervo musculocutâneo e a raiz lateral do nervo mediano.
    B. O fascículo medial origina a raiz medial do nervo mediano, o nervo ulnar e os nervos cutâneos medial do braço e antebraço.
    C. Os nervos peitoral medial e lateral originam-se do fascículo posterior.
    D. O nervo toracodorsal inerva exclusivamente o grande dorsal.

15. **Marque a alternativa correta:**
    A. O espaço quadrangular é formado superiormente pelo músculo redondo menor, inferiormente pelo redondo maior, medialmente pela cabeça longa do tríceps braquial e lateralmente pelo úmero.
    B. Na síndrome do espaço quadrangular ocorre paralisia do redondo menor e deltoide.
    C. O nervo axilar e seus ramos são exclusivamente motores.
    D. Pelo espaço quadrangular passa o nervo axilar e os vasos circunflexos anteriores do úmero.

16. **Marque a alternativa correta sobre o nervo acessório:**
    A. É o nervo mais proximal com origem no plexo braquial.
    B. Inerva exclusivamente as três porções do trapézio.
    C. Passa superficialmente ao esternocleidomastóideo.
    D. Sua lesão prejudica a elevação do ombro.

17. **Marque a alternativa correta:**
    A. O espaço triangular tem como limite superior o redondo menor, limite inferior o redondo maior e limite lateral a cabeça longa do tríceps.
    B. A artéria circunflexa da escápula cruza o espaço quadrangular.
    C. A artéria toracodorsal é o principal suprimento vascular para os retalhos fasciocutâneos da região escapular.
    D. A artéria axilar é dividida em três partes com relação ao peitoral menor, que se situa posteriormente a ela.

18. **O processo supracondilar do úmero:**
    A. Pode ser encontrado em cerca de 10% dos membros superiores.
    B. Situa-se a cerca de 3-5 cm do epicôndilo lateral.
    C. Pode haver uma conexão com o epicôndilo lateral chamada ligamento de Struthers.
    D. Pode ser causa de compressão do nervo mediano.

19. **Com relação ao nervo mediano:**
    A. Na porção proximal do braço é medial à artéria braquial.
    B. Não fornece inervação ao braço.
    C. Na fossa cubital é lateral à artéria braquial e medial ao tendão do bíceps braquial.
    D. Seu primeiro ramo motor é para o flexor radial do carpo.

20. **Com relação ao nervo ulnar:**
    A. Origina-se do fascículo medial do plexo braquial.
    B. Emite ramo para a porção medial do bíceps braquial.
    C. No antebraço, inerva o flexor ulnar do carpo, a porção medial dos flexores profundos dos dedos e o extensor ulnar do carpo.
    D. Pode ser comprimido entre as duas cabeças do pronador redondo.

21. **Com relação ao nervo radial, marque a alternativa errada:**
    A. Inerva todos os músculos do compartimento posterior do braço.
    B. Inerva todos os músculos do compartimento posterior do antebraço.
    C. Na altura do cotovelo inerva, sequencialmente, o extensor radial longo do carpo, braquiorradial e extensor radial curo do carpo.
    D. A síndrome de Lotem é a compressão do nervo radial em sua passagem pelo septo intermuscular lateral.

22. **Com relação ao nervo musculocutâneo, é incorreto afirmar:**
    A. Origina-se do fascículo lateral do plexo braquial.
    B. Inerva os músculos braquial, bíceps braquial e coracobraquial.
    C. Sua porção distal é o cutâneo medial do antebraço.
    D. Sua lesão ocasiona perda da força de flexão do cotovelo e supinação do antebraço.

23. **Sobre a inervação cutânea do membro superior:**
    A. Os nervos cutâneos laterais superior e inferior do braço são ramos do nervo radial.
    B. O nervo cutâneo medial do braço é ramo do nervo musculocutâneo.
    C. O nervo cutâneo posterior do braço é ramo do nervo axilar.
    D. O nervo intercostobraquial é ramo do segundo nervo intercostal.

24. **Marque a alternativa incorreta:**
    A. A artéria braquial, continuação da artéria axilar, em seu trajeto descendente situa-se na borda medial do músculo braquial.
    B. O suprimento arterial do retalho lateral do braço é feito pela artéria colateral radial, que é ramo da artéria braquial profunda.
    C. A divisão terminal da artéria braquial são as artérias ulnar e radial.
    D. As veias cefálica e basílica fazem parte do sistema de drenagem profundo.

25. **Marque a alternativa incorreta:**
    A. A extremidade inferior do úmero projeta-se cerca de 30° com relação ao eixo da diáfise umeral.
    B. A cápsula articular recebe contribuição sensitiva dos nervos radial, ulnar, mediano e musculocutâneo.
    C. A banda anteromedial da porção anterior do complexo ligamentar medial do cotovelo se tensiona em extensão.
    D. O ligamento colateral lateral ulnar é componente do complexo ligamentar medial.

26. **Marque a alternativa incorreta:**
    A. A membrana interóssea é responsável por 70% da estabilidade axial dos ossos do antebraço.
    B. Três músculos unem a ulna ao rádio: pronador redondo, pronador quadrado e supinador.
    C. As porções proximal e distal da membrana interóssea são mais espessas.
    D. Na pronossupinação o rádio gira sobre a ulna.

27. **Não é componente da camada muscular superficial do antebraço:**
    A. Pronador quadrado.
    B. Flexor ulnar do carpo.
    C. Flexor radial do carpo.
    D. Palmar longo.

28. **Pode-se afirmar sobre a musculatura anterior do antebraço, exceto:**
    A. O flexor superficial dos dedos é inervado pelo nervo mediano e pelo nervo ulnar.
    B. O flexor profundo dos dedos é inervado pelo nervo interósseo anterior e pelo nervo ulnar.
    C. O palmar longo pode estar ausente em cerca de 15% dos pacientes.
    D. O flexor longo do polegar se origina da face anterior do rádio e da membrana interóssea.

29. **Marque a alternativa incorreta:**
    A. Todos os músculos do compartimento posterior do antebraço são inervados pelo nervo radial ou seus ramos.
    B. O extensor radial longo do carpo é inervado pelo nervo interósseo posterior.
    C. O braquiorradial, os extensores longo e curto do carpo, extensor ulnar do carpo, extensor comum dos dedos e extensor próprio do mínimo constituem a camada superficial.
    D. Todos os músculos da camada profunda são inervados pelo nervo interósseo posterior.

30. **Marque a alternativa correta:**
    A. A artéria interóssea comum é ramo da artéria ulnar.
    B. A ligadura da artéria braquial após a emergência da artéria braquial profunda não provoca a desvascularização do antebraço e da mão.
    C. A artéria mediana é uma variação anatômica que se origina da artéria radial.
    D. A artéria radial é mais calibrosa que a artéria ulnar.

31. **O arco arterial palmar superficial:**
    A. É formado pelo ramo superficial da artéria radial e pelo ramo profundo da artéria ulnar.
    B. É formado pelo ramo secundário da artéria radial e pelo ramo secundário da artéria ulnar.
    C. É formado pelo ramo superficial da artéria radial e pelo ramo principal da artéria ulnar.
    D. É a principal fonte de nutrição do polegar e indicador.

32. **O arco arterial palmar profundo:**
    A. É formado pelo ramo superficial da artéria radial e pelo ramo profundo da artéria ulnar.
    B. É formado pelo ramo secundário da artéria radial e pelo ramo secundário da artéria ulnar.
    C. É formado pelo ramo superficial da artéria radial e pelo ramo principal da artéria ulnar.
    D. É a principal fonte de nutrição do polegar e indicador.

33. **Sobre a circulação da mão, é incorreto afirmar:**
    A. A circulação arterial é principalmente palmar.
    B. A drenagem venosa é principalmente dorsal.
    C. A maior parte da irrigação dorsal dos dedos se dá através dos ramos dorsais das artérias palmares.
    D. A drenagem venosa dá-se principalmente pelas veias ulnares e pelas veias radiais.

34. **O ligamento intermetacarpiano transverso:**
    A. É dorsal à inserção do músculo lumbrical.
    B. É dorsal à inserção do músculo interósseo.
    C. É volar à inserção do músculo lumbrical.
    D. É volar à inserção do músculo lumbrical e do músculo interósseo.

35. **Sobre os músculos lumbricais, marque a incorreta:**
    A. São em número de quatro.
    B. O primeiro e o segundo são bipenados.
    C. São uma interligação entre o aparelho flexor e o extensor.
    D. São inervados pelos nervos mediano e ulnar.

36. **Sobre os músculos lumbricais, marque a incorreta:**
    A. Originam-se dos flexores profundos dos dedos.
    B. Não têm origem ou inserção esquelética.
    C. Atuam na extensão das interfalangeanas em qualquer posição da metacarpofalangeana.
    D. Inserem-se na borda ulnar de cada dedo.

37. **Sobre os músculos interósseos:**
    A. Os dorsais são em número de três.
    B. Os palmares são em número de quatro.
    C. O abdutor do dedo mínimo corresponde funcionalmente ao quinto interósseo volar.
    D. Os interósseos dos primeiro e segundo espaços se inserem no lado radial dos dedos indicador e médio, enquanto os interósseos dos terceiro e quarto espaços inserem-se na borda ulnar do médio e anular.

38. **Sobre os músculos interósseos, marque a incorreta:**
    A. No dedo médio se insere o segundo interósseo palmar.
    B. O primeiro interósseo dorsal é o mais volumoso, o que permite resistir às forças de preensão do polegar.
    C. Os interósseos palmares são três e originam-se na face palmar do metacarpiano correspondente aos dedos nos quais se inserem.
    D. Possuem, além de outras, a função de evitar o deslocamento dorsal de falange proximal através de suas inserções na placa volar.

39. **Marque a alternativa incorreta:**
    A. O abdutor longo do polegar passa pelo primeiro túnel extensor.
    B. É frequente a existência de tendões acessórios do abdutor longo do polegar, inclusive com inserções no trapézio, abdutor curto ou oponente do polegar.
    C. É frequente a presença de um septo dentro do primeiro túnel extensor.
    D. O extensor curto do polegar não possui ação abdutora.

40. Com relação à inervação da musculatura intrínseca da mão:

A. Todos os interósseos são inervados pelo nervo ulnar.
B. Todos os músculos da região hipotenar são inervados pelo ulnar.
C. Todos os lumbricais são inervados pelo nervo ulnar.
D. A cabeça superficial do flexor curto do polegar é inervada pelo nervo ulnar.

Respostas

1 D

Ref.: Green's Operative Hand Surgery. 7ª ed. p. 1, 2.

2 C

Ref.: Green's Operative Hand Surgery. 7ª ed. p. 4.

3 B

Ref.: Green's Operative Hand Surgery. 7ª ed. p. 6.

4 C

Ref.: Green's Operative Hand Surgery. 7ª ed. p. 8.

5 D

Ref.: Green's Operative Hand Surgery. 7ª ed. p. 8.

6 D

Ref.: Green's Operative Hand Surgery. 7ª ed. p. 8-9.

7 D

Ref.: Green's Operative Hand Surgery. 7ª ed. p. 10.

8 A

Ref.: Green's Operative Hand Surgery. 7ª ed. p. 10, 11.

9 B

Ref.: Pardini. Lesões não traumáticas. 4ª ed. p. 36, 37.

10 A

Ref.: Pardini. Lesões não traumáticas. 4ª ed. p. 37.

11 C

Ref.: Caetano E. Bases anatômicas e funcionais das cirurgias do membro superior. p. 63.

12 B
Ref.: Caetano E. Bases anatômicas e funcionais das cirurgias do membro superior. p. 65-72.

13 B
Ref.: Caetano E. Bases anatômicas e funcionais das cirurgias do membro superior. p. 65-72.

14 C
Ref.: Caetano E. Bases anatômicas e funcionais das cirurgias do membro superior. p. 72-77.

15 A
Ref.: Caetano E. Bases anatômicas e funcionais das cirurgias do membro superior. p. 79-81.

16 D
Ref.: Caetano E. Bases anatômicas e funcionais das cirurgias do membro superior. p. 79-81.

17 A
Ref.: Caetano E. Bases anatômicas e funcionais das cirurgias do membro superior. p. 96-102.

18 D
Ref.: Caetano E. Bases anatômicas e funcionais das cirurgias do membro superior. p. 135.

19 B
Ref.: Caetano E. Bases anatômicas e funcionais das cirurgias do membro superior. p. 137.

20 A
Ref.: Caetano E. Bases anatômicas e funcionais das cirurgias do membro superior. p. 138.

21 C
Ref.: Caetano E. Bases anatômicas e funcionais das cirurgias do membro superior. p. 139-141.

22 C
Ref.: Caetano E. Bases anatômicas e funcionais das cirurgias do membro superior. p. 145-146.

23 D

Ref.: Caetano E. Bases anatômicas e funcionais das cirurgias do membro superior. p. 146-147.

24 D

Ref.: Caetano E. Bases anatômicas e funcionais das cirurgias do membro superior. p. 148-151.

25 D

Ref.: Caetano E. Bases anatômicas e funcionais das cirurgias do membro superior. p. 158-171.

26 C

Ref.: Caetano E. Bases anatômicas e funcionais das cirurgias do membro superior. p. 146-147.

27 A

Ref.: Caetano E. Bases anatômicas e funcionais das cirurgias do membro superior. p. 190.

28 A

Ref.: Caetano E. Bases anatômicas e funcionais das cirurgias do membro superior. p. 189-196.

29 B

Ref.: Caetano E. Bases anatômicas e funcionais das cirurgias do membro superior. p. 197-201.

30 B

Ref.: Caetano E. Bases anatômicas e funcionais das cirurgias do membro superior. p. 146-147.

31 C

Ref.: Caetano E. Bases anatômicas e funcionais das cirurgias do membro superior. p. 285-287.

32 C

Ref.: Caetano E. Bases anatômicas e funcionais das cirurgias do membro superior. p. 285-287.

33 D

Ref.: Caetano E. Bases anatômicas e funcionais das cirurgias do membro superior. p. 285-290.

34 **A**

REF.: Caetano E. Bases anatômicas e funcionais das cirurgias do membro superior. p. 285-287.

35 **B**

REF.: Caetano E. Bases anatômicas e funcionais das cirurgias do membro superior. p. 381-383.

36 **D**

REF.: Caetano E. Bases anatômicas e funcionais das cirurgias do membro superior. p. 381-383.

37 **D**

REF.: Caetano E. Bases anatômicas e funcionais das cirurgias do membro superior. p. 377.

38 **A**

38. Resposta: A.

REF.: Caetano E. Bases anatômicas e funcionais das cirurgias do membro superior. p. 377-381.

39 **D**

39. Resposta: D.

REF.: Caetano E. Bases anatômicas e funcionais das cirurgias do membro superior. p. 405-407.

40 **C**

40. Resposta: C.

REF.: Caetano E. Bases anatômicas e funcionais das cirurgias do membro superior. p. 297.

Mão – Parte 1

Carlucci Martins Lopes

Perguntas

1. **As lesões de pele causadas por infecções pelo *Staphylococcus aureus* resistente à meticilina (MRSA) geralmente têm aspecto:**
   A. Eritematobolhoso.
   B. Dermonecrótico.
   C. Pápulo-vesiculoso.
   D. Pápulo-eritematoso.

2. **A infecção mais comum da mão e seu agente etiológico mais frequente são, respectivamente:**
   A. Félon; *Staphylococcus aureus*.
   B. Paroníquia; *Candida albicans*.
   C. Félon; *Candida albicans*.
   D. Paroníquia; *Staphylococcus aureus*.

3. **Segundo o estudo de Robbins, de 1950, a complicação mais comum da paroníquia e que hoje é considerada rara é a:**
   A. Deformidade ungueal.
   B. Osteomielite.
   C. Extensão para a polpa digital.
   D. Lesão do tendão extensor terminal.

4. A paroníquia crônica é mais frequente em mulheres _____, na proporção de _____ em relação aos homens.
   A. Jovens; 5:1.
   B. Jovens; 4:1.
   C. De meia-idade; 5:1.
   D. De meia-idade; 4:1.

5. Félons representam _____ de todas as infecções da mão.
   A. 3% a 5%.
   B. 5% a 10%.
   C. 10% a 15%.
   D. 15% a 20%.

6. A maior concentração de receptores sensoriais na mão está no aspecto:
   A. Volar da falange distal.
   B. Ulnar da falange distal.
   C. Radial da falange distal.
   D. Distal da falange distal.

7. Os microrganismos mais frequentemente responsáveis pela tenossinovite piogênica dos flexores são:
   A. *S. aureus* e gram-negativos.
   B. *P. multocida* e *Streptococcus* beta-hemolítico.
   C. *S. aureus* e *Streptococcus* beta-hemolítico.
   D. *P. multocida* e gram-negativos.

8. Segundo Kanavel, o sinal mais confiável e reprodutível no diagnóstico da tenossinovite piogênica dos flexores é o(a):
   A. Posição semifletida do dedo.
   B. Edema fusiforme.
   C. Sensibilidade excessiva no trajeto da bainha do tendão.
   D. Dor excruciante a extensão passiva do dedo.

9. A incidência de comunicação entre as bursas radial e ulnar é de:
   A. 25%.
   B. 55%.
   C. 85%.
   D. 95%.

10. **A infecção de espaços profundos mais comum da mão é a do espaço:**
    A. Hipotenar, por trauma penetrante.
    B. Hipotenar, por via hematogênica.
    C. Tenar, por via hematogênica.
    D. Tenar, por trauma penetrante.

11. **A incisão de Mercedes para a região dorsal da interfalangeana distal tem formato de:**
    A. Y invertido.
    B. H.
    C. Y.
    D. C.

12. **A osteomielite é considerada uma condição rara na mão e ocorre mais frequentemente no(a):**
    A. Falange proximal.
    B. Falange distal.
    C. Metacarpo.
    D. Falange média.

13. **A infecção crônica mais comum da mão em países em desenvolvimento é a:**
    A. Paroníquia.
    B. Tuberculose.
    C. Hanseníase.
    D. Sífilis.

14. **Na Hanseníase, a ordem de acometimento dos nervos periféricos no membro superior é:**
    A. Ulnar, mediano e radial.
    B. Mediano, ulnar e musculocutâneo.
    C. Mediano, ulnar e radial.
    D. Ulnar, musculocutâneo e radial.

15. **Na Hanseníase, o *Mycobacterium leprae* se prolifera, preferencialmente no(a):**
    A. Corpo celular.
    B. Célula de Schwann.
    C. Bainha de mielina.
    D. Nódulo de Ranvier.

16. **Na Hanseníase, o achado patognomônico e a quantidade aproximada de fibras nervosas sensitivas que devem ser acometidas para causar sintomas são:**
    A. Abcesso neural; 30%.
    B. Espessamento neural; 50%.
    C. Abcesso neural; 50%.
    D. Espessamento neural; 30%.

17. **Na Hanseníase:**
    A. A perda motora quase sempre precede a sensitiva e as fibras não mielinizadas são acometidas antes das mielinizadas.
    B. A perda sensitiva quase sempre precede a motora e as fibras mielinizadas são acometidas antes das não mielinizadas.
    C. A perda sensitiva quase sempre precede a motora e as fibras não mielinizadas são acometidas antes das mielinizadas.
    D. A perda motora quase sempre precede a sensitiva e as fibras mielinizadas são acometidas antes das não mielinizadas.

18. **São sinais cardinais no diagnóstico da Hanseníase:**
    A. Segmento de pele hiperestésico, estreitamento neural e lesão de pele hiperpigmentada.
    B. Segmento de pele anestésico, espessamento neural e lesão de pele hipopigmentada.
    C. Segmento de pele hiperestésico, espessamento neural e lesão de pele hiperpigmentada.
    D. Segmento de pele anestésico, estreitamento neural e lesão de pele hipopigmentada.

19. **As três infecções na mão mais comumente causadas pelo *Mycobacterium tuberculosis* são:**
    A. Tenossinovite de flexores, infecção articular da metacarpofalangeana e osteomielite do rádio.
    B. Tenossinovite de extensores, infecção articular do punho e osteomielite de falange.
    C. Tenossinovite de flexores, infecção articular do punho e osteomielite de falange.
    D. Tenossinovite de extensores, infecção articular da metacarpofalangeana e osteomielite do rádio.

20. **Na osteomielite por tuberculose, a ordem de acometimento nos ossos da mão é:**
    A. Metacarpo, falange proximal, falange média e falange distal.
    B. Falange distal, falange média, falange proximal e metacarpo.
    C. Falange média, metacarpo, falange distal e falange proximal.
    D. Falange proximal, falange média, falange distal e metacarpo.

21. **O fator preditivo isolado mais forte para doença de Dupuytren é:**
    A. Diabetes.
    B. Sexo masculino.
    C. História familiar positiva.
    D. Uso de antiepilépticos.

22. **Os nódulos de Garrod geralmente estão presentes:**
    A. Na região dorsal da interfalangeana proximal.
    B. Na região volar da interfalangeana proximal.
    C. Na região dorsal da metacarpofalangeana.
    D. Na região volar da metacarpofalangeana.

23. **Na fase involutiva da doença de Dupuytren:**
    A. A recorrência após cirurgia triplica.
    B. Tem pouca mitose.
    C. Tem menos células e a orientação de fibras é desorganizada.
    D. Tem relação colágeno III:I entre 20 a 35%.

24. **A classificação de Tubiana para doença de Dupuytren leva em consideração a contratura em flexão das articulações:**
    A. Interfalangeanas proximal e distal.
    B. Metacarpofalangeana e interfalangeanas proximal e distal.
    C. Metacarpofalangeana e interfalangeana proximal.
    D. Punho, metacarpofalangeana e interfalangeanas proximal e distal.

25. **O fator preditivo de severidade biológica mais forte na doença de Dupuytren é:**
    A. História familiar positiva.
    B. Apresentação precoce.
    C. Sexo masculino.
    D. Acometimento do primeiro raio.

26. **Em relação aos padrões de recontratura após tratamento da contratura de Dupuytren:**
    A. A precoce começa com 2 a 4 semanas após o tratamento.
    B. A progressiva tem um platô com 6 a 12 semanas.
    C. A progressiva é causada por nova atividade de doença.
    D. A tardia é considerada a recorrência verdadeira.

27. **No tratamento da doença de Dupuytren, o procedimento com melhor relação custo-efetividade é:**
    A. Fasciotomia por agulha.
    B. Fasciotomia enzimática.
    C. Fasciectomia local.
    D. Dermofasciectomia.

28. **Na anatomia dos tendões extensores dos dedos, em relação à distribuição típica:**
    A. Há um extensor próprio para o dedo mínimo.
    B. Há um extensor próprio para o indicador, radial ao extensor comum para o mesmo dedo.
    C. Há duplicação do extensor comum do dedo anelar.
    D. Há um único tendão extensor comum para o dedo mínimo.

29. **A função das bandas sagitais no mecanismo extensor é:**
    A. Evitar a luxação volar das bandas laterais ao nível da interfalangeana proximal.
    B. Manter o tendão em posição central ao nível da metacarpofalangeana.
    C. Estender a interfalangeana proximal.
    D. Evitar a luxação dorsal das bandas laterais ao nível da metacarpofalangeana.

30. **No teste de Elson:**
    A. A hiperextensão ativa da interfalangeana distal com a interfalangeana proximal em flexão indica integridade da tira central.
    B. A hiperextensão ativa da interfalangeana distal com a interfalangeana proximal em extensão indica lesão da tira central.
    C. A hiperextensão ativa da interfalangeana distal com a interfalangeana proximal em flexão indica lesão da tira central.
    D. A hiperextensão ativa da interfalangeana distal com a interfalangeana proximal em extensão indica integridade da tira central.

31. **Segundo Boyes, a amplitude de excursão dos tendões extensores do punho é de:**
    A. 25 mm.
    B. 33 mm.
    C. 12 mm.
    D. 50 mm.

32. **Sobre a classificação de Doyle para dedo em martelo:**
    A. O tipo IV B representa a fratura transepifisária.
    B. O tipo II representa a laceração sem perda de substância, e é o mais comum.
    C. O tipo IV C se caracteriza por subluxação volar da falange distal.
    D. O tipo IV A tem fratura que acomete até 20% da articulação.

33. **No estágio IV do procedimento de Curtis para tratamento da deformidade em botoeira:**
    A. Faz-se a secção dos ligamentos retinaculares transversos.
    B. Faz-se o avanço da tira central após remoção de 4 a 6 mm de tecido cicatricial.
    C. Faz-se a tenotomia de Fowler distal.
    D. Faz-se a artrodese da articulação interfalangeana proximal.

34. **Sobre as lesões fechadas das bandas sagitais:**
    A. São mais comuns nos dedos indicador e anelar, do lado radial.
    B. São mais comuns nos dedos médio e anelar, do lado ulnar.
    C. São mais comuns nos dedos indicador e anelar, do lado ulnar.
    D. São mais comuns nos dedos médio e anelar, do lado radial.

35. **A técnica para reconstrução da banda sagital, em que uma fita do tendão extensor comum (ECD) é passada em volta do ligamento colateral radial (LCR), é a de:**
    A. McCoy.
    B. Wheeldon.
    C. Kettlekamp.
    D. Carrol.

36. **Sobre a classificação de Leddy e Packer:**
    A. No tipo I há retração do tendão até a interfalangeana proximal.
    B. No tipo II há retração do tendão até a polia A2 e o tratamento pode ser feito em até 6 semanas.
    C. No tipo III há fragmento ósseo preso ao tendão, o que previne sua retração proximal à polia A4.
    D. No tipo IV, acrescentado posteriormente, há fragmento ósseo preso ao tendão, que retrai até a palma.

37. **Segundo Duran, a excursão necessária no protocolo pós-operatório da lesão de tendão flexor necessária para evitar aderências restritivas é de:**
    A. 3 a 5 mm.
    B. 1 a 3 mm.
    C. 7 a 9 mm.
    D. 5 a 7 mm.

38. **Diante de aderência de tendão flexor após reparo, com perda significativa da excursão, a tenólise deve ser considerada:**
    A. 1 a 3 meses após o reparo.
    B. 4 a 6 meses após o reparo.
    C. 7 a 9 meses após o reparo.
    D. 10 a 12 meses após o reparo.

39. **Após tenorrafia de tendão flexor, um novo reparo deve ser realizado se ocorrer ruptura em até:**
    A. 2 semanas de pós-operatório.
    B. 3 semanas de pós-operatório.
    C. 4 semanas de pós-operatório.
    D. 6 semanas de pós-operatório.

40. **Segundo a classificação pré-operatória de Boyes para reconstrução de tendões flexores, a presença de dano articular caracteriza o tipo:**
    A. 3.
    B. 5.
    C. 4.
    D. 6.

Respostas

1 B

Ref.: Green's Operative Hand Surgery. 7ª ed., Cap. 2, p. 18.

2 D

Ref.: Green's Operative Hand Surgery. 7ª ed., Cap. 2, p. 19.

3 C

Ref.: Green's Operative Hand Surgery. 7ª ed., Cap. 2, p. 23.

4 D

Ref.: Green's Operative Hand Surgery. 7ª ed., Cap. 2, p. 24.

5 D

Ref.: Green's Operative Hand Surgery. 7ª ed., Cap. 2, p. 25.

6 A

Ref.: Green's Operative Hand Surgery. 7ª ed., Cap. 2, p. 26.

7 C

Ref.: Green's Operative Hand Surgery. 7ª ed., Cap. 2, p. 28.

8 C

Ref.: Green's Operative Hand Surgery. 7ª ed., Cap. 2, p. 29.

9 C

Ref.: Green's Operative Hand Surgery. 7ª ed., Cap. 2, p. 33.

10 D

Ref.: Green's Operative Hand Surgery. 7ª ed., Cap. 2, p. 34, 35.

11 A

Ref.: Green's Operative Hand Surgery. 7ª ed., Cap. 2, p. 42.

12 B

Ref.: Green's Operative Hand Surgery. 7ª ed., Cap. 2, p. 43.

13 C

Ref.: Green's Operative Hand Surgery. 7ª ed., Cap. 3, p. 62.

14 A

Ref.: Green's Operative Hand Surgery. 7ª ed., Cap. 3, p. 103.

15 B

Ref.: Green's Operative Hand Surgery. 7ª ed., Cap. 3, p. 104.

16 D

Ref.: Green's Operative Hand Surgery. 7ª ed., Cap. 3, p. 104.

17 C

Ref.: Green's Operative Hand Surgery. 7ª ed., Cap. 3, p. 103.

18 B

Ref.: Green's Operative Hand Surgery. 7ª ed., Cap. 3, p. 105.

19 C

Ref.: Green's Operative Hand Surgery. 7ª ed., Cap. 3, p. 91.

20 D

Ref.: Green's Operative Hand Surgery. 7ª ed., Cap. 3, p. 98, 99.

21 C

Ref.: Green's Operative Hand Surgery. 7ª ed., Cap. 4, p. 128.

22 A

Ref.: Green´s Operative Hand Surgery. Cap. 4, 7ª ed., p. 129.

23 D

Ref.: Green's Operative Hand Surgery. 7ª ed., Cap. 4, p. 131.

24 C

Ref.: Green's Operative Hand Surgery. 7ª ed., Cap. 4, p. 131.

25 B

Ref.: Green's Operative Hand Surgery. 7ª ed., Cap. 4, p. 133.

26 D

Ref.: Green's Operative Hand Surgery. 7ª ed., Cap. 4, p. 134.

27 A

Ref.: Green's Operative Hand Surgery. 7ª ed., Cap. 4, p. 139.

28 C

Ref.: Green's Operative Hand Surgery. 7ª ed., Cap. 5, p. 153.

29 B

Ref.: Green's Operative Hand Surgery. 7ª ed., Cap. 5, p. 153.

30 C

Ref.: Green's Operative Hand Surgery. 7ª ed., Cap. 5, p. 156, 157.

31 B

Ref.: Green's Operative Hand Surgery. 7ª ed., Cap. 5, p. 158.

32 C

Ref.: Green's Operative Hand Surgery. 7ª ed., Cap. 5, p. 163.

33 B

Ref.: Green's Operative Hand Surgery. 7ª ed., Cap. 5, p. 173.

34 **D**

Ref.: Green's Operative Hand Surgery. 7ª ed., Cap. 5, p. 175.

35 **D**

Ref.: Green's Operative Hand Surgery. 7ª ed., Cap. 5, p. 178.

36 **C**

Ref.: Green's Operative Hand Surgery. 7ª ed., Cap. 6, p. 187.

37 **A**

Ref.: Green's Operative Hand Surgery. 7ª ed., Cap. 6, p. 195.

38 **B**

Ref.: Green's Operative Hand Surgery. 7ª ed., Cap. 6, p. 198.

39 **B**

Ref.: Green's Operative Hand Surgery. 7ª ed., Cap. 6, p. 198.

40 **A**

Ref.: Green's Operative Hand Surgery. 7ª ed., Cap. 6, p. 202.

Mão – Parte 2

Felipe Basilato Mazega

Perguntas

1. **A incidência de Brewerton é realizada com as metacarpofalangeanas em flexão de:**
   A. 65° e tubo angulado 15° de ulnar para radial.
   B. 30° e tubo angulado 15° de ulnar para radial.
   C. 65° e tubo angulado 15° de radial para ulnar.
   D. 30° e tubo angulado 15° de radial para ulnar.

2. **As fraturas de cabeça de metacarpo acometem mais frequentemente o dedo:**
   A. Mínimo.
   B. Anular.
   C. Médio.
   D. Indicador.

3. **A artroplastia metacarpofalangeana primária para tratamento de fraturas da cabeça do metacarpo é contraindicada no caso de fratura:**
   A. Cominutiva.
   B. Com perda óssea.
   C. Envolvendo o indicador.
   D. Com angulação volar superior a 60°.

4. **A fratura do *boxer* ocorre mais frequentemente em:**
   A. Segundo e quinto metacarpos.
   B. Quarto e quinto metacarpos.
   C. Terceiro e quarto metacarpos.
   D. Segundo e terceiro metacarpos.

5. **Assinale a angulação máxima aceitável para tratamento conservador de fraturas diafisárias do quinto metacarpo:**
    A. 70°.
    B. 50°.
    C. 30°.
    D. 15°.

6. **O mecanismo de lesão e o principal músculo deformante em fraturas transversas da diáfise metacarpal são, respectivamente:**
    A. Carga axial e músculo interósseo.
    B. Carga axial e músculos flexores superficial e profundo dos dedos.
    C. Carga rotacional e músculo interósseo.
    D. Carga rotacional e músculos flexores superficial e profundo dos dedos.

7. **NÃO é efeito da angulação excessiva de fraturas de metacarpos:**
    A. Hiperextensão compensatória metacarpofalangeana.
    B. Fraqueza de intrínsecos.
    C. Efeito quadriga.
    D. Proeminência dorsal não estética.

8. **São indicações absolutas para redução aberta de fratura da diáfise de metacarpos, EXCETO:**
    A. Fraturas múltiplas.
    B. Mau alinhamento rotacional após redução fechada em fratura espiral e oblíqua.
    C. Fratura aberta com perda óssea.
    D. Fratura segmentar.

9. **O fio de K como método de tratamento de fraturas metacarpais tem como vantagem:**
    A. Dissecção mínima e taxa de complicação de 18%.
    B. Menor risco de distração ou diástase e taxa de complicação de 18%.
    C. Dissecção mínima e taxa de complicação de 9%.
    D. Menor risco de distração ou diástase e taxa de complicação de 9%.

10. **A técnica de fixação de fraturas diafisárias de metacarpos com banda de tensão NÃO é contraindicada no caso de:**
    A. Perda óssea.
    B. Osteopenia.
    C. Fratura espiral.
    D. Cominuição.

11. **São princípios para realizar a fixação de fraturas da diáfise dos metacarpos apenas com parafusos interfragmentares, EXCETO:**
    A. Comprimento da fratura duas vezes o diâmetro do osso.
    B. Aplicação do parafuso a dois diâmetros do osso a partir da margem para evitar fragmentação.
    C. Possibilidade de aplicar no mínimo dois parafusos 2,7 mm em indivíduos maiores.
    D. Possibilidade de aplicar no mínimo três parafusos 2,4 mm ou 2,0 mm em indivíduos menores.

12. **A fixação com placa em fraturas de metacarpos NÃO apresenta maiores taxas de complicação no caso de:**
    A. Fratura aberta.
    B. Fraturas múltiplas.
    C. Lesão de partes moles.
    D. Perda óssea.

13. **A incidência radiográfica de Bora e Didizian, descrita para melhor visualização da articulação carpometacarpiana, é feita em:**
    A. AP com antebraço pronado 30° de uma posição de supinação máxima.
    B. Supinação 30-40° com desvio ulnar 20-30°.
    C. Lateral com 30° de pronação.
    D. Metacarpofalangeanas em flexão de 65° e tubo angulado 15° de ulnar para radial.

14. **Fraturas unicondilares de falanges com traço longo sagital na classificação de Weiss e Hastings configuram o tipo:**
    A. I.
    B. II.
    C. III.
    D. IV.

15. **Fratura-avulsão da base dorsal da falange média geralmente resulta de uma luxação interfalangeana proximal:**
    A. Anterior e se desvio > 2 mm requer fixação para evitar deformidade em pescoço de cisne.
    B. Anterior e se desvio > 2 mm requer fixação para evitar deformidade em botoeira.
    C. Posterior e se desvio > 2 mm requer fixação para evitar deformidade em pescoço de cisne.
    D. Posterior e se desvio > 2 mm requer fixação para evitar deformidade em botoeira.

16. **O enxerto autólogo hemi-hamato é mais bem indicado para fraturas de pilão da falange média que apresentem acometimento de mais de:**
    A. Vinte e cinco por cento da base da falange e córtex anterior intacto.
    B. Vinte e cinco por cento da base da falange e córtex posterior intacto.
    C. Cinquenta por cento da base da falange e córtex anterior intacto.
    D. Cinquenta por cento da base da falange e córtex posterior intacto.

17. **Sobre a anatomia da articulação interfalangeana proximal, os côndilos da falange proximal são:**
    A. Simétricos, conferem 3° de supinação e os ligamentos colaterais seguem obliquamente em direção dorsal.
    B. Simétricos, conferem 9° de supinação e os ligamentos colaterais seguem obliquamente em direção volar.
    C. Assimétricos, conferem 3° de supinação e os ligamentos colaterais seguem obliquamente em direção dorsal.
    D. Assimétricos, conferem 9° de supinação e os ligamentos colaterais seguem obliquamente em direção volar.

18. **A estabilidade da articulação IFP é mantida por um complexo em forma de caixa formado por:**
    A. Ligamentos colaterais, placa volar e tendão extensor e para ocorrer luxação deve ser rompido em dois planos.
    B. Ligamentos colaterais, placa volar e base volar da falange média e para ocorrer luxação deve ser rompido em dois planos.
    C. Ligamentos colaterais, placa volar e tendão extensor e para ocorrer luxação deve ser rompido em três planos.
    D. Ligamentos colaterais, placa volar e base volar da falange média e para ocorrer luxação deve ser rompido em três planos.

19. **Sobre a lesão ligamentar interfalangeana, assinale o principal determinante para o tratamento:**
    A. Ruptura da placa volar.
    B. Articulação reduzida concentricamente com movimento ativo.
    C. Ruptura completa dos ligamentos colaterais.
    D. Fratura associada.

20. **Em relação à luxação anterior rotatória da articulação interfalangeana proximal, é CORRETO afirmar:**
    A. A falange média desloca-se entre a tira central e banda lateral.
    B. O côndilo da falange proximal emerge entre a tira central e a faixa lateral contralateral.
    C. A redução pode ser dificultada por efeito da tira central sob tração.
    D. Tração e extensão reforçam, "apertam o laço" da banda lateral, dificultando a redução.

21. **Uma luxação irredutível em baioneta da IFP ocorre mais frequentemente por interposição pelo(a):**
    A. Placa volar.
    B. Tendão flexor.
    C. Periósteo.
    D. Tendão extensor.

22. **Assinale a alternativa INCORRETA sobre as fraturas-luxações dorsais das IFP:**
    A. Lesões estáveis têm um fragmento volar que representa menos que 30% da superfície articular volar e uma articulação concêntrica após a redução.
    B. Lesões moderadamente estáveis reduzem com menos de 30° de flexão.
    C. Lesões instáveis exigem mais de 60° de flexão para obter uma redução congruente.
    D. Em uma fratura-luxação com mais de 40% de envolvimento da superfície articular da falange média, os ligamentos colaterais estão inseridos principalmente no fragmento maior.

23. **Em relação ao tratamento das fraturas-luxações da articulação IFP é INCORRETO afirmar:**
    A. O principal indicador para decisão pelo tratamento fechado é o tamanho do fragmento de fratura, que deve ter menos de 40% da superfície articular.
    B. Artroplastia de placa volar é utilizada para recobrir a superfície articular volar cominuída da falange média.
    C. Enxerto autógeno hemihamato é colhido a partir do aspecto distal dorsal do hamato centrado na quarta e quinta articulações CMC.
    D. Enxerto autógeno hemi-hamato é utilizado para reconstrução da base volar da falange média.

24. **Considerando a anatomia da articulação metacarpofalangeana, é INCORRETO afirmar:**
    A. Elas são mais vulneráveis a luxações com forças direcionadas ulnar e dorsalmente.
    B. Há progressivamente mais contato com a base da falange proximal com o aumento da flexão.
    C. A cabeça do metacarpo possui um eixo proximodistal mais longo que o eixo dorsovolar.
    D. Os ligamentos colaterais são mais tensos na flexão do que na extensão, devido à forma não esférica da cabeça do metacarpo.

25. **Considerando as luxações dorsais da articulação metacarpofalangeana, é INCORRETO afirmar:**
    A. O segundo dedo mais frequentemente envolvido é o mínimo.
    B. O padrão mais comum é a luxação dorsal isolada de dedos centrais.
    C. O mecanismo da lesão é geralmente a hiperextensão forçada do dígito.
    D. A placa volar se rompe em sua porção proximal.

26. **Assinale a estrutura que não se interpõe em uma luxação metacarpofalangeana do dedo mínimo:**
    A. Placa volar.
    B. Polia A3.
    C. Lumbricais.
    D. Abdutor dedo mínimo.

27. **Em relação às rupturas isoladas dos ligamentos colaterais das articulações metacarpofalangeanas, é INCORRETO afirmar:**
    A. Os ligamentos devem ser testados com a articulação em neutro e em 60° de flexão.
    B. A tensão normal no LCR com a articulação MP em extensão e flexão é diferente devido ao efeito *cam* da cabeça do metacarpo.
    C. Fragmentos ósseos avulsionados são mais bem identificados na incidência de Brewerton.
    D. Rupturas isoladas do ligamento colateral ulnar (LCU) são mais comuns que rupturas isoladas do ligamento colateral radial (LCR).

28. **No caso de articulações metacarpofalangeanas bloqueadas, o tipo idiopático acomete mais frequentemente o dedo:**
    A. Médio e deve-se usualmente a um côndilo radial proeminente.
    B. Indicador e deve-se usualmente a um côndilo radial proeminente.
    C. Médio e deve-se usualmente a um côndilo ulnar proeminente.
    D. Indicador e deve-se usualmente a um côndilo ulnar proeminente.

29. **NÃO se pode afirmar em relação à lesão de Stener:**
    A. O ligamento em geral é distalmente avulsionado de sua inserção na base da falange proximal.
    B. A interposição da aponeurose adutora não ocorre em rupturas parciais.
    C. O ligamento está sob tensão máxima a 30° de flexão.
    D. A placa volar fornece estabilidade lateral substancial em extensão completa.

30. **Assinale a alternativa INCORRETA sobre a conduta em lesões do ligamento colateral ulnar da articulação metacarpofalangeana do polegar:**
    A. É mandatória a confirmação ultrassonográfica ou por RM de lesão completa, mesmo que o exame clínico seja consistente.
    B. Rupturas parciais agudas podem ser tratadas com eficácia por um período de 4 a 6 semanas de imobilização.
    C. Dor no lado ulnar da articulação MF pode persistir por 6 meses ou mais após a lesão.
    D. O tratamento cirúrgico de rupturas completas tem recuperação mais previsível e, provavelmente, mais rápida.

31. **Assinale a afirmativa INCORRETA considerando a lesão do ligamento colateral radial da articulação metacarpofalangeana do polegar:**
    A. A aponeurose abdutora é ampla e cobre a maior parte do lado radial da articulação MF.
    B. O mecanismo das lesões de LCR é a adução ou torção forçada da articulação MF fletida.
    C. O ligamento rompe mais comumente na sua inserção distal na falange proximal.
    D. A falange proximal se desloca volarmente no lado radial e gira em pronação ao redor do LCU intacto.

32. **A luxação metacarpofalangeana do polegar ocorre mais frequentemente em direção:**
    A. Dorsal com ruptura da placa volar proximalmente.
    B. Dorsal com ruptura da placa volar distalmente.
    C. Volar com ruptura da placa volar proximalmente.
    D. Volar com ruptura da placa volar distalmente.

33. **Assinale a alternativa INCORRETA considerando as luxações de articulações metacarpofalangeanas do polegar:**
    A. A interposição dos sesamoides entre a cabeça do metacarpo e a falange proximal é evidência de um deslocamento complexo e irredutível.
    B. Luxações dorsais podem ser facilmente reduzidas realizando manobra de tração longitudinal simples.
    C. Para a redução aberta via dorsal o intervalo entre os tendões extensores longo do polegar e extensor curto do polegar é desenvolvido.
    D. Uma vez reduzida, a articulação é geralmente estável, se não, indica-se o reparo ligamentar e reparo da placa volar.

34. **Assinale a localização com maior densidade de vasos linfáticos:**
    A. Leito ungueal.
    B. Eponíquio.
    C. Hiponíquio.
    D. Paroníquio.

35. **Em lesões com formação de hematoma subungueal, atualmente se recomenda a remoção da unha e reparo do leito ungueal se o hematoma acometer:**
    A. Mais de 50% da unha.
    B. Mais de 25% da unha.
    C. Matriz germinativa.
    D. Bordas da unha.

36. **Assinale a afirmativa INCORRETA em relação às considerações técnicas para o reparo de lacerações do leito ungueal:**
    A. O leito ungueal deve ser examinado sob ampliação por lupa.
    B. Desbridamento deve ser agressivo para evitar deformidades ungueais.
    C. Lacerações estreladas têm bom resultado com tratamento cirúrgico adequado.
    D. Após reparo, a melhor proteção para o leito ungueal é a própria unha.

37. **Assinale a alternativa INCORRETA em relação ao crescimento da unha:**
    A. A unha cresce a aproximadamente 2 a 3 mm por mês.
    B. O crescimento da unha do pé ocorre quatro vezes mais lentamente que o crescimento da unha da mão.
    C. A unha cresce a aproximadamente 0,1 mm por dia.
    D. Após a remoção da unha para reparo do leito da unha há um atraso de novo crescimento por 6 semanas.

38. **Em relação à coleta de enxerto de leito ungueal é INCORRETO afirmar:**
    A. Um enxerto de leito ungueal de espessura parcial deve ter aproximadamente 0,010 polegada de espessura.
    B. É melhor que o enxerto seja muito grosso do que muito fino.
    C. Se houver coleta de enxerto de espessura total, é provável a deformidade do local doador.
    D. Uma das principais limitações para coleta de enxerto grande é a curva do leito ungueal.

39. **Em relação às complicações que podem acometer as unhas, assinale a afirmação INCORRETA:**
    A. A cicatriz no teto dorsal pode levar a uma linha opaca dentro da unha.
    B. A matriz estéril lesada afeta a aderência da unha em seu leito.
    C. A curvatura transversal excessiva da unha é chamada unha em trombeta.
    D. Crista ungueal transversal normalmente atrapalha muito a função.

40. **Osteoartrite erosiva (ou inflamatória) dos dedos é uma variante incomum, que afeta principalmente**
    A. IFD do lado radial da mão.
    B. IFD do lado ulnar da mão.
    C. IFP do lado radial da mão.
    D. IFP do lado ulnar da mão.

Respostas

1 A

REF.: Green's Operative Hand Surgery. 7ª ed. p. 232, 346.

2 D

REF.: Green's Operative Hand Surgery. 7ª ed. p. 231.

3 C

REF.: Green's Operative Hand Surgery. 7ª ed. p. 233.

4 B

REF.: Green's Operative Hand Surgery. 7ª ed. p. 233.

5 C

REF.: Green's Operative Hand Surgery. 7ª ed. p. 241.

6 A

REF.: Green's Operative Hand Surgery. 7ª ed. p. 236.

7 C

REF.: Green's Operative Hand Surgery. 7ª ed. p. 236.

8 D

REF.: Green's Operative Hand Surgery. 7ª ed. p. 238.

9 A

REF.: Green's Operative Hand Surgery. 7ª ed. p. 228.

10 C

REF.: Green's Operative Hand Surgery. 7ª ed. p. 239.

11 B

REF.: Green's Operative Hand Surgery. 7ª ed. p. 240.

12 B

REF.: Green's Operative Hand Surgery. 7ª ed. p. 241.

13 A

REF.: Green's Operative Hand Surgery. 7ª ed. p. 245.

14 B

REF.: Green's Operative Hand Surgery. 7ª ed. p. 250.

15 B

REF.: Green's Operative Hand Surgery. 7ª ed. p. 249.

16 D

REF.: Green's Operative Hand Surgery. 7ª ed. p. 251.

17 D

REF.: Green's Operative Hand Surgery. 7ª ed. p. 278.

18 B

REF.: Green's Operative Hand Surgery. 7ª ed. p. 278.

19 B

REF.: Green's Operative Hand Surgery. 7ª ed. p. 279.

20 D

REF.: Green's Operative Hand Surgery. 7ª ed. p. 280.

21 A

REF.: Green's Operative Hand Surgery. 7ª ed. p. 279.

22 D

Ref.: Green's Operative Hand Surgery. 7ª ed. p. 282.

23 A

Ref.: Green's Operative Hand Surgery. 7ª ed. p. 282 e 284.

24 C

Ref.: Green's Operative Hand Surgery. 7ª ed. p. 298.

25 B

Ref.: Green's Operative Hand Surgery. 7ª ed. p. 298.

26 B

Ref.: Green's Operative Hand Surgery. 7ª ed. p. 298.

27 D

Ref.: Green's Operative Hand Surgery. 7ª ed. p. 300.

28 B

Ref.: Green's Operative Hand Surgery. 7ª ed. p. 301.

29 C

Ref.: Green's Operative Hand Surgery. 7ª ed. p. 302.

30 A

Ref.: Green's Operative Hand Surgery. 7ª ed. p. 303.

31 C

Ref.: Green's Operative Hand Surgery. 7ª ed. p. 309.

32 A

Ref.: Green's Operative Hand Surgery. 7ª ed. p. 311.

33 B

Ref.: Green's Operative Hand Surgery. 7ª ed. p. 310.

34 C

Ref.: Green's Operative Hand Surgery. 7ª ed. p. 318.

35 D

Ref.: Green's Operative Hand Surgery. 7ª ed. p. 318, 319.

36 B

Ref.: Green's Operative Hand Surgery. 7ª ed. p. 320.

37 D

Ref.: Green's Operative Hand Surgery. 7ª ed. p. 325.

38 B

Ref.: Green's Operative Hand Surgery. 7ª ed. p. 322.

39 D

Ref.: Green's Operative Hand Surgery. 7ª ed. p. 326.

40 A

Ref.: Green's Operative Hand Surgery. 7ª ed. p. 345.

Punho

Eisenhower Pego de Sales Filho

Perguntas

1. **O fenômeno de Koëbner consiste em:**
    A. Presença de dor muito intensa em cicatriz cirúrgica.
    B. Desenvolvimento de placas psoriáticas na cicatriz cirúrgica.
    C. Ativação de vasculite ou artrite reumatoide no pós-operatório.
    D. Fenômeno autolimitado de metaplasia na cicatriz cirúrgica.

2. **A incidência *skyline view* pisopiramidal é:**
    A. Perfil com 10° de pronação.
    B. Perfil com 10° de supinação.
    C. PA com 10° de pronação.
    D. PA com 10° de supinação.

3. **A causa mais comum de doença degenerativa isolada da radioulnar é:**
    A. Fratura do tipo *die punch*.
    B. Fratura da borda ulnar e volar do rádio.
    C. Condrocalcinose.
    D. Artrite reumatoide.

4. **Não é indicação para artrodese radioulnar isolada:**
    A. Translação ulnar.
    B. Translocação carpal ulnar.
    C. SLAC grau II.
    D. Artrite radioulnar localizada.

5. **É contraindicação à artrodese escafocapitato:**
   A. Degeneração da articulação triescafoide.
   B. Doença de *Kienböck*.
   C. Subluxação rotatória do escafoide.
   D. Instabilidade mediocárpica.

6. **A medida que faz parte do arco funcional do punho, de acordo com Palmer, é:**
   A. 20° de extensão.
   B. 10° de flexão.
   C. 15° de desvio ulnar.
   D. 5° de desvio radial.

7. **Sobre a anatomia do carpo, a incorreta é:**
   A. A coluna central é formada por semilunar e capitato.
   B. O semilunar tipo II articula com o hamato.
   C. O escafoide é fletido aproximadamente 45° em relação ao rádio.
   D. A parte mais estreita do túnel do carpo fica a nível da fileira proximal.

8. **Sobre os ligamentos do carpo, marque a incorreta:**
   A. Possuem muitos corpúsculos de Ruffini e Paccini, porém poucos de Golgi.
   B. Existem três ligamentos extracapsulares: carpal transverso e dois que conectam o pisiforme ao gancho do hamato e à base do quinto metacarpo.
   C. Ligamentos intrínsecos sofrem avulsão mais frequentemente do que lesão intrassubstancial.
   D. Ligamentos extrínsecos são mais elásticos e menos resistentes à tração.

9. **O "sulco interligamentar" fica entre os ligamentos:**
   A. Radioulnar distal volar e radioulnar distal dorsal.
   B. Radiossemilunar curto e radiossemilunar longo.
   C. Ulnopiramidal e ulnossemilunar.
   D. Radioescafocapitato e radiossemilunar longo.

10. **Sobre o ligamento escafolunar, é incorreto afirmar:**
    A. A porção mais forte é a dorsal.
    B. A porção volar é mais forte do que a membrana proximal.
    C. Permite comunicação entre os espaços radiocarpal e mediocarpal.
    D. Perfuração isolada da membrana proximal é comum em idosos.

11. **Sobre o ligamento lunopiramidal, é incorreto afirmar:**
    A. A porção mais forte é a dorsal.
    B. A porção volar é mais forte do que a membrana proximal.
    C. Não permite comunicação entre os espaços radiocarpal e mediocarpal.
    D. Está sob tensão maior do que o escafolunar em toda a amplitude de movimento.

12. **Nas questões 12 e 13, assinale a incorreta sobre a biomecânica do punho:**
    A. Partindo da posição neutra, o movimento sempre começa pela mediocárpica.
    B. O escafoide se move mais do que o semilunar na flexoextensão.
    C. Escafoide, semilunar e piramidal fletem no desvio radial.
    D. O movimento ocorre mais na radiocárpica no movimento do "jogador de dardo".

13. **???**
    A. O principal músculo causador da pronação intracarpal é o EUC.
    B. ELP e ERLC estão relacionados à supinação intracarpal.
    C. A articulação triescafoide absorve 30% da carga na mediocárpica.
    D. Na radiocárpica, a fossa do escafoide absorve mais carga do que a fossa do semilunar.

14. **Assinale a incorreta sobre a descrição de Mayfield sobre o mecanismo de lesão perilunar:**
    A. I: Escafoide é puxado em extensão e supinação intracarpal.
    B. II: Semilunar é segurado pelo ligamento radioulnar curto.
    C. III: Piramidal é puxado dorsalmente pela parte ulnar do ligamento arqueado.
    D. IV: Ligamento radioescafocapitato puxa o capitato de volta para a fossa do semilunar.

15. **Assinale a incorreta sobre a avaliação radiológica do punho:**
    A. A radiografia semipronada é útil para visualizar o polo proximal do escafoide.
    B. O semilunar subluxado tem aspecto triangular.
    C. A melhor incidência radiográfica para confirmar fratura do escafoide é uma PA em inclinação ulnar e dedos completamente fletidos.
    D. As linhas de Gilula são três: proximal e distal da fileira proximal e proximal da fileira distal.

16. **Indique a incorreta segundo o tratamento proposto por Garcia-Elias para lesão escafolunar:**
    A. Pinagem percutânea não é um bom método no estágio I.
    B. *Dynadesis* é opção no estágio III.
    C. Tenodese em espiral é opção no estágio V.
    D. Artrodeses parciais mediocárpicas têm maus resultados em longo prazo.

17. **Segundo a classificação de Taleisnik para lesão escafolunar, é correto:**
    A. No tipo I há subluxação do escafoide.
    B. No tipo II não há translação ulnar do semilunar.
    C. O restabelecimento da escafolunar é suficiente no tipo II.
    D. No tipo III é necessária artrodese.

18. **A luxação perilunar está associada à fratura do escafoide em qual porcentagem dos casos?**
    A. 20%.
    B. 40%.
    C. 60%.
    D. 80%.

19. **O sinal da asa de gaivota na avaliação radiográfica do punho indica:**
    A. Lesão aguda do ligamento escafolunar.
    B. Lesão crônica do ligamento escafolunar.
    C. Lesão aguda do ligamento semilunopiramidal.
    D. Lesão crônica do ligamento semilunopiramidal.

20. **Assinale a alternativa incorreta sobre a tenodese dos três ligamentos:**
    A. Indicada para lesão escafolunar redutível e com cartilagem intacta, dinâmica ou estática.
    B. Necessário fazer acessos volar e dorsal.
    C. É necessária colocação de âncora no semilunar.
    D. Os fios de K devem ser retirados após 12 semanas.

21. **Segundo a classificação de Rayhack para translocação ulnar do carpo:**
    A. O tipo I envolve todo o carpo.
    B. No tipo II há aumento do espaço entre processo estiloide e escafoide.
    C. No tipo III há aumento de espaço entre escafoide e semilunar.
    D. No tipo IV o complexo semilunopiramidal está ulnarmente deslocado.

22. **A técnica *dynadesis* consiste em:**
    A. Inserir uma tira do ERLC no FRC através do polo distal do escafoide.
    B. Inserir uma tira do ERLC no FRC através do polo proximal do escafoide.
    C. Inserir uma tira do FRC no ERLC através do polo distal do escafoide.
    D. Inserir uma tira do FRC no ERLC através do polo proximal do escafoide.

23. **O tipo IIIB da classificação da Sociedade Europeia de Artroscopia do Punho (EWAS) é:**
    A. Ruptura da membrana escafolunar proximal.
    B. Ruptura da membrana escafolunar proximal mais ligamento escafolunar dorsal.
    C. Ruptura da membrana escafolunar proximal mais ligamento escafolunar volar e dorsal.
    D. *Gap* escafolunar sem desalinhamento.

24. **O tipo II do estadiamento de Lluch para SLAC é artrose:**
    A. Radioescafoide.
    B. Escafocapitato.
    C. Lunocapiato.
    D. Piramidal-hamato.

25. **Sobre a articulação radioulnar é incorreto afirmar que:**
    A. O raio de curvatura do nó sigmoide é maior que o da cabeça da ulna.
    B. As bordas do nó sigmoide contribuem pouco para a estabilidade.
    C. Os *slopes* entre nó sigmoide e cabeça da ulna são mais comumente paralelos.
    D. É funcionalmente muito relacionada à ulnocarpal.

26. **A forma mais comum do nó sigmoide é:**
    A. Plano.
    B. *Ski slope*.
    C. "C".
    D. "S".

27. **As seguintes estruturas ajudam a formar a fibrocartilagem triangular, exceto:**
    A. Ligamentos radioulnares palmar e dorsal.
    B. Disco articular e menisco homólogo ulnocarpal.
    C. Ligamentos ulnocarpais palmares.
    D. Ligamento semilunopiramidal.

28. **A vascularização da fibrocartilagem triangular se dá principalmente por ramo da(s) artérias:**
    A. Interóssea posterior.
    B. Interóssea anterior.
    C. Ulnar.
    D. Interóssea anterior e ulnar.

29. O "sinal da fóvea" é encontrado em lesão da fibrocartilagem triangular classificada por Palmer como do tipo:
    A. IA.
    B. IB.
    C. 2B.
    D. 2C.

30. Na fratura de Galeazzi, pode-se dizer que há mais risco de instabilidade radioulnar nas fraturas da diáfise mais _____ do rádio, e que as lesões da fibrocartilagem triangular mais comuns são do tipo _____ de Palmer:
    A. Distal, IB.
    B. Distal, ID.
    C. Proximal, IB.
    D. Proximal, ID.

31. Sobre a radiologia do rádio distal, assinale a incorreta:
    A. A gota de lágrima se projeta aproximadamente 3 mm palmar à diáfise do rádio.
    B. No perfil, a distância anteroposterior do rádio é de aproximadamente 18 mm em homens e 16 mm em mulheres.
    C. No AP, a borda posterior do rádio se projeta 3 a 5 mm mais distal do que a borda volar.
    D. A angulação entre gota de lágrima e eixo do rádio é de aproximadamente 70° no perfil.

32. A fratura de Barton é:
    A. Articular parcial com fragmento dorsal.
    B. Articular parcial com fragmento volar.
    C. Causada por compressão articular.
    D. Causada normalmente por trauma direto.

33. Na classificação colunar de Regazzoni para fratura do rádio distal, a incorreta é:
    A. A coluna lateral é formada pelo estiloide e face articular do escafoide.
    B. A coluna intermediária é a principal de carga.
    C. A coluna medial é a coluna rotacional.
    D. A coluna medial inclui ulna distal, fibrocartilagem e face articular do semilunar.

34. A incidência aproximada de lesão escafolunar associada à fratura do rádio distal é de:
    A. 10%.
    B. 20%.
    C. 30%.
    D. 40%.

35. **Na colocação de fixador externo no rádio distal, o acesso dorsal ao rádio deve ser feito entre os músculos:**
    A. Braquiorradial e extensor radial longo do carpo.
    B. Extensor radial longo do carpo e extensor radial curto do carpo.
    C. Extensor radial curto do carpo e extensor longo do polegar.
    D. Extensor longo do polegar e extensor comum dos dedos.

36. **Não é contraindicação ao uso de placa volar de ângulo fixo na fratura do rádio distal:**
    A. Cisalhamento marginal.
    B. Fraturas-luxações muito distais.
    C. Pequeno fragmento volar-ulnar.
    D. Pseudoartrose inicial e estabelecida.

37. **Sobre a pseudoartrose do estiloide ulnar na fratura do rádio distal, assinale a afirmativa incorreta:**
    A. É normalmente assintomática.
    B. Se o fragmento distal for pequeno, deve-se via de regra reinserir a fibrocartilagem triangular ao ressecá-lo.
    C. Deve ser diferenciada da avulsão foveal da fibrocartilagem triangular.
    D. Se o fragmento for grande, deve-se fazer fixação rígida.

38. **Sobre o escafoide, é incorreto afirmar:**
    A. A maioria das fraturas ocorre em mecanismos de alta energia.
    B. Oitenta por cento da superfície são cobertos por cartilagem.
    C. É o único osso carpal que conecta as fileiras proximal e distal.
    D. O ângulo intraescafoide normal no plano sagital é de 32 ± 5°.

39. **De acordo a classificação de Slade e Geissler para pseudoartrose do escafoide, esclerose de menos de 1 mm é o tipo:**
    A. 1.
    B. 2.
    C. 3.
    D. 4.

40. **Na fratura sem desvio do polo distal do escafoide, o melhor tratamento é:**
    A. Parafuso percutâneo via dorsal.
    B. Parafuso percutâneo via volar.
    C. Gesso longo por 10 a 12 semanas.
    D. Gesso curto por 6 a 8 semanas.

Respostas

1 B

Ref.: Green's Operative Hand Surgery. 7ª ed. p. 374.

2 B

Ref.: Green's Operative Hand Surgery. 7ª ed. p. 374.

3 D

Ref.: Green's Operative Hand Surgery. 7ª ed. p. 375.

4 C

Ref.: Green's Operative Hand Surgery. 7ª ed. p. 375.

5 A

Ref.: Green's Operative Hand Surgery. 7ª ed. p. 383.

6 C

Ref.: Green's Operative Hand Surgery. 7ª ed. p. 373.

7 D

Ref.: Green's Operative Hand Surgery. 7ª ed. p. 420.

8 A

Ref.: Green's Operative Hand Surgery. 7ª ed. p. 420.

9 D

Ref.: Green's Operative Hand Surgery. 7ª ed. p. 420.

10 C

Ref.: Green's Operative Hand Surgery. 7ª ed. p. 422.

11 A

Ref.: Green's Operative Hand Surgery. 7ª ed. p. 422.

12 D
REF.: Green's Operative Hand Surgery. 7ª ed. p. 423.

13 B
REF.: Green's Operative Hand Surgery. 7ª ed. p. 424.

14 B
REF.: Green's Operative Hand Surgery. 7ª ed. p. 427.

15 A
REF.: Green's Operative Hand Surgery. 7ª ed. p. 428.

16 A
REF.: Green's Operative Hand Surgery. 7ª ed. p. 450.

17 A
REF.: Green's Operative Hand Surgery. 7ª ed. p. 446.

18 C
REF.: Green's Operative Hand Surgery. 7ª ed. p. 470.

19 D
REF.: Green's Operative Hand Surgery. 7ª ed. p. 452.

20 D
REF.: Green's Operative Hand Surgery. 7ª ed. p. 444.

21 A
REF.: Green's Operative Hand Surgery. 7ª ed. p. 459.

22 A
REF.: Green's Operative Hand Surgery. 7ª ed. p. 443.

23 B

Ref.: Green's Operative Hand Surgery. 7ª ed. p. 438.

24 B

Ref.: Green's Operative Hand Surgery. 7ª ed. p. 435.

25 B

Ref.: Green's Operative Hand Surgery. 7ª ed. p. 479.

26 A

Ref.: Green's Operative Hand Surgery. 7ª ed. p. 479.

27 D

Ref.: Green's Operative Hand Surgery. 7ª ed. p. 480.

28 D

Ref.: Green's Operative Hand Surgery. 7ª ed. p. 483.

29 B

Ref.: Green's Operative Hand Surgery. 7ª ed. p. 489.

30 A

Ref.: Green's Operative Hand Surgery. 7ª ed. p. 492.

31 B

Ref.: Green's Operative Hand Surgery. 7ª ed. p. 520.

32 A

Ref.: Green's Operative Hand Surgery. 7ª ed. p. 526.

33 D

Ref.: Green's Operative Hand Surgery. 7ª ed. p. 524.

34 **C**

Ref.: Green's Operative Hand Surgery. 7ª ed. p. 575.

35 **B**

Ref.: Green's Operative Hand Surgery. 7ª ed. p. 539.

36 **D**

Ref.: Green's Operative Hand Surgery. 7ª ed. p. 554.

37 **B**

Ref.: Green's Operative Hand Surgery. 7ª ed. p. 576.

38 **A**

Ref.: Green's Operative Hand Surgery. 7ª ed. p. 588.

39 **C**

Ref.: Green's Operative Hand Surgery. 7ª ed. p. 594.

40 **D**

Ref.: Green's Operative Hand Surgery. 7ª ed. p. 594.

Cotovelo e Antebraço

Wilson Huang
Renata de Abreu Pedra

Perguntas

1. **O achado radiográfico que representa a fratura de cisalhamento coronal do capitelo, descrita por McKee, é:**
   A. Sinal do duplo arco.
   B. Sinal da gaivota.
   C. Linha anterior do úmero deve cruzar metade do capitelo.
   D. Sinal da ampulheta.

2. **A região de vascularização mais importante para irrigação da cabeça do rádio via periósteo é:**
   A. Dorsomedial.
   B. Volar-medial.
   C. Dorsolateral.
   D. Volar-lateral.

3. **Qual a porcentagem de carga que a articulação radiocapitelar é responsável por transferir?**
   A. Até 30%.
   B. Até 40%.
   C. Até 50%.
   D. Até 60%.

4. **No acesso de Kocher, o intervalo é entre os músculos:**
   A. Ancôneo e EUC.
   B. ERCC e ERLC.
   C. ECD e ERLC.
   D. Ancôneo e ERCC.

5. **Na classificação de O'Driscoll para fraturas do coronoide, a fratura basal do subtipo I inclui:**
   A. < 2 mm da altura do coronoide.
   B. > 2 mm da altura do coronoide.
   C. ≥ 50% da altura do coronoide.
   D. Associado com fratura do olécrano.

6. **Indique a porcentagem do olécrano que pode ser ressecada sem causar instabilidade:**
   A. 25%.
   B. 50%.
   C. 75%.
   D. 100%.

7. **A arcada de Struthers é uma banda espessa fascial que conecta:**
   A. Cabeça medial do tríceps ao septo intermuscular medial.
   B. Tendão do bíceps e o epicôndilo medial.
   C. As duas cabeças do flexor ulnar do carpo.
   D. Cabeça longa do tríceps e o septo intermuscular medial.

8. **A fratura do capitelo que envolve apenas a superfície condral é conhecida como:**
   A. Hahn-Steinthal.
   B. Kocher-Lorenz.
   C. Broberg-Morrey.
   D. Mckee.

9. **Em casos raros, na fratura de Galeazzi, mesmo quando há redução anatômica do rádio, pode permanecer incongruência da ARUD por interposição de partes moles. Qual a estrutura que se interpõe com maior frequência?**
   A. Cápsula articular dorsal.
   B. Ligamento *subcruetum*.
   C. Tendão do extensor ulnar do carpo.
   D. Ligamento radioulnar dorsal.

10. **Qual é a classificação de Hastings para ossificação heterotópica correspondente à perda parcial de pronossupinação?**
    A. Classe I.
    B. Classe IIA.
    C. Classe IIB.
    D. Classe IIC.

11. **A irradiação pré-operatória na ossificação heterotópica com 350 a 700 Gy pode ser indicada quando ocorre:**
    A. Anquilose completa do antebraço (Classe III).
    B. Sinostose distal do antebraço.
    C. Em qualquer caso de sinostose.
    D. Sinostose recorrente.

12. **Em qual porcentagem o complexo da fibrocartilagem triangular auxilia na resistência à carga axial no antebraço?**
    A. 8%.
    B. 20%.
    C. 24%.
    D. 32%.

13. **A instabilidade rotacional posteromedial em varo resulta da fratura de qual estrutura no processo coronoide?**
    A. Ponta.
    B. Base.
    C. Fossa.
    D. Faceta anteromedial.

14. **Qual a angulação da banda central da membrana interóssea em relação à diáfise da ulna?**
    A. 10° a 15°.
    B. 15° a 20°.
    C. 20° a 25°.
    D. 35° a 40°.

15. **O eixo de rotação do antebraço passa pelo(a):**
    A. Centro da cabeça do rádio e fóvea ulnar na base do estiloide da ulna.
    B. Centro da cabeça do rádio e fossa do sigmoide no rádio distal.
    C. Fossa do rádio no olécrano e fossa do sigmoide no rádio distal.
    D. Fossa do rádio no olécrano e fóvea ulnar na base do estiloide da ulna.

16. **O acesso de Bryan-Morrey para artroplastia total do cotovelo e fraturas do úmero distal consiste em:**
    A. Acesso pelo intervalo entre o ancôneo e o EUC.
    B. Elevação do aspecto medial do tríceps posteriormente do septo intermuscular medial.
    C. Realizar *split* longitudinal do tríceps.
    D. No epicôndilo lateral, elevar o tríceps do aspecto posterior do úmero.

17. **Uma crítica ao acesso de Kocher é:**
    A. A. Exposição insuficiente da cabeça do rádio.
    B. B. Possível lesão do nervo interósseo posterior.
    C. C. Exposição insuficiente do capitelo.
    D. D. Lesão de porção significativa do complexo capsular posterolateral.

18. **Nas fraturas de úmero distal, para prevenir anquilose na ossificação heterotópica, o cirurgião deve realizar:**
    A. Tratamento com radiação 300 Gy no pré-operatório.
    B. Tratamento profilático com indometacina.
    C. Tratamento cirúrgico antes de 24 h do trauma.
    D. Mobilidade precoce após 1 semana da cirurgia.

19. **Em relação à anatomia da cabeça do rádio, indique a afirmativa verdadeira:**
    A. A cabeça do rádio tem um raio de curvatura menor que o capitelo.
    B. A margem da cabeça radial que articula com a fossa radial na ulna proximal tem formato circular.
    C. O terço anterolateral da margem articular da cabeça do rádio não tem cartilagem.
    D. A cabeça do rádio não tem função importante em transmitir carga.

20. **Fratura do colo do rádio em adultos pode resultar em alteração da rotação do antebraço. Acima de qual ângulo pode ocorrer a alteração da cinemática entre o capitelo e a incisura radial da ulna?**
    A. 10 graus.
    B. 20 graus.
    C. 30 graus.
    D. 35 graus.

21. **O desvio tardio na fratura da cabeça do rádio é mais comum em:**
    A. Fratura envolvendo > 1/3 da cabeça do rádio.
    B. Mobilização precoce iniciada no primeiro dia pós-operatório.
    C. Lesão associada do ligamento anular.
    D. Fratura-luxação.

22. **Qual é o ponto de referência para o correto posicionamento da prótese da cabeça do rádio quando não há migração proximal do rádio?**
    A. Falta de espaço (*gap*) entre a prótese e o capitelo.
    B. A parte proximal da cabeça do rádio deve estar alinhada com a tróclea.
    C. A artroplastia articula na altura da radioulnar proximal, 2 mm distal ao coronoide.
    D. O espaço entre a prótese e o capitelo deve ter 2 mm.

23. **A banda anterior do ligamento colateral medial insere no processo coronoide na:**
    A. Faceta anteromedial.
    B. Base do processo coronoide.
    C. No ápice.
    D. Na fossa sigmoide.

24. **A lesão traumática do complexo ligamentar colateral lateral ocorre principalmente por:**
    A. Desinserção lateral na ulna.
    B. Lesão intrassubstancial.
    C. Avulsão da ulna.
    D. Avulsão do epicôndilo lateral.

25. **A fratura de Bado tipo 2, com desvio posterior da cabeça do rádio, tem um espectro de quatro subtipos que varia de acordo com a localização da fratura da ulna. Qual dos abaixo corresponde ao subtipo e sua respectiva localização?**
    A. Subtipo A – fratura localizada na altura da incisura troclear.
    B. Subtipo B – fratura proximal à incisura troclear.
    C. Subtipo C – fratura na metáfise.
    D. Subtipo D – fratura na diáfise.

26. **O arqueamento anterior diafisário do rádio é importante para:**
    A. Manutenção do ângulo volar do rádio.
    B. Somente a pronação do antebraço.
    C. Somente a supinação do antebraço.
    D. Pronação e supinação do antebraço.

27. **No plano proximal do acesso volar de Henry, o intervalo é desenvolvido de maneira que são afastados:**
    A. Artéria radial para medial e tendão do flexor radial do carpo para lateral.
    B. Tendão do flexor radial do carpo para medial e nervo mediano para lateral.
    C. Tendão do flexor radial do carpo para medial e palmar longo para lateral.
    D. Artéria radial para medial e o tendão do braquiorradial para lateral.

28. **Na fratura de Galeazzi, qual parâmetro indica maior probabilidade de lesão da ARUD?**
    A. Fratura < 7,5 cm da superfície articular distal.
    B. Fratura > 7,5 cm da superfície articular distal.
    C. Fratura < 12,5 cm da superfície articular distal.
    D. Fratura > 12,5 cm da superfície articular distal.

29. **O *pull test* para avaliar a integridade da membrana interóssea no intraoperatório consiste em:**
    A. Tracionar o rádio e se houver variância ulnar maior ou igual a 5 mm representa instabilidade longitudinal.
    B. Tracionar o rádio e se houver variância ulnar maior ou igual a 4 mm representa instabilidade longitudinal.
    C. Tracionar o rádio e se houver variância ulnar maior ou igual a 3 mm representa instabilidade longitudinal.
    D. Tracionar o rádio e se houver variância ulnar maior ou igual a 2 mm representa instabilidade longitudinal.

30. **Nas fraturas isoladas da diáfise da ulna, a partir de qual translação considera-se que há pelo menos lesão parcial da membrana interóssea?**
    A. 30%.
    B. 40%.
    C. 50%.
    D. 60%.

31. **O complexo fibrocartilagem triangular é um importante estabilizador do rádio e da ulna na ARUD, prevenindo instabilidade longitudinal. Essa estrutura é responsável por quanto de resistência à carga axial?**
    A. 8%.
    B. 16%.
    C. 32%.
    D. 36%.

32. **O ligamento colateral medial do cotovelo é composto por três componentes, sendo a banda anterior a mais importante. Ela insere-se no(a):**
    A. Ponta do coronoide.
    B. Tubérculo sublime na faceta anteromedial do coronoide.
    C. Cápsula.
    D. Tubérculo sublime na base do processo coronoide.

33. **O ligamento colateral lateral ulnar do cotovelo é o principal restritor do(a):**
    A. Momento em valgo.
    B. Instabilidade rotatória posteromedial.
    C. Instabilidade rotatória posterolateral.
    D. Translação anteroposterior.

34. **Instabilidade recorrente do cotovelo após reconstrução do ligamento colateral lateral é a complicação mais frequente, ocorrendo em até:**
    A. 10%.
    B. 25%.
    C. 45%.
    D. 50%.

35. **Em relação ao ligamento colateral medial, assinale a alternativa correta:**
    A. O componente anterior é tenso desde a extensão máxima até 60° de flexão.
    B. O componente posterior é tenso desde a extensão máxima até 60° de flexão.
    C. O componente anterior é tenso de 60° de flexão a 120° de flexão.
    D. O componente posterior é tenso de 40° de flexão a 100° de flexão.

36. **A categoria moderada da rigidez em cotovelo pós-trauma apresenta:**
    A. < 30° de perda de mobilidade.
    B. 30 a 100° de perda de mobilidade.
    C. 40 a 100° de mobilidade.
    D. < 30° de mobilidade.

37. **Com a contratura em flexão do cotovelo > 40°, ocorre com frequência:**
    A. Rigidez do punho ipsolateral.
    B. Dor no punho ipsolateral.
    C. Rigidez do ombro ipsolateral.
    D. Dor no ombro ipsolateral.

38. **O primeiro ramo do nervo ulnar fornece inervação:**
    A. Sensitiva da cápsula do cotovelo.
    B. Motora para o flexor ulnar do carpo.
    C. Motora para os flexores profundos do quarto e quinto dedos.
    D. Motora para o flexor superficial dos dedos.

39. **Na classificação original de Mason para fraturas da cabeça do rádio, o tipo II representa:**
    A. Fratura marginal ou fissura sem desvio.
    B. Fratura marginal com desvio.
    C. Fratura com desvio > 2 mm da cabeça ou colo do rádio.
    D. Fratura com desvio < 2 mm da cabeça ou colo do rádio.

40. **Quanto à relação entre o material de implante da cabeça do rádio e estabilidade, pode-se dizer que:**
    A. Silicone dá melhor estabilidade apenas em valgo do que metal.
    B. Silicone dá melhor estabilidade em valgo e axial do que metal.
    C. Metal dá melhor estabilidade apenas em valgo do que silicone.
    D. Metal dá melhor estabilidade em valgo e axial do que silicone.

Respostas

1 A

Ref.: Green's Operative Hand Surgery. 7ª ed. Cap. 18, p. 703.

2 C

Ref.: Green's Operative Hand Surgery. 7ª ed. Cap. 19, p. 739.

3 D

Ref.: Green's Operative Hand Surgery. 7ª ed. Cap. 19, p. 740.

4 A

Ref.: Green's Operative Hand Surgery. 7ª ed. Cap. 19, p. 747.

5 C

Ref.: Green's Operative Hand Surgery. 7ª ed. Cap. 22, p. 816.

6 B

Ref.: Green's Operative Hand Surgery. 7ª ed. Cap. 22, p. 813.

7 A

Ref.: Green's Operative Hand Surgery. 7ª ed. Cap. 18, p. 699.

8 B

Ref.: Green's Operative Hand Surgery. 7ª ed. Cap. 18, p. 703.

9 C

Ref.: Green's Operative Hand Surgery. 7ª ed. Cap. 21, p. 792.

10 C

Ref.: Green's Operative Hand Surgery. 7ª ed. Cap. 21, p. 804.

11 D

Ref.: Green's Operative Hand Surgery. 7ª ed. Cap. 21, p. 804.

12 A

Ref.: Green's Operative Hand Surgery. 7ª ed. Cap. 21, p. 806.

13 D

Ref.: Green's Operative Hand Surgery. 7ª ed. Cap. 20, p. 774.

14 C

Ref.: Green's Operative Hand Surgery. 7ª ed. p. 806.

15 A

Ref.: Green's Operative Hand Surgery. 7ª ed. Cap. 21, p. 787.

16 B

Ref.: Green's Operative Hand Surgery. 7ª ed. Cap. 18, p. 713.

17 D

Ref.: Green's Operative Hand Surgery. 7ª ed. Cap. 18, p. 715.

18 C

Ref.: Green's Operative Hand Surgery. 7ª ed. Cap. 18, p. 730.

19 C

Ref.: Green's Operative Hand Surgery. 7ª ed. Cap. 19, p. 739.

20 B

Ref.: Green's Operative Hand Surgery. 7ª ed. Cap. 19, p. 741.

21 A

Ref.: Green's Operative Hand Surgery. 7ª ed. Cap. 19, p. 742.

22 C

Ref.: Green's Operative Hand Surgery. 7ª ed. Cap. 19, p. 754.

23 **B**

Ref.: Green's Operative Hand Surgery. 7ª ed. Cap. 20, p. 770.

24 **D**

Ref.: Green's Operative Hand Surgery. 7ª ed. Cap. 20 p. 771.

25 **A**

Ref.: Green's Operative Hand Surgery. 7ª ed. Cap. 20 p. 773.

26 **D**

Ref.: Green's Operative Hand Surgery. 7ª ed. Cap. 20, p. 787.

27 **D**

Ref.: Green's Operative Hand Surgery. 7ª ed. Cap. 20, p. 789.

28 **A**

Ref.: Green's Operative Hand Surgery. 7ª ed. Cap. 20, p. 792.

29 **C**

Ref.: Green's Operative Hand Surgery. 7ª ed. Cap. 21, p. 807.

30 **C**

Ref.: Green's Operative Hand Surgery. 7ª ed. Cap. 21, p. 795.

31 **A**

Ref.: Green's Operative Hand Surgery. 7ª ed. Cap. 21, p. 806.

32 **D**

Ref.: Green's Operative Hand Surgery. 7ª ed. Cap. 22, p. 813.

33 **C**

Ref.: Green's Operative Hand Surgery. 7ª ed. Cap. 22, p. 813.

34 B

Ref.: Green's Operative Hand Surgery. 7ª ed. Cap. 23, p. 835.

35 A

Ref.: Green's Operative Hand Surgery. 7ª ed. Cap. 23, p. 836.

36 C

Ref.: Green's Operative Hand Surgery. 7ª ed. Cap. 24, p. 844.

37 D

Ref.: Green's Operative Hand Surgery. 7ª ed. Cap. 24, p. 845.

38 A

Ref.: Green's Operative Hand Surgery. 7ª ed. Cap. 18, p. 699.

39 B

Ref.: Green's Operative Hand Surgery. 7ª ed. Cap. 19, p. 736.

40 D

Ref.: Green's Operative Hand Surgery. 7ª ed. Cap. 19, p. 740.

Nervos

Bruno Ferreira Gonçalves

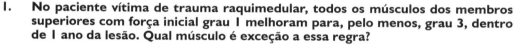

1. No paciente vítima de trauma raquimedular, todos os músculos dos membros superiores com força inicial grau I melhoram para, pelo menos, grau 3, dentro de 1 ano da lesão. Qual músculo é exceção a essa regra?
   A. Bíceps.
   B. Tríceps.
   C. Deltoide.
   D. Pronador redondo.

2. De acordo com a Classificação Internacional para Cirurgia da Mão em Tetraplegia, os pacientes que possuem atividade motora grau V do músculo extensor longo do polegar, mas não possuem flexão ativa dos dedos, enquadram-se no grupo:
   A. 3.
   B. 5.
   C. 7.
   D. 9.

3. É contraindicação para intervenção cirúrgica no tetraplégico, com objetivos de melhorar a independência do paciente:
   A. Espasticidade.
   B. Lesões medulares há mais de 2 anos.
   C. Ausência de dor.
   D. Idade > 40 anos.

4. **Quando um paciente espástico devido a paralisia cerebral tem extensão ativa dos dedos, com o punho na posição neutra, classificamos como Zancolli:**
   A. I.
   B. II.
   C. III.
   D. IV.

5. **É contraindicação para artrodese glenoumeral em pacientes espásticos:**
   A. Ausência de dor.
   B. Instabilidade do ombro.
   C. Subluxação glenoumeral dolorosa.
   D. Ausência de controle escapular.

6. **A causa predominante de paralisia da musculatura tenar, na primeira metade do século XX, foi:**
   A. Hanseníase.
   B. Poliomielite.
   C. Síndrome do desfiladeiro torácico.
   D. Lesão traumática do nervo mediano.

7. **A clássica técnica de oponentoplastia descrita por Rhoyle-Thompson utiliza o tendão do músculo:**
   A. Flexor superficial do dedo.
   B. Extensor próprio do indicador.
   C. Abdutor do dedo mínimo.
   D. Palmar longo.

8. **O tendão do músculo palmar longo é utilizado em qual técnica de oponentoplastia?**
   A. Rhoyle-Thompson.
   B. Bunnel.
   C. Huber.
   D. Camitz.

9. **A síndrome compressiva do nervo sensitivo radial ocorre entre:**
   A. Extensor radial longo e curto do carpo.
   B. Braquiorradial e extensor radial curto do carpo.
   C. Primeiro compartimento e segundo compartimento.
   D. Braquiorradial e extensor radial longo do carpo.

10. **No exame físico, o** *Scratch Collapse Test***:**
    A. Avalia a espasticidade dos intrínsecos.
    B. Foi desenvolvido para orientar o melhor momento para autonomização de retalhos.
    C. Pode ser utilizado para identificar um local de compressão nervosa.
    D. Um resultado positivo está relacionado com a perda da força de rotação interna do ombro.

11. **Em relação ao teste de discriminação entre dois pontos:**
    A. É um teste muito sensível na síndrome do túnel do carpo leve.
    B. É mais apropriado para avaliação da recuperação após reparo nervoso.
    C. Uma discriminação entre dois pontos de 12 mm é, essencialmente, funcional.
    D. É um teste muito sensível na síndrome do túnel do cubital leve.

12. **Marque a alternativa correta sobre a formação do nervo mediano:**
    A. É formado exclusivamente pelo fascículo lateral.
    B. É formado com contribuições dos fascículos posterior e lateral.
    C. A parte sensitiva é oriunda, predominantemente, do fascículo medial.
    D. A parte motora é oriunda, predominantemente, do fascículo medial.

13. **A anastomose de Martin-Gruber é encontrada em qual porcentagem da população?**
    A. 100%.
    B. 75%.
    C. 30%.
    D. 15%.

14. **A compressão do nervo ulnar no canal de Guyon, na zona II promove:**
    A. Apenas déficit sensitivo.
    B. Apenas déficit motor.
    C. Tanto déficit sensitivo quanto déficit motor.
    D. Não promove nenhum tipo de déficit.

15. **Na classificação de McGowan para neuropatia do ulnar ao nível do cotovelo, o tipo III é caracterizado por:**
    A. Parestesia.
    B. Alodinia.
    C. Fraqueza muscular.
    D. Atrofia muscular.

16. A velocidade de condução nervosa motora através do nervo ulnar no cotovelo é considerada confirmatória de síndrome do túnel cubital quando é:
    A. < 50 m/s.
    B. < 100 m/s.
    C. > 75 m/s.
    D. < 150 m/s.

17. Na neurite do nervo ulnar, a epicondilectomia medial pode ser utilizada como opção de tratamento. Segundo O'Driscoll, qual espessura aproximada do epicôndilo medial pode ser removida sem violar a porção anterior do ligamento colateral medial?
    A. 5%.
    B. 20%.
    C. 40%.
    D. 70%.

18. O termo *cheiralgia paresthetica* se refere a:
    A. Lesão iatrogênica do nervo cutâneo lateral da coxa.
    B. Compressão do nervo supraescapular na escápula.
    C. Lesão acidental do nervo acessório.
    D. Neuropatia compressiva do sensitivo radial.

19. A Síndrome do Desfiladeiro Torácico:
    A. É mais comum em mulheres.
    B. É mais comum no espaço retropeitoral.
    C. Comprime artérias com maior frequência do que as veias.
    D. É bilateral em 25% dos casos.

20. O local mais comum de compressão na SDT NÃO tem como limite:
    A. Primeira costela.
    B. Escaleno anterior.
    C. Escaleno posterior.
    D. Escaleno médio.

21. Apesar de serem frequentemente ignorados pelos neurologistas, os achados na eletroneuromiografia, nesta topografia, podem ser os primeiros achados em pacientes com SDT:
    A. Musculatura intrínseca da mão.
    B. Bíceps braquial.
    C. Pronador redondo.
    D. Extensor radial curto do carpo.

22. **Ocupa a maior área da secção transversa de um nervo:**
    A. Endoneuro.
    B. Mesoneuro.
    C. Perineuro.
    D. Epineuro.

23. **Durante uma cirurgia do membro superior, com exposição de nervos periféricos e uso de torniquete, a estimulação do nervo evoca uma resposta muscular rápida, por transmissão através da junção neuromuscular. Essa resposta diminui até desaparecer após cerca de:**
    A. 30 minutos.
    B. 1 hora.
    C. 2 horas.
    D. 3 horas.

24. **A técnica de oponentoplastia de Mennen's utiliza o tendão:**
    A. Extensor longo do polegar.
    B. Flexor longo do polegar.
    C. Flexor radial do carpo alongado.
    D. Abdutor longo do polegar.

25. **Dentre os subtipos da anastomose de Martin-Gruber, o mais comum, respondendo por 60% dos casos, é o:**
    A. I.
    B. II.
    C. III.
    D. IV.

26. **Sobre a conexão anômala entre ramos motores do nervo ulnar e mediano na mão, marque a incorreta:**
    A. Pode ocorrer inervação de todos os lumbricais pelo mediano.
    B. É denominada de anastomose de Berrettini.
    C. Pode justificar a não ocorrência de garra na mão após lesão completa do nervo ulnar.
    D. Pode justificar a manutenção da oponência do polegar após lesão completa do nervo mediano.

27. **"Uma maneira sensível de detectar perda da função do nervo ulnar é colocar a mão espalmada sobre uma mesa, com os dedos abduzidos. O paciente é então solicitado a abduzir o dedo médio de um lado para o outro". Essa frase descreve o:**
    A. Sinal de Pitres-Testut.
    B. Sinal de Froment.
    C. Sinal de Duchenne.
    D. Manobra de Bouvier.

28. Na lesão do nervo ulnar, a manobra de Bouvier é utilizada para:

A. Avaliar contratura da musculatura intrínseca.

B. Avaliar a força dos flexores profundos dos dedos testados.

C. Avaliar o grau de recuperação do nervo ulnar após reparo.

D. Avaliar a viabilidade de cirurgias como a transferência de Zancolli.

29. O nervo interósseo posterior se divide em múltiplos ramos à medida que emerge do supinador cerca de ____cm distal a articulação do cotovelo. A frase é corretamente completada por:

A. 2 cm.

B. 4 cm.

C. 8 cm.

D. 12 cm.

30. Brown aconselha transferências tendinosas precoces para restaurar a extensão de punho e dedos quando houver mau prognóstico para a lesão do nervo radial em seu reparo. Ele sugere ignorar o reparo nervoso e partir diretamente para transferências quando houver um defeito no nervo maior que:

A. 2 cm.

B. 4 cm.

C. 8 cm.

D. 10 cm.

31. Qual porcentagem das fraturas da diáfise do úmero é complicada por lesão do nervo radial?

A. 2%.

B. 12%.

C. 22%.

D. 30%.

32. Menos de 20% das crianças com paralisia cerebral e menos de 30% das crianças vítimas de lesão cerebral traumática são potenciais candidatas a procedimentos cirúrgicos nos membros superiores. Não é objetivo dessas cirurgias:

A. Restaurar a função normal do membro.

B. Melhorar o padrão da aparência.

C. Melhorar a higiene.

D. Promover melhora funcional.

33. Nos pacientes com espasticidade, a posição de repouso mais comum do ombro é:

A. Rotação externa e abdução.

B. Rotação externa e adução.

C. Rotação interna e abdução.

D. Rotação interna e adução.

34. **Não é uma cirurgia indicada para tratamento de deformidades no ombro em pacientes com paralisia cerebral:**
    A. Transferências tendinosas.
    B. Liberação de partes moles.
    C. Osteotomia derrotatória.
    D. Artrodese glenoumeral.

35. **O ponto de convergência entre C5 e C6 no plexo braquial é conhecido como ponto de:**
    A. Déjerine-Klumpke.
    B. Erb.
    C. Tomas.
    D. Horner.

36. **O padrão menos comum de lesão traumática do plexo braquial é:**
    A. C5 e C6.
    B. C5, C6 e C7.
    C. C8 e TI.
    D. Lesão total do plexo.

37. **O nervo espinal acessório está localizado num ponto a ____% da distância entre a linha média dorsal (processos espinhosos) e o acrômio.**
    A. 15%.
    B. 40%.
    C. 80%.
    D. 90%.

38. **De acordo com Sunderland, na metade superior do braço, os fascículos antero-laterais do nervo ulnar contêm:**
    A. As fibras motoras para os músculos intrínsecos da mão.
    B. As fibras sensitivas para a face lateral do braço.
    C. As fibras motoras para os músculos do antebraço.
    D. As fibras sensitivas para o terceiro dedo.

39. **Nas lesões do plexo braquial, o trapézio, o elevador da escápula e os romboides estão preservados ou se recuperam em que proporção dos casos?**
    A. 4%.
    B. 20%.
    C. 80%.
    D. 96%.

40. É contraindicação para a cirurgia de Oberlin:
   A. Paralisia total do músculo bíceps.
   B. Fraqueza do tríceps.
   C. Paralisia total do músculo braquial.
   D. Fraqueza da musculatura intrínseca da mão.

Respostas

1 B

Ref.: Green's Operative Hand Surgery. 7ª ed., Cap. 33, p. 1122.

2 C

Ref.: Green's Operative Hand Surgery. 7ª ed., Cap. 33, p. 1123.

3 A

Ref.: Green's Operative Hand Surgery. 7ª ed., Cap. 33, p. 1126.

4 A

Ref.: Green's Operative Hand Surgery. 7ª ed., Cap. 32, p. 1097.

5 D

Ref.: Green's Operative Hand Surgery. 7ª ed., Cap. 32, p. 1090.

6 B

Ref.: Green's Operative Hand Surgery. 7ª ed., Cap. 31, p. 1025.

7 A

Ref.: Green's Operative Hand Surgery. 7ª ed., Cap. 31, p. 1029.

8 D

Ref.: Green's Operative Hand Surgery. 7ª ed., Cap. 31, p. 1029.

9 D

Ref.: Green's Operative Hand Surgery. 7ª ed., Cap. 28, p. 948.

10 C

Ref.: Green's Operative Hand Surgery. 7ª ed., Cap. 28, p. 927.

11 B

Ref.: Green's Operative Hand Surgery. 7ª ed., Cap. 28, p. 928.

12 D

Ref.: Green's Operative Hand Surgery. 7ª ed., Cap. 28, p. 936.

13 D

Ref.: Green's Operative Hand Surgery. 7ª ed., Cap. 28, p. 936.

14 B

Ref.: Green's Operative Hand Surgery. 7ª ed., Cap. 28, p. 938.

15 D

Ref.: Green's Operative Hand Surgery. 7ª ed., Cap. 28, p. 941.

16 A

Ref.: Green's Operative Hand Surgery. 7ª ed., Cap. 28, p. 941.

17 B

Ref.: Green's Operative Hand Surgery. 7ª ed., Cap. 28, p. 943.

18 D

Ref.: Green's Operative Hand Surgery. 7ª ed., Cap. 28, p. 947.

19 A

Ref.: Green's Operative Hand Surgery. 7ª ed., Cap. 29, p. 962.

20 C

Ref.: Green's Operative Hand Surgery. 7ª ed., Cap. 29, p. 963.

21 A

Ref.: Green's Operative Hand Surgery. 7ª ed., Cap. 29, p. 968.

22 D

Ref.: Green's Operative Hand Surgery. 7ª ed., Cap. 30, p. 981.

Capítulo 18 – Nervos 289

23 **A**

REF.: Green's Operative Hand Surgery. 7ª ed., Cap. 30, p. 983.

24 **A**

REF.: Green's Operative Hand Surgery. 7ª ed., Cap. 31, p. 1040.

25 **A**

REF.: Green's Operative Hand Surgery. 7ª ed., Cap. 31, p. 1046.

26 **B**

REF.: Green's Operative Hand Surgery. 7ª ed., Cap. 31, p. 1046.

27 **A**

REF.: Green's Operative Hand Surgery. 7ª ed., Cap. 31, p. 1046.

28 **D**

REF.: Green's Operative Hand Surgery. 7ª ed., Cap. 31, p. 1047.

29 **C**

REF.: Green's Operative Hand Surgery. 7ª ed., Cap. 31, p. 1064.

30 **B**

REF.: Green's Operative Hand Surgery. 7ª ed., Cap. 31, p. 1065.

31 **B**

REF.: Green's Operative Hand Surgery. 7ª ed., Cap. 31, p. 1074.

32 **A**

REF.: Green's Operative Hand Surgery. 7ª ed., Cap. 32, p. 1081.

33 **D**

REF.: Green's Operative Hand Surgery. 7ª ed., Cap. 32, p. 1084.

34 **A**

Ref.: Green's Operative Hand Surgery. 7ª ed., Cap. 32, p. 1088.

35 **B**

Ref.: Green's Operative Hand Surgery. 7ª ed., Cap. 34, p. 1146.

36 **C**

Ref.: Green's Operative Hand Surgery. 7ª ed., Cap. 34, p. 1149.

37 **B**

Ref.: Green's Operative Hand Surgery. 7ª ed., Cap. 34, p. 1164.

38 **A**

Ref.: Green's Operative Hand Surgery. 7ª ed., Cap. 34, p. 1166.

39 **D**

Ref.: Green's Operative Hand Surgery. 7ª ed., Cap. 34, p. 1187.

40 **D**

Ref.: Green's Operative Hand Surgery. 7ª ed., Cap. 34, p. 1167.

19

Mão Pediátrica

Henrique Gubert Freua Bufaical

Perguntas

1. **Das deformidades congênitas, qual porcentagem atinge os membros superiores?**
   A. 3%.
   B. 5%.
   C. 10%.
   D. 15%.

2. **Após quantos dias de gestação é possível observar a separação completa dos dedos da mão do feto?**
   A. 52 dias.
   B. 59 dias.
   C. 63 dias.
   D. 70 dias.

3. **O ângulo de inclinação normal de uma comissura digital no sentido anteroposterior é de:**
   A. 20°.
   B. 30°.
   C. 45°.
   D. 60°.

4. **Na sindactilia, a incidência entre os sexos tem uma predominância:**
   A. Masculina 2:1.
   B. Feminina 2:1.
   C. Feminina 3:1.
   D. Semelhante.

5. **Na sindactilia, a sequência de acometimento dos espaços interdigitais em ordem decrescente é:**
   A. primeiro; terceiro; quarto.
   B. quarto; terceiro; primeiro.
   C. quarto; primeiro; terceiro.
   D. terceiro; quarto; primeiro.

6. **Nos casos de acrossindactilia, a deformidade se apresenta bilateralmente em:**
   A. 30%.
   B. 50%.
   C. 60%.
   D. 70%.

7. **Na síndrome de Apert, a coalisão carpal mais comum é a:**
   A. Semilunopiramidal.
   B. Trapézio-trapezoide.
   C. Escafocapitato.
   D. Capitato-hamato.

8. **Qual é a idade ideal para se finalizar as correções na mão do paciente com síndrome de Apert?**
   A. 1 ano e 6 meses.
   B. 2 anos.
   C. 2 anos e 6 meses.
   D. 3 anos.

9. **Nos casos de mão em espelho, existe uma maior associação da deformidade com:**
   A. Perda da extensão dos dedos.
   B. Perda da extensão do punho.
   C. Perda da flexão dos dedos.
   D. Perda da flexão do punho.

10. **Dos citados, qual sítio é mais frequentemente afetado na braquidactilia?**
    A. Falange proximal em terceiro dedo.
    B. Falange média em terceiro dedo.
    C. Falange média em quinto dedo.
    D. Falange proximal em quinto dedo.

11. **Em qual tipo da classificação de Manske para mão em fenda existe sindactilia entre primeiro e segundo raios?**
    A. Tipo I.
    B. Tipo II B.
    C. Tipo III.
    D. Tipo V.

12. **Na mão em fenda, indique a técnica que é conhecida por um retalho em forma de diamante para reconstrução da comissura:**
    A. Barsky.
    B. Snow-Littler.
    C. Ueba.
    D. Buck Gramcko.

13. **Quantos graus de desvio no plano radioulnar são necessários para se caracterizar a clinodactilia?**
    A. 5°.
    B. 10°.
    C. 15°.
    D. 20°.

14. **Em relação às características epidemiológicas da deformidade de Kirner, é correto afirmar:**
    A. Mais comum em homens, herança autossômica dominante.
    B. Mais comum em homens, herança autossômica recessiva.
    C. Mais comum em mulheres, herança autossômica recessiva.
    D. Mais comum em mulheres, herança autossômica dominante.

15. **Na macrodactilia, qual é o dedo mais acometido?**
    A. Polegar.
    B. Indicador.
    C. Médio.
    D. Anelar.

16. **Na radiografia de uma mão normal, o comprimento do polegar vai até qual porcentagem do comprimento da primeira falange do segundo dedo?**
    A. 60%.
    B. 70%.
    C. 75%.
    D. 80%.

17. Indique com qual idade existe ossificação da base do primeiro metacarpiano e do trapézio na radiografia simples da mão:
    A. 4 anos.
    B. 5 anos.
    C. 6 anos.
    D. 7 anos.

18. Na hipoplasia do polegar, pela classificação de Blauth, indique quais tipos são elegíveis para policização:
    A. II, III A, III B.
    B. III A, III B, IV.
    C. III B, IV, V.
    D. IV, V.

19. A taxa de perda do índex pós-policização feita por um cirurgião habilidoso por comprometimento vascular é de:
    A. 0,2%.
    B. 2%.
    C. 5%.
    D. 20%.

20. Nos casos de polegar trifalângico, a herança é:
    A. Autossômica dominante, baixa penetrância.
    B. Autossômica recessiva, baixa penetrância.
    C. Autossômica recessiva, alta penetrância.
    D. Autossômica dominante, alta penetrância.

21. Nos casos de reconstrução do polegar, o objetivo é que as cirurgias finalizem antes do desenvolvimento de qual habilidade? E qual é a data estimada como limite para a realização da cirurgia?
    A. Desenvolvimento de abdução do polegar; 24 meses de vida.
    B. Desenvolvimento de abdução do polegar; 18 meses de vida.
    C. Desenvolvimento de pinça de oposição; 18 meses de vida.
    D. Desenvolvimento de pinça de oposição; 24 meses de vida.

22. Nas crianças, o gatilho do polegar é quantas vezes mais comum do que nos demais dedos?
    A. 2 vezes.
    B. 5 vezes.
    C. 10 vezes.
    D. 20 vezes.

23. **Qual é a taxa de bilateralidade no gatilho congênito do polegar?**
    A. 10%.
    B. 25%.
    C. 40%.
    D. 60%.

24. **Em razão da posição fisiológica do polegar na palma vista no recém-nascido, até qual idade esse diagnóstico poderá ser retardado?**
    A. 2 meses.
    B. 4 meses.
    C. 6 meses.
    D. 8 meses.

25. **Na mão torta radial, qual porcentagem dos portadores têm incidência isolada?**
    A. 33%.
    B. 40%.
    C. 45%.
    D. 50%.

26. **A incidência de mão torta ulnar em nascidos vivos é de:**
    A. 1:15.000.
    B. 1:20.000.
    C. 1:25.000.
    D. 1:30.000.

27. **Na deformidade de Madelung, existe uma excessiva angulação do rádio distal nos seguintes sentidos:**
    A. Radial e volar.
    B. Radial e dorsal.
    C. Ulnar e volar.
    D. Ulnar e dorsal.

28. **Na luxação congênita da cabeça do rádio, a maior incidência é:**
    A. Unilateral, com luxação lateral.
    B. Unilateral, com luxação posterior.
    C. Bilateral, com luxação posterior.
    D. Bilateral, com luxação anterior.

29. **A sinostose radioulnar é bilateral e tem mais de 60° de pronação, respectivamente:**
    A. Em 50% e 50%.
    B. Em 60% e 40%.
    C. Em 40% e 60%.
    D. Em 70% e 30%.

30. **Na classificação da sinostose radioulnar, qual tipo se apresenta com a cabeça radial deslocada anteriormente:**

    A. I.

    B. II.

    C. III.

    D. IV.

31. **Na correção da sinostose radioulnar unilateral, a posição desejada é de:**

    A. 0° a 15° de pronação.

    B. 0° a 15° de supinação.

    C. 15° a 30° de pronação.

    D. 15° a 30° de supinação.

32. **Qual é a porcentagem de associação entre pseudoartrose de ulna e neurofibromatose?**

    A. 30%.

    B. 50%.

    C. 60%.

    D. 70%.

33. **Qual é o tratamento proposto para um polegar tipo 3A na artrogripose?**

    A. CMC: sem correção; MTC-F: condrodese.

    B. CMC: osteotomia corretiva; MTC-F: transferência de EPI para ELP.

    C. CMC: osteotomia corretiva; MTC-F: condrodese.

    D. CMC: osteotomia corretiva; MTC-F: sem correção.

34. **Na anatomia do plexo braquial, qual é a porcentagem de plexos pré-fixados?**

    A. 1%.

    B. 11%.

    C. 22%.

    D. 44%.

35. **A incidência de paralisia braquial obstétrica para cada mil nascidos vivos é de:**

    A. 0,15 a 0,38.

    B. 0,38 a 1,56.

    C. 1,56 a 2,68.

    D. 2,68 a 3,85.

36. **O tipo de paralisia braquial obstétrica particularmente frequente no parto em apresentação pélvica é a:**
    A. Lesão total.
    B. Lesão de raízes baixas.
    C. Lesão Erb estendida.
    D. Avulsão de raízes C5-C6.

37. **Na categorização de Narakas e Slooff para a paralisia braquial obstétrica, indique os achados para o grupo III.**
    A. Mão e punho com flexores e extensores funcionantes.
    B. Sinal de Horner.
    C. Ausência de extensores para mão e punho.
    D. Paralisia total sem sinal de Horner.

38. **A incidência de paralisia braquial obstétrica do tipo Erb estendida é:**
    A. De 29%.
    B. De 19%.
    C. De 39%.
    D. De 22%.

39. **Na classificação de Mallet para a paralisia braquial obstétrica, uma abdução do ombro em 60° equivale ao grupo:**
    A. I.
    B. II.
    C. III.
    D. IV.

40. **A ossificação do escafoide na radiografia simples do punho inicia na seguinte idade:**
    A. 1 ano.
    B. 2 anos.
    C. 3 anos.
    D. 4 anos.

Respostas

1 C

Ref.: Green's Operative Hand Surgery. 7ª ed. p. 1208.

2 A

Ref.: Green's Operative Hand Surgery. 7ª ed. p. 1208.

3 C

Ref.: Green's Operative Hand Surgery. 7ª ed. p. 1217.

4 A

Ref.: Green's Operative Hand Surgery. 7ª ed. p. 1217.

5 D

Ref.: Green's Operative Hand Surgery. 7ª ed. p. 1217.

6 B

Ref.: Green's Operative Hand Surgery. 7ª ed. p. 1227.

7 D

Ref.: Green's Operative Hand Surgery. 7ª ed. p. 1228.

8 B

Ref.: Green's Operative Hand Surgery. 7ª ed. p. 1228.

9 B

Ref.: Green's Operative Hand Surgery. 7ª ed. p. 1238.

10 C

Ref.: Green's Operative Hand Surgery. 7ª ed. p. 1241.

11 C

Ref.: Green's Operative Hand Surgery. 7ª ed. p. 1245.

12 **A**

REF.: Green's Operative Hand Surgery. 7ª ed. p. 1247.

13 **B**

REF.: Green's Operative Hand Surgery. 7ª ed. p. 1270.

14 **D**

REF.: Green's Operative Hand Surgery. 7ª ed. p. 1274.

15 **B**

REF.: Green's Operative Hand Surgery. 7ª ed. p. 1276.

16 **B**

REF.: Green's Operative Hand Surgery. 7ª ed. p. 1289.

17 **C**

REF.: Green's Operative Hand Surgery. 7ª ed. p. 1290.

18 **C**

REF.: Green's Operative Hand Surgery. 7ª ed., p. 1295.

19 **A**

REF.: Green's Operative Hand Surgery. 7ª ed., p. 1303.

20 **D**

REF.: Green's Operative Hand Surgery. 7ª ed. p. 1318.

21 **C**

REF.: Green's Operative Hand Surgery. 7ª ed. p. 1319.

22 **C**

REF.: Green's Operative Hand Surgery. 7ª ed. p. 1320.

23 **B**

REF.: Green's Operative Hand Surgery. 7ª ed. p.1320.

24 **B**

REF.: Green's Operative Hand Surgery. 7ª ed. p. 1324.

25 **A**

REF.: Green's Operative Hand Surgery. 7ª ed. p.1328.

26 **C**

REF.: Green's Operative Hand Surgery. 7ª ed. p. 1334.

27 **A**

REF.: Green's Operative Hand Surgery. 7ª ed. p. 1339.

28 **D**

REF.: Green's Operative Hand Surgery. 7ª ed. p. 1347.

29 **B**

REF.: Green's Operative Hand Surgery. 7ª ed. p. 1350.

30 **D**

REF.: Green's Operative Hand Surgery. 7ª ed. p. 1351.

31 **A**

REF.: Green's Operative Hand Surgery. 7ª ed. p. 1351.

32 **D**

REF.: Green's Operative Hand Surgery. 7ª ed. p. 1354.

33 **B**

REF.: Green's Operative Hand Surgery. 7ª ed. p. 1383.

Capítulo 19 – Mão Pediátrica   301

34 B

Ref.: Green's Operative Hand Surgery. 7ª ed. p. 1391.

35 B

Ref.: Green's Operative Hand Surgery. 7ª ed. p. 1392.

36 D

Ref.: Green's Operative Hand Surgery. 7ª ed. p. 1392.

37 D

Ref.: Green's Operative Hand Surgery. 7ª ed. p. 1393.

38 A

Ref.: Green's Operative Hand Surgery. 7ª ed., p. 1394.

39 C

Ref.: Green's Operative Hand Surgery. 7ª ed., p. 1395.

40 D

Ref.: Green's Operative Hand Surgery. 7ª ed., p. 1444.

Reconstrução Óssea e de Partes Moles

Mario Yoshihide Kuwae
Marcos Vinicius Muniz Lemos Souto
Aedo Souza Khouri da Silva

Perguntas

1. **O retalho de avanço volar de Moberg para reconstrução do polegar, sem liberação proximal, consegue cobrir defeitos de até:**
   A. 2,5 cm.
   B. 2,0 cm.
   C. 1,5 cm.
   D. 1,0 cm.

2. **Para o procedimento de zetaplastia para aumento relativo nas lesões do polegar, indique qual dos abaixo é pré-requisito:**
   A. A. Perda total da falange proximal do polegar.
   B. B. Cicatriz extensa na pele.
   C. C. Primeiro metacarpo móvel.
   D. D. Contratura muscular considerável.

3. **O segundo estágio da reconstrução osteoplástica de polegar com amputação total e articulação basal preservada consiste em:**
   A. Enxerto ósseo ilíaco.
   B. Retalho inguinal em tubo.
   C. Zetaplastia.
   D. Retalho em ilha neurovascular.

4. **Infecção por tratamento com sanguessuga é uma complicação causada mais comumente pelo seguinte agente:**
   A. *Pasteurella multocida.*
   B. *Eikenella corrodens.*
   C. *Pseudomonas aeruginosa.*
   D. *Aeromonas hydrophila.*

5. **Qual a artéria responsável pelo suprimento vascular do retalho lateral do braço?**
   A. Artéria colateral radial posterior.
   B. Artéria braquial profunda.
   C. Artéria colateral radial anterior.
   D. Artéria colateral ulnar.

6. **A artéria do retalho lateral do braço é acompanhada por duas veias e dois nervos. Quais os nervos?**
   A. Nervo cutâneo lateral do antebraço e nervo cutâneo posterior do braço.
   B. Nervo cutâneo lateral do braço e nervo cutâneo posterior do antebraço.
   C. Nervo cutâneo posterior do braço e nervo cutâneo posterior do antebraço.
   D. Nervo cutâneo posterior do braço e ramo sensitivo do nervo axilar.

7. **O diâmetro externo da artéria circunflexa da escápula é:**
   A. 0,80 mm.
   B. 1,00 mm.
   C. 1,46 mm.
   D. 1,72 mm.

8. **A artéria circunflexa da escápula é ramo da artéria:**
   A. Axilar.
   B. Subescapular.
   C. Toracodorsal.
   D. Supraescapular.

9. **Indique a origem anatômica do grande dorsal:**
   A. Últimas oito vértebras torácicas.
   B. Últimas seis vértebras torácicas e crista ilíaca posterior.
   C. Primeiras quatro vértebras torácicas.
   D. Primeiras quatro vértebras lombares.

10. **Marque a alternativa que mostra assertiva correta sobre a vascularização do músculo serrátil anterior:**

    A. Últimas três bandas pela artéria toracodorsal e seis primeiras bandas pela artéria torácica lateral.

    B. Últimas três bandas pela artéria torácica lateral e seis primeiras bandas pela artéria toracodorsal.

    C. Últimas quatro bandas pela artéria toracodorsal e cinco primeiras bandas pela artéria torácica lateral.

    D. Últimas quatro bandas pela artéria torácica lateral e cinco primeiras bandas pela artéria toracodorsal.

11. **Tem melhor expectativa de recuperação funcional para realização de reimplante:**

    A. Único dígito distal à inserção do tendão flexor superficial.

    B. Único dígito com amputação no nível da zona II.

    C. Amputação tipo avulsão em dedo anular.

    D. Amputação no nível do metacarpiano.

12. **O reimplante de um dígito é considerado viável se o tempo limite de isquemia quente estiver entre:**

    A. 2 a 8 horas.

    B. 4 a 6 horas.

    C. 6 a 12 horas.

    D. 8 a 14 horas.

13. **A temperatura ideal para preservação da parte amputada, quando se planeja o reimplante, é de:**

    A. -10°C.

    B. 0°C.

    C. 4°C.

    D. 10°C.

14. **Em relação às lesões traumáticas dos membros superiores, indique qual destas estruturas é a mais vulnerável durante o trauma:**

    A. Nervo.

    B. Músculo.

    C. Pele.

    D. Vasos.

15. Indique a estrutura que permite melhor avaliação da perfusão em dedos que sofreram trauma:

    A. Leito ungueal.
    B. Hiponíquio.
    C. Paroníquio.
    D. Polpa digital.

16. Segundo as diretrizes da Associação Médica Americana para avaliação do comprometimento permanente após amputação, os dedos polegar, indicador, médio, anular e mínimo representam qual porcentagem, respectivamente, em relação à função da mão?

    A. Representam 60%,15%,15%, 5% e 5%.
    B. Representam 40%, 20%, 20%,10% e 10%.
    C. Representam 30%, 20%, 20%,15% e 15%.
    D. Representam 50%,15%,15%,10% e 10%.

17. Indique o dedo que fornece menor perda funcional para a mão quando amputado isoladamente:

    A. Indicador.
    B. Mínimo.
    C. Anular.
    D. Médio.

18. Quando se faz necessária a amputação do segundo raio da mão, as forças de supinação e pronação diminuem, respectivamente:

    A. 20% e 50%.
    B. 30% e 40%.
    C. 50% e 20%.
    D. 40% e 30%.

19. Após uma lesão nervosa, é necessária a restauração de sensibilidade protetora, que é medida pela discriminação de dois pontos. Quais valores nesse exame podem ser considerados como presença de sensibilidade protetora?

    A. 3-7 mm.
    B. 7-15 mm.
    C. 4-12 mm.
    D. 15-20 mm.

20. **Durante a reconstrução de um membro com lesão grave de partes moles e óssea, podemos realizar encurtamento ósseo para facilitar o reparo do tendão e a reconstrução de partes moles. No geral, qual a quantidade de encurtamento podemos realizar em falanges/metacarpo e antebraço sem perda significativa da função?**

    A. 1-1,5 e 4 cm.
    B. 1,5-2 2 5 cm.
    C. 2-2,5 e 6 cm.
    D. 1-1,5 e 6 cm.

21. **Indique o tempo máximo aceitável para o fechamento primário das lesões graves no membro superior.**

    A. 6 a 12 h.
    B. 8 a 16 h.
    C. 24 a 48 h.
    D. 12 a 24 h.

22. **Qual a porcentagem na função da mão dos dedos indicador e médio?**

    A. 10%.
    B. 20%.
    C. 30%.
    D. 40%.

23. **Indique a distância de discriminação entre dois pontos que define uma mão funcionalmente insensível.**

    A. 12 mm.
    B. 22 mm.
    C. 7 mm.
    D. 15 mm.

24. **O encurtamento sem prejuízo funcional nas falanges e metacarpos e no antebraço é, respectivamente de:**

    A. 1 a 2 cm e 4 cm.
    B. 1 a 2 cm e 5 cm.
    C. 1 a 1,5 cm e 4 cm.
    D. 1,5 a 2 cm e 6 cm.

25. **A anticoagulação não é normalmente recomendada em lesões graves no membro superior (reimplante/anastomose microvascular) se lesão em nível de:**
    A. Braço e antebraço.
    B. Punho.
    C. Punho e dedos.
    D. Mão.

26. **O retalho descrito por Moberg é um retalho:**
    A. De avanço monopediculado.
    B. De avanço bipediculado.
    C. Axial monopediculado.
    D. Axial bipediculado.

27. **A artéria perfurante do retalho interósseo posterior é encontrada a quantos centímetros do epicôndilo lateral? Ela segue seu curso entre quais músculos?**
    A. A 4 cm; extensor radial curto do carpo e extensor comum dos dedos.
    B. A 6 cm; extensor ulnar do carpo e extensor próprio do dedo mínimo.
    C. A 4 cm; extensor ulnar do carpo e extensor próprio do dedo mínimo.
    D. A 6 cm; extensor radial curto do carpo e extensor comum dos dedos.

28. **De acordo com a classificação descrita por Mathes e Nahai, o músculo glúteo máximo é do tipo:**
    A. I.
    B. 5.
    C. 3.
    D. 4.

29. **No uso de enxerto de osso cortical, qual porcentagem do osso permanece desvascularizada causando enfraquecimento?**
    A. 0% a 10%.
    B. 20% a 30%.
    C. 40% a 50%.
    D. 50% a 70%.

30. **A força, resistência e o módulo de elasticidade do enxerto vascularizado são maiores que os do enxerto convencional em qual proporção?**
    A. 2 a 4 vezes.
    B. 4 a 6 vezes.
    C. 6 a 8 vezes.
    D. 3 a 5 vezes.

31. **Com quanto tempo de pós-operatório ocorrem mais comumente fraturas no enxerto vascularizado? Se por estresse, são mais comuns em qual parte?**
    A. No primeiro ano e nas junções.
    B. No primeiro ano e no enxerto.
    C. Após 2 anos e nas junções.
    D. Após 2 anos e no enxerto.

32. **O pedículo usado no enxerto de fíbula vascularizada fica entre os seguintes músculos:**
    A. Tibial posterior e flexor longo do hálux.
    B. Tibial posterior e fibulares.
    C. Flexor longo do hálux e fibulares.
    D. Sóleo e fibulares.

33. **No enxerto vascularizado da crista ilíaca, a artéria do pedículo tem quantos milímetros de diâmetro médio?**
    A. 2,0 mm.
    B. 2,78 mm.
    C. 3,0 mm.
    D. 3,78 mm.

34. **No enxerto do côndilo femoral medial, a genicular descendente vem da seguinte artéria:**
    A. A. femoral superficial.
    B. A. femoral profunda.
    C. A. tibial anterior.
    D. A. tibial posterior.

35. **Na classificação de mão metacarpal, o tipo IIC é caracterizado por:**
    A. Lesão do flexor superficial dos dedos.
    B. Musculatura tenar adequada.
    C. Musculatura tenar inadequada.
    D. Lesão da falange proximal.

36. **Normalmente se evita realizar transplante de dedo do pé para a mão, devido ao calibre dos vasos, em crianças com menos de:**
    A. 6 meses.
    B. 1 ano.
    C. 2 anos.
    D. 3 anos.

37. **Indique a porcentagem de dominância da primeira artéria metatarsal plantar:**
    A. 10%.
    B. 20%.
    C. 40%.
    D. 70%.

38. **O transplante total do hálux para a mão é indicado quando a amputação é em nível de:**
    A. Falange distal.
    B. Falange média.
    C. Falange proximal.
    D. Interfalangeana proximal.

39. **Uma boa indicação de transplante parcial do segundo dedo do pé para a mão seria:**
    A. Amputação no nível da falange distal.
    B. Amputação distal ao FSD.
    C. Amputação no nível da falange média.
    D. Amputação no nível da IFD.

40. **Indicação do *wraparound* do segundo dedo:**
    A. Lesão circunferencial ou hemicircunferencial com lesão da unha, com osso e tendões íntegros.
    B. Lesão plantar ou circunferencial.
    C. Lesão no nível da interfalangeana proximal.
    D. Lesão tendínea e óssea distal ao flexor superficial do dedo.

Respostas

1. Possui mais de uma resposta. Vide *Hotpoints*

REF.: Green's Operative Hand Surgery. 7ª ed.p. 1677.

2. C

REF.: Green's Operative Hand Surgery. 7ª ed.p. 1689.

3. D

REF.: Green's Operative Hand Surgery. 7ª ed. p. 1697.

4. D

REF.: Green's Operative Hand Surgery. 7ª ed. p. 1584.

5. A

REF.: Green's Operative Hand Surgery. 7ª ed. p. 1585.

6. C

REF.: Green's Operative Hand Surgery. 7ª ed. p. 1586.

7. D

REF.: Green's Operative Hand Surgery. 7ª ed. p. 1591.

8. B

REF.: Green's Operative Hand Surgery. 7ª ed. p. 1591.

9. B

REF.: Green's Operative Hand Surgery. 7ª ed. p. 1599.

10. A

REF.: Green's Operative Hand Surgery. 7ª ed. p. 1603.

11 A

REF.: Green´s Operative Hand Surgery. 7ª ed. p. 1477.

12 C

REF.: Green´s Operative Hand Surgery. 7ª ed. p. 1477.

13 C

REF.: Green´s Operative Hand Surgery. 7ª ed. p. 1478.

14 D

REF.: Green´s Operative Hand Surgery. 7ª ed. p. 1487.

15 C

REF.: Green´s Operative Hand Surgery. 7ª ed. p. 1490.

16 B

REF.: Green´s Operative Hand Surgery. 7ª ed. p. 1491-1493.

17 B

REF.: Green´s Operative Hand Surgery. 7ª ed. p.. 1493.

18 A

REF.: Green´s Operative Hand Surgery. 7ª ed. p. 1493.

19 B

REF.: Green´s Operative Hand Surgery. 7ª ed. p. 1495.

20 A

REF.: Green´s Operative Hand Surgery. 7ª ed. p. 1499.

21 A

REF.: Green´s Operative Hand Surgery. 7ª ed. p. 1489.

22 B

Ref.: Green's Operative Hand Surgery. 7ª ed. p. 1493.

23 D

Ref.: Green's Operative Hand Surgery. 7ª ed. p. 1495.

24 C

Ref.: Green's Operative Hand Surgery. 7ª ed. p. 1499.

25 A

Ref.: Green's Operative Hand Surgery. 7ª ed. p. 1508.

26 B

Ref.: Green's Operative Hand Surgery. 7ª ed. p. 1547.

27 B

Ref.: Green's Operative Hand Surgery. 7ª ed. p. 1558.

28 C

Ref.: Green's Operative Hand Surgery. 7ª ed. p. 1561.

29 C

Ref.: Green's Operative Hand Surgery. 7ª ed. p. 1612.

30 A

Ref.: Green's Operative Hand Surgery. 7ª ed. p. 1612.

31 B

Ref.: Green's Operative Hand Surgery. 7ª ed. p. 1617.

32 A

Ref.: Green's Operative Hand Surgery. 7ª ed. p. 1617.

33 B

Ref.: Green's Operative Hand Surgery. 7ª ed. p. 1621.

34 A

Ref.: Green's Operative Hand Surgery. 7ª ed. p. 1626.

35 C

Ref.: Green's Operative Hand Surgery. 7ª ed. p. 1650.

36 C

Ref.: Green's Operative Hand Surgery. 7ª ed. p. 1650.

37 B

Ref.: Green's Operative Hand Surgery. 7ª ed. p. 1654.

38 C

Ref.: Green's Operative Hand Surgery. 7ª ed. p. 1654.

39 B

Ref.: Green's Operative Hand Surgery. 7ª ed. p. 1656.

40 A

Ref.: Green's Operative Hand Surgery. 7ª ed. p. 1658.

Outros Distúrbios dos Membros Superiores

Eisenhower Pego de Sales Filho

Perguntas

1. Indique a porcentagem de hipoestesia/disestesia na ponta do dedo coberto por retalho em VY de Atasoy:

   A. 10%.

   B. 30%.

   C. 50%.

   D. 70%.

2. O tempo considerado como "janela de oportunidade" para protetização após amputação é de:

   A. 7 dias.

   B. 15 dias.

   C. 30 dias.

   D. 3 meses.

3. Indique o tamanho do coto mínimo de ulna que deve ser preservado em amputação para garantir a modelagem da prótese?

   A. 3 cm.

   B. 5 cm.

   C. 8 cm.

   D. 12 cm.

4. **A síndrome compartimental aguda é considerada em estágio inicial até quanto tempo após a elevação patológica da pressão compartimental?**
   A. Até 1 h.
   B. Até 2 h.
   C. Até 3 h.
   D. Até 4 h.

5. **Em qual tipo de síndrome compartimental aparece uma lesão lateral no antebraço proximal denominada de "lesão sentinela"?**
   A. Síndrome compartimental neonatal.
   B. Síndrome compartimental induzida pelo exercício.
   C. Síndrome compartimental iminente.
   D. Síndrome compartimental aguda.

6. **Na síndrome compartimental por compressão externa, a retirada da imobilização gessada pode diminuir a pressão intracompartimental:**
   A. Em 10 a 20%.
   B. Em 20 a 40%.
   C. Em 40 a 60%.
   D. Em 60 a 80%.

7. **Indique quantos compartimentos a mão possui e sobre a necessidade de liberação de todos os compartimentos em caso de síndrome compartimental:**
   A. Dez compartimentos; raramente necessário.
   B. Dez compartimentos; liberação obrigatória.
   C. Oito compartimentos; raramente necessário.
   D. Dez compartimentos; liberação obrigatória.

8. **Indique o estágio de Tsuge para contratura isquêmica de Volkmann em que a contratura é localizada e não há acometimento nervoso:**
   A. Pré-clínica.
   B. Leve.
   C. Moderada.
   D. Grave.

9. **As principais manifestações clínicas da picada da aranha-marrom são:**
   A. Dor intensa à picada e necrose, vasculite e hemólise.
   B. Dor mínima à picada e necrose, vasculite e hemólise.
   C. Dor intensa à picada e síndrome compartimental.
   D. Dor mínima à picada e síndrome compartimental.

10. **Indique o termo que está com a definição incorreta:**
    A. Dor: percepção desagradável associada com dano tecidual atual ou em potencial.
    B. Analgesia: presença de sensibilidade diminuída ao estímulo.
    C. Parestesia: sensação anormal.
    D. Disestesia: sensação anormal desagradável.

11. **Sobre a síndrome da dor complexa regional, pode-se afirmar:**
    A. Não possui fator psicogênico; redução do uso da extremidade piora edema e atrofia.
    B. Possui fator psicogênico; redução do uso da extremidade piora edema e atrofia.
    C. Não possui fator psicogênico; aumento do uso da extremidade piora edema e atrofia.
    D. Possui fator psicogênico; aumento do uso da extremidade piora edema e atrofia.

12. **Pode-se observar osteopenia em extremidades afetadas por síndrome da dor complexa regional:**
    A. Em 20%.
    B. Em 40%.
    C. Em 60%.
    D. Em 80%.

13. **Vários trabalhos já mostraram que o uso de vitamina C é fator de proteção contra síndrome da dor complexa regional após trauma ou cirurgia. A dose diária recomendada é:**
    A. De 100 mg.
    B. De 500 mg.
    C. De 1.000 mg.
    D. De 2.000 mg.

14. **A porcentagem de pacientes psoriáticos que desenvolvem manifestações articulares é:**
    A. De 1%.
    B. De 5%.
    C. De 15%.
    D. De 30%.

15. **O dedo mais frequentemente afetado por ruptura do tendão extensor na artrite reumatoide é:**
    A. Polegar.
    B. Anelar.
    C. Indicador.
    D. Mínimo.

16. **A polia A4 está entre as polias:**
    A. A3 e A5.
    B. C1 e C2.
    C. C2 e C3.
    D. C3 e C4.

17. **Quanto da polia A2 pode ser aberta sem que se tenha nenhum déficit mecânico na flexão digital?**
    A. 0%.
    B. 10%.
    C. 25%.
    D. 50%.

18. **Indique até quando o polegar em gatilho congênito pode ser operado de forma a se prevenir contratura permanente da interfalangeana:**
    A. 1 ano.
    B. 2 anos.
    C. 5 anos.
    D. Antes do segundo estirão de crescimento.

19. **No tratamento cirúrgico da doença de De Quervain, indique respectivamente o nervo em risco e onde deve ser feita a incisão no compartimento, segundo Burton e Littler:**
    A. Sensitivo do radial; posterior.
    B. Sensitivo do radial; anterior.
    C. Cutâneo lateral do antebraço; posterior.
    D. Cutâneo lateral do antebraço; posterior.

20. **No primeiro compartimento dorsal, a típica anatomia com um tendão abdutor longo do polegar e um extensor curto está presente em:**
    A. 2%.
    B. 20%.
    C. 50%.
    D. 87%.

21. **Uma queimadura térmica não infectada na mão pode receber enxerto primário até:**
    A. 2 h.
    B. 24 h.
    C. 5 dias.
    D. 30 dias.

22. **O tumor de pele mais comum não mão é:**
    A. Carcinoma de células basais.
    B. Carcinoma de células escamosas.
    C. Lipoma.
    D. Melanoma.

23. **Dentre os principais fatores que indicam o prognóstico do carcinoma de células escamosas NÂO está:**
    A. Profundidade.
    B. Localização.
    C. Invasão perineural.
    D. Tipo do tumor.

24. **Indique a correlação incorreta entre espessura do tumor e tamanho da margem necessária na ressecção do melanoma, de acordo com Breslow:**
    A. *In situ*: 1 mm.
    B. < 1 mm: 1 cm.
    C. 1 a 2 mm: 1 a 2 cm.
    D. 2 a 4 mm: 2 a 3 cm.

25. **Na biópsia de tumores no antebraço e punho deve-se:**
    A. Usar faixa de Esmarch e torniquete.
    B. Usar faixa de Esmarch, porém não usar torniquete.
    C. Não usar faixa de Esmarch, porém usar torniquete.
    D. Não usar faixa de Esmarch nem torniquete.

26. **A tenossinovite vilonodular pigmentada (tumor de células gigantes) é mais comum:**
    A. Três dedos radiais e interfalangeana distal.
    B. Sem predisposição por dedos e interfalangeana distal.
    C. Três dedos radiais e falange proximal.
    D. Sem predisposição por dedos e falange proximal.

27. **O osteoma osteoide é mais comum no(a):**
    A. Carpo.
    B. Metacarpo.
    C. Falange proximal.
    D. Falange média.

28. **O encondroma é mais comum no(a):**
    A. Carpo.
    B. Metacarpo.
    C. Falange proximal.
    D. Falange média.

29. **Na acrometástase, é mais comum o envolvimento:**
    A. Bilateral.
    B. Da mão dominante.
    C. Da mão não dominante.
    D. Sem predileção quanto à dominância.

30. **A porcentagem de mãos que têm o arco arterial superficial completo é aproximadamente de:**
    A. 2%.
    B. 40%.
    C. 80%.
    D. 98%.

31. **A porcentagem de mãos que têm o arco arterial profundo completo é aproximadamente de:**
    A. 2%.
    B. 40%.
    C. 80%.
    D. 98%.

32. **Em lesões cortantes de artérias radial e ulnar, é provavelmente melhor usar o seguinte enxerto de veia, se necessário:**
    A. Veia do mesmo membro.
    B. Veia do membro contralateral.
    C. Veia safena.
    D. Não há preferência quanto à veia usada.

33. **Um fio considerado adequado para sutura arterial no nível do antebraço é:**
    A. *Nylon* 4-0.
    B. *Nylon* 6-0.
    C. *Nylon* 8-0.
    D. *Nylon* 10-0.

34. **A manifestação mais comum do vasoespasmo em extremidades é:**
    A. Sensibilidade ao frio.
    B. Dor.
    C. Clareamento da pele.
    D. Pele torna-se azulada.

35. **A localização mais comum do tumor glômico é:**
    A. Subungueal.
    B. Periungueal.
    C. Polpa digital.
    D. Face volar da interfalangeana distal.

36. **Pode-se afirmar sobre o neurilemoma, exceto:**
    A. Excêntrico.
    B. Bem circunscrito.
    C. Indolor.
    D. Mais comum na parte dorsal do antebraço do que na volar.

37. **Pode haver perda de enxerto de pele por queimadura pelos seguintes motivos, exceto:**
    A. Desbridamento prévio insuficiente.
    B. Hematoma abaixo do enxerto.
    C. Curativo firme sobre o enxerto.
    D. Infecção secundária.

38. **A posição do polegar em *intrinsic plus* deve ser em:**
    A. Abdução.
    B. Oposição.
    C. Flexão.
    D. Adução.

39. **Sobre a aplicação de corticoide na bainha de tendão no dedo em gatilho, pode-se afirmar:**
    A. Possui alta taxa de sucesso no gatilho primário.
    B. Associada a alta taxa de complicações em diabéticos.
    C. Ruptura tendinosa crônica é comum.
    D. No todo, é menos custo-efetiva do que a cirurgia primária devido à taxa de falha.

40. **Pode-se afirmar sobre as lesões da fibrocartilagem triangular, exceto:**
    A. Ocorrem com punho em extensão, pronação e carga axial.
    B. Na desinserção foveal ocorre subluxação dorsal da cabeça da ulna.
    C. Há indicação de tratamento cirúrgico na falha do tratamento conservador por 6 meses.
    D. Nas perfurações do disco do tipo IA de Palmer, 2/3 do disco podem ser retirados sem causar instabilidade.

Respostas

1 D

Ref.: Green´s Operative Hand Surgery. 7ª ed. p. 1713.

2 C

Ref.: Green´s Operative Hand Surgery. 7ª ed. p. 1747.

3 B

Ref.: Green´s Operative Hand Surgery. 7ª ed. p. 1754.

4 D

Ref.: Green´s Operative Hand Surgery. 7ª ed. p. 1763.

5 A

Ref.: Green´s Operative Hand Surgery. 7ª ed. p. 1763.

6 C

Ref.: Green´s Operative Hand Surgery. 7ª ed. p. 1768.

7 A

Ref.: Green´s Operative Hand Surgery. 7ª ed. p. 1770.

8 B

Ref.: Green´s Operative Hand Surgery. 7ª ed. p. 1774.

9 B

Ref.: Green´s Operative Hand Surgery. 7ª ed. p. 1788.

10 B

Ref.: Green´s Operative Hand Surgery. 7ª ed. p. 1799.

11 A

Ref.: Green´s Operative Hand Surgery. 7ª ed. p. 1802.

12 D

Ref.: Green's Operative Hand Surgery. 7ª ed. p. 1805.

13 B

Ref.: Green's Operative Hand Surgery. 7ª ed. p. 1811.

14 B

Ref.: Green's Operative Hand Surgery. 7ª ed. p. 1834.

15 D

Ref.: Green's Operative Hand Surgery. 7ª ed. p. 1851.

16 C

Ref.: Green's Operative Hand Surgery. 7ª ed. p. 1911.

17 C

Ref.: Green's Operative Hand Surgery. 7ª ed. p. 1912.

18 C

Ref.: Green's Operative Hand Surgery. 7ª ed. p. 1915.

19 A

Ref.: Green's Operative Hand Surgery. 7ª ed. p. 1918.

20 B

Ref.: Green's Operative Hand Surgery. 7ª ed. p. 1918.

21 C

Ref.: Green's Operative Hand Surgery. 7ª ed. p. 1932.

22 B

Ref.: Green's Operative Hand Surgery. 7ª ed. p. 1973.

23 D

REF.: Green´s Operative Hand Surgery. 7ª ed. p. 1975.

24 A

REF.: Green´s Operative Hand Surgery. 7ª ed. p. 1980.

25 C

REF.: Green´s Operative Hand Surgery. 7ª ed. p. 1992.

26 A

REF.: Green´s Operative Hand Surgery. 7ª ed. p. 2012.

27 C

REF.: Green´s Operative Hand Surgery. 7ª ed. p. 2023.

28 C

REF.: Green´s Operative Hand Surgery. 7ª ed. p. 2020.

29 B

REF.: Green´s Operative Hand Surgery. 7ª ed. p. 2031.

30 C

REF.: Green´s Operative Hand Surgery. 7ª ed. p. 2037.

31 D

REF.: Green´s Operative Hand Surgery. 7ª ed. p. 2037.

32 A

REF.: Green´s Operative Hand Surgery. 7ª ed. p. 2041.

33 C

REF.: Green´s Operative Hand Surgery. 7ª ed. p. 2041.

34 A

Ref.: Green´s Operative Hand Surgery. 7ª ed. p. 2052.

35 A

Ref.: Green´s Operative Hand Surgery. 7ª ed. p. 2056.

36 D

Ref.: Green´s Operative Hand Surgery. 7ª ed. p. 2012.

37 C

Ref.: Green´s Operative Hand Surgery. 7ª ed. p. 1935.

38 A

Ref.: Green´s Operative Hand Surgery. 7ª ed. p. 1930.

39 A

Ref.: Green´s Operative Hand Surgery. 7ª ed. p. 1909.

40 C

Ref.: Green´s Operative Hand Surgery. 7ª ed. p. 677.

Miscelânea

Autores diversos

Perguntas

1. **Sobre a musculatura extensora da mão:**
   A. O *extensor brevis manus* é uma variação anatômica frequente que pode simular um tumor no dorso da mão.
   B. O extensor próprio do indicador é radial ao extensor comum do indicador.
   C. São funções das conexões intertendíneas: distribuição de forças, coordenação da extensão, estabilizar metacarpofalangeana e prevenção da extensão independente dos dedos.
   D. São pouco frequentes variações anatômicas nos tendões extensores.

2. **Marque a alternativa incorreta:**
   A. A superfície articular da extremidade distal do rádio possui uma inclinação volar de cerca de 11° e uma inclinação ulnar de cerca de 22°.
   B. Oitenta por cento do suprimento vascular do escafoide são dorsais.
   C. O formato pentagonal do semilunar é o mais comum.
   D. A fusão congênita mais comum entre os ossos do carpo é entre o hamato e o capitato.

3. **Marque a alternativa incorreta:**
   A. Ligamento radioescafocapitato – ligamento de Weitbrecht.
   B. Ligamento radioescafossemilunar – ligamento de Kuentz e Testut.
   C. Os ligamentos radiocárpicos dorsais são mais resistentes que os ligamentos radiocárpicos volares.
   D. Ligamentos mediocarpais volares – ligamentos de Palmer.

4. **Marque a alternativa incorreta:**
   A. O desvio radial do punho é em torno de 15° enquanto o desvio ulnar é cerca de 45°.
   B. O desvio radial ocorre em 60-65% na articulação mediocárpica.
   C. O desvio ulnar ocorre em cerca de 60-80° na articulação mediocárpica.
   D. Durante o desvio radial, a fileira proximal desloca-se em direção ulnar e sofre um movimento de flexão e pronação.

5. **Assinale a correlação incorreta:**
   A. Base do segundo metacarpiano – inserção do extensor radial longo do carpo.
   B. Base do terceiro metacarpiano – articula-se com o capitato.
   C. Base do quarto metacarpiano – inserção do extensor radial curto do carpo.
   D. Base do quinto metacarpiano – inserção do flexor ulnar do carpo volarmente e extensor ulnar do carpo na porção dorsomedial.

6. **Sobre a vascularização dos retalhos, marque a correta:**
   A. *Groin flap* – artéria circunflexa ilíaca superficial, que é ramo da artéria femoral.
   B. Retalho lateral do braço – artéria colateral radial posterior, que é ramo da artéria radial profunda.
   C. Retalho antebraquial radial (chinês) – artéria radial.
   D. D. Retalho interósseo posterior – artéria interóssea posterior, que é ramo da artéria radial.

7. **Com relação ao túnel osteofibroso nos dedos:**
   A. A primeira polia cruciforme situa-se entre a primeira e segunda polias anulares.
   B. As polias cruciformes não se contraem durante a flexão.
   C. Pouco além da primeira polia anular, o flexor superficial se divide em dois, através do qual passa o flexor profundo.
   D. A segunda e a quarta polias anulares se localizam no nível da articulação metacarpofalangeana e interfalangeana proximal, respectivamente.

8. **Sobre a via de acesso de Henry:**
   A. No terço proximal, a dissecção superficial se dá entre o braquiorradial e o flexor ulnar do carpo.
   B. No terço distal, é necessário o rebatimento lateral do pronador quadrado e do flexor longo do polegar para acesso ao rádio.
   C. O nervo em risco na dissecção profunda no terço proximal é o nervo interósseo posterior e para protegê-lo deve-se fazer a pronação completa do antebraço.
   D. No terço médio, para melhor alcançar a face anterior do rádio, deve-se pronar o antebraço de modo que a inserção do pronador redondo fique evidente.

9. **Sobre a via de acesso posterior ao rádio, marque a incorreta:**
    A. As principais referências anatômicas são o epicôndilo lateral e o tubérculo de Lister.
    B. Distalmente, o acesso se dá entre o extensor curto do carpo e o extensor longo do polegar.
    C. Proximalmente, o nervo interósseo posterior penetra entre as duas cabeças do supinador.
    D. Em cerca de 75% das vezes o nervo interósseo posterior toca o periósteo do rádio no nível do colo.

10. **Assinale a alternativa INCORRETA no que diz respeito à avaliação pré-operatória da doença osteoartrítica dos dedos:**
    A. Na avaliação MTF, é comum detectar contratura em flexão ou déficit de extensão.
    B. IFD pode apresentar nódulos de Heberden secundários a edema e osteófitos periarticulares.
    C. *Brewerton view* permite melhor definição da MTF.
    D. *Robert view* é feita com a mão supinada sobre filme com MTF fletidas 45-60°.

11. **Assinale a alternativa INCORRETA em relação à anatomia da articulação carpometacarpiana do polegar:**
    A. Consiste em uma articulação essencialmente instável.
    B. Superfície metacarpal é 34% menor que a superfície distal do trapézio.
    C. Ocorre maior carga na metade dorsal da superfície articular.
    D. Devido ao princípio da inclinação sobre viga (*cantilever bending*) a cartilagem dorsal é relativamente poupada.

12. **Assinale a alternativa INCORRETA em relação às complicações da artroplastia da IFP:**
    A. O acesso dorsal pode complicar com deformidade em pescoço de cisne.
    B. A maioria das indicações de reoperação ocorre por deformidade em botoeira.
    C. *Squeaking* é complicação relacionada às próteses de pirocarbono.
    D. Próteses de silicone continuam em funcionamento mesmo se sofrerem fratura.

13. **Indique a alternativa que NÃO é uma contraindicação absoluta à artroplastia metacarpofalangeana com implante:**
    A. Pele atrófica comprometida.
    B. Infecção aguda.
    C. Ferida aberta local.
    D. História de infecção.

14. **Assinale a alternativa INCORRETA em relação aos achados da artrose carpometacarpal do polegar:**
    A. Ocorre associação com STC próximo de 30%.
    B. *Robert view* é o perfil verdadeiro da CMC do polegar.
    C. A doença avançada evolui com contratura em adução com hiperextensão MF compensatória.
    D. Combinação com artrose escafotrapezoidal chega a 55%.

15. **Assinale a alternativa INCORRETA em relação ao sistema de estadiamento radiográfico de Eaton para artrose carpometacarpal do polegar:**
    A. Não tem correlação com extensão da doença vista no intraoperatório.
    B. Grau I apresenta aumento do espaço articular.
    C. Grau III poupa articulação escafotrapezoidal.
    D. Grau IV consiste em artrose de toda a articulação mediocárpica.

16. **Em relação à estabilidade ligamentar da articulação trapeziometacarpal, assinale a alternativa INCORRETA:**
    A. Ligamento oblíquo anterior superficial é o estabilizador primário.
    B. Ligamento dorsorradial inibe translação dorsal.
    C. Ligamento oblíquo posterior inibe translação ulnar.
    D. Ligamento intermetacarpal dorsal previne translação radial e migração proximal após trapeziectomia.

17. **Assinale a correlação INCORRETA em relação aos métodos terapêuticos descritos para trapeziectomia:**
    A. Burton e Pellegrini: *sling* suspensório de interposição do FRC.
    B. Weilby: tira de FRC ao redor do ALP.
    C. Kuhns: procedimento de hematoma e distração.
    D. Gervis: material de interposição mais fixação fios K.

18. **Assinale a alternativa INCORRETA em relação ao tratamento da osteoartrite trapeziometacarpal do polegar utilizando o método artroscópico:**
    A. A trapeziectomia parcial consiste em remover 4 mm de trapézio distal.
    B. O encurtamento térmico do ligamento oblíquo volar profundo é reservado apenas ao estágio I.
    C. O portal 1-R localiza-se imediatamente radial ao ALP.
    D. O portal 1-U localiza-se imediatamente ulnar ao ALP.

19. **Assinale a postura que maximiza a capacidade articular e o conforto da mão em caso de acúmulo de edema fluido ou hemático como resposta a lesão:**
    A. Flexão 45° metacarpofalangeana e flexão de interfalangeana proximal.
    B. Flexão 45° metacarpofalangeana e extensão de interfalangeana proximal.
    C. Extensão completa metacarpofalangeana e flexão de interfalangeana proximal.
    D. Extensão completa metacarpofalangeana e extensão de interfalangeana proximal.

20. **Assinale o acesso mais adequado e meta mínima no tratamento cirúrgico da rigidez articular metacarpofalangeana em extensão:**
    A. Acesso dorsal e objetivo 70° de flexão.
    B. Acesso dorsal e objetivo 90° de flexão.
    C. Acesso volar e objetivo 70° de flexão.
    D. Acesso volar e objetivo 90° de flexão.

21. **No tratamento de contratura em flexão da articulação interfalangeana proximal o *release* da contratura articular tem menor expectativa de resposta favorável em caso de:**
    A. Atenuação do mecanismo flexor.
    B. Atenuação do mecanismo extensor.
    C. Contratura capsular.
    D. Osteofitose marginal.

22. **Sobre a fratura do piramidal, assinale a incorreta:**
    A. A fratura da cortical dorsal é a mais comum.
    B. O mecanismo mais comum de fratura é a queda com punho estendido e em desvio ulnar.
    C. Está mais comumente associada a fratura-luxação perilunar.
    D. A fratura do corpo do piramidal deve servir de alerta sobre possíveis fraturas associadas.

23. **Sobre as fraturas do trapézio, é incorreto afirmar:**
    A. Estão normalmente associadas a fraturas de outros ossos.
    B. Ocorrem mais comumente por avulsão do ligamento carpal transverso.
    C. Traço vertical intra-articular é o mais comum.
    D. É o terceiro osso mais fraturado do carpo.

24. **Na síndrome de Fenton há rotação do:**
    A. Polo proximal do capitato.
    B. Polo distal do capitato.
    C. Polo proximal do escafoide.
    D. Polo distal do escafoide.

25. **O suprimento sanguíneo do semilunar se dá mais comumente via:**
    A. Dorsal.
    B. Volar.
    C. Dorsal e volar.
    D. Proximal.

26. **Indique o instrumento impróprio para a artroscopia do punho:**
    A. Artroscópio de 3,5 mm.
    B. *Shaver* de 3,5 mm.
    C. Artroscópio com angulação de 30°.
    D. Artroscópio com angulação de 70°.

27. **Sobre os portais na artroscopia do punho, pode-se afirmar, exceto:**
    A. Devem ser desenhados antes da tração.
    B. O portal 3-4 está em linha com a borda radial do dedo médio.
    C. O portal 4-5 é o portal primário de trabalho.
    D. O portal 4-5 é mais proximal que o portal 3-4.

28. **Sobre o portal 1-2, é incorreto afirmar que:**
    A. Artéria radial é radial a ele.
    B. Deve ser feito o mais próximo possível do tendão extensor longo do polegar.
    C. É útil para reparo periférico da fibrocartilagem triangular.
    D. O ramo sensitivo terminal do nervo cutâneo lateral do antebraço pode estar ulnar ou radial ao portal.

29. **Pode-se afirmar sobre a avaliação artroscópica do punho, exceto:**
    A. O ligamento radioulnar longo tem duas a três vezes a espessura do ligamento radio-escafocapitato.
    B. O ligamento radioulnar curto está ulnar ao radioulnar longo.
    C. O ligamento escafolunar normal tem uma aparência convexa entre os dois ossos.
    D. O disco articular pode ser acessado tanto pelo portal 4-5 quanto pelo 6R.

30. **Pode-se afirmar obre a classificação artroscópica de Geissler, exceto:**
    A. Desenvolvida para avaliação dos ligamentos escafolunar e lunopiramidal após fratura do rádio distal.
    B. No grau II não se consegue passar o *probe* pelo intervalo.
    C. No grau III pode-se passar o artroscópio pelo *gap*, porém não se consegue movê-lo entre os espaços radiocarpal e mediocarpal.
    D. No grau IV encontra-se o sinal conhecido como *drive throgh*.

31. **O nervo mais acometido na fratura de Monteggia é o:**
    A. Interósseo anterior.
    B. Ulnar.
    C. Mediano.
    D. Interósseo posterior.

32. **Haste intramedular no rádio é raramente indicada em adultos. Assinale qual a indicação das abaixo é considerada "atrativa":**
   A. Pacientes obesos.
   B. Manejo de fraturas patológicas com diagnóstico conhecido e tratamento com estabilização óssea e irradiação.
   C. Pacientes com imunodepressão, não sendo necessário redução aberta e exposição sujeita a infecção.
   D. Pacientes com TCE grave.

33. **Após qual período ocorre a maioria das refraturas nas situações em que são retiradas as placas de síntese em fraturas de antebraço?**
   A. Até 2 meses da retirada da placa.
   B. Após 2 a 4 meses da retirada da placa.
   C. Após 4 a 6 meses da retirada da placa.
   D. Após > 6 meses da retirada da placa.

34. **A função principal da membrana interóssea é:**
   A. Transmitir parte da carga axial da coluna do rádio para a coluna da ulna.
   B. Permitir a pronossupinação do antebraço.
   C. Estabilizar o rádio e a ulna.
   D. Proteger a artéria e nervo interósseo anterior e posterior.

35. **No reparo do ligamento colateral lateral, quando avulsionado do epicôndilo lateral, em qual localização deve ser feito o túnel intraósseo/âncoras?**
   A. Proximal e posterior ao epicôndilo lateral.
   B. Distal e posterior ao epicôndilo lateral.
   C. Proximal e anterior ao epicôndilo lateral.
   D. Distal e anterior ao epicôndilo lateral.

36. **A respeito da banda transversa do ligamento colateral medial, também conhecida como ligamento de Cooper:**
   A. É composto por fibras que têm origem no epicôndilo medial e inserem-se distalmente ao coronoide.
   B. É composto por fibras que têm origem no epicôndilo medial e inserem-se na ponta do olécrano, juntando com a cápsula.
   C. É composto por fibras que têm origem no epicôndilo medial e inserem-se na base do processo coronoide.
   D. É composto por fibras que correm ao longo da cápsula medial da ponta do olécrano à borda medial da ulna.

37. **Qual o provável prognóstico de pacientes com rigidez moderada pós-traumática do cotovelo submetido ao tratamento adequado:**
    A. Recuperação completa do movimento.
    B. Raramente ganha extensão total.
    C. Raramente ganha flexão total.
    D. Arco de movimento < 100 graus de flexoextensão.

38. **Em relação ao suprimento vascular do úmero distal:**
    A. É uma área bem vascularizada devido aos vários ramos colaterais existentes.
    B. A vascularização depende totalmente de um vaso que termina na metáfise do úmero distal.
    C. Tem área de pobre vascularização, localizada somente na área supracondilar.
    D. A região supracondilar é a mais vascularizada da região, tendo em vista as baixas taxas de pseudoartrose nesse tipo de fratura.

39. **Dentre os abaixo, qual é considerado fator de risco para sinostose radioulnar nas fraturas de antebraço?**
    A. Fratura de Monteggia.
    B. Fratura em diferentes níveis no antebraço.
    C. Lesão da membrana interóssea.
    D. Imobilização prolongada.

40. **Na fratura-luxação do cotovelo é esperada alguma perda de movimento. Indique o movimento que os pacientes mais perdem:**
    A. Flexão.
    B. Extensão.
    C. Pronação.
    D. Supinação.

41. **A função da incidência de Greenspan é mostrar:**
    A. A cabeça do rádio em AP.
    B. A cabeça do rádio em perfil.
    C. O processo coronoide em AP.
    D. O processo coronoide em AP em perfil.

42. **No acesso de Thompson, o intervalo superficial proximal ocorre entre:**
    A. Extensor radial curto do carpo e extensor radial longo do carpo.
    B. Extensor ulnar do carpo e extensor do dedo mínimo.
    C. Extensor ulnar do carpo e ancôneo.
    D. Extensor radial curto do carpo e extensor comum dos dedos.

43. Segundo o sistema de graduação de Raimondi, para a função da mão na paralisia braquial obstétrica, uma mão com extensores de punho ativos, com flexão passiva dos dedos por tenodese e o antebraço pronado, enquadra-se no grupo:
    A. 0.
    B. I.
    C. II.
    D. III.

44. O sinal de Putti, na paralisia braquial obstétrica, é designado para a:
    A. Protrusão superior do ângulo inferomedial da escápula.
    B. Protrusão inferior do ângulo superolateral da escápula.
    C. Protrusão superior do ângulo superomedial da escápula.
    D. Protrusão inferior do ângulo superomedial da escápula.

45. As fraturas do rádio distal representam quantos por cento do total de fraturas em crianças e adolescentes?
    A. 5% a 10%.
    B. 15% a 20%.
    C. 20% a 35%.
    D. 35% a 40%.

46. A fise do rádio distal contribui com a seguinte porcentagem do total do crescimento do membro superior:
    A. 10%.
    B. 30%.
    C. 40%.
    D. 50%.

47. Indique quantos graus de desvio no plano dorsovolar podem ser corrigidos por ano, em um esqueleto imaturo, devido à remodelação óssea:
    A. 5 a 10°.
    B. 10 a 15°.
    C. 15 a 20°.
    D. 20 a 30°.

48. A chance de fechamento da fise do rádio distal após fraturas fisárias desse osso é de:
    A. 4%.
    B. 7%.
    C. 10%.
    D. 15%.

49. Nas fraturas do rádio e ulna distais em crianças, a redução do rádio geralmente leva a uma redução concomitante da ulna. Em caso de dificuldade na redução simultânea da ulna, indique o desvio máximo aceitável para que não haja necessidade de intervenção cirúrgica nesse na ulna:

   A. 5°.
   B. 10°.
   C. 20°.
   D. 30°.

50. Nas fraturas dos ossos do antebraço, indique o máximo de desvio angular que não causa alteração da pronossupinação:

   A. 10°.
   B. 15°.
   C. 20°.
   D. 30°.

51. Na fratura de Monteggia na criança, indique a porcentagem de lesão neurovascular encontrada na apresentação aguda.

   A. 5% a 10%.
   B. 10% a 20%.
   C. 20% a 30%.
   D. 30% a 40%.

Respostas

1 **C**

REF.: Caetano E. Bases anatômicas e funcionais das cirurgias do membro superior. p. 348-356.

2 **D**

REF.: Caetano E. Bases anatômicas e funcionais das cirurgias do membro superior. p. 240-246.

3 **C**

REF.: Caetano E. Bases anatômicas e funcionais das cirurgias do membro superior. p. 351-262.

4 **C**

REF.: Caetano E. Bases anatômicas e funcionais das cirurgias do membro superior. p. 263-265.

5 **C**

REF.: Caetano E. Bases anatômicas e funcionais das cirurgias do membro superior. p. 337-338.

6 **D**

REF.: Caetano E. Bases anatômicas e funcionais das cirurgias do membro superior. p. 534-590.

7 **D**

REF.: Pardini. Traumatismos da mão. 4ª ed. p. 53.

8 **D**

REF.: Hoppenfeld. Vias de acesso em cirurgia ortopédica. 4ª ed. p. 150-153.

9 **D**

REF.: Hoppenfeld. Vias de acesso em cirurgia ortopédica. 4ª ed. p. 171-177.

10 **D**

REF.: Green's Operative Hand Surgery. 7ª ed. p. 346, 359.

11 **C**

REF.: Green's Operative Hand Surgery. 7ª ed. p. 360.

12 **A**

REF.: Green's Operative Hand Surgery. 7ª ed. p. 353.

13 D

Ref.: Green's Operative Hand Surgery. 7ª ed. p. 353.

14 B

Ref.: Green's Operative Hand Surgery. 7ª ed. p. 359.

15 D

Ref.: Green's Operative Hand Surgery. 7ª ed. p. 359.

16 A

Ref.: Green's Operative Hand Surgery. 7ª ed. p. 360.

17 D

Ref.: Green's Operative Hand Surgery. 7ª ed. p. 361.

18 D

Ref.: Green's Operative Hand Surgery. 7ª ed. p. 364.

19 C

Ref.: Green's Operative Hand Surgery. 7ª ed. p. 338.

20 C

Ref.: Green's Operative Hand Surgery. 7ª ed. p. 340.

21 B

Ref.: Green's Operative Hand Surgery. 7ª ed. p. 341.

22 C

Ref.: Green's Operative Hand Surgery. 7ª ed. p. 626.

23 B

Ref.: Green's Operative Hand Surgery. 7ª ed. p. 626.

24 A

Ref.: Green's Operative Hand Surgery. 7ª ed. p. 630.

25 C
Ref.: Green's Operative Hand Surgery. 7ª ed. p. 638.

26 A
Ref.: Green's Operative Hand Surgery. 7ª ed. p. 653.

27 A
Ref.: Green's Operative Hand Surgery. 7ª ed. p. 653.

28 D
Ref.: Green's Operative Hand Surgery. 7ª ed. p. 654.

29 C
Ref.: Green's Operative Hand Surgery. 7ª ed. p. 658.

30 C
Ref.: Green's Operative Hand Surgery. 7ª ed. p. 661.

31 D
Ref.: Green's Operative Hand Surgery. 7ª ed., p. 1468.

32 B
Ref.: Green's Operative Hand Surgery. 7ª ed., p. 793.

33 D
Ref.: Green's Operative Hand Surgery. 7ª ed., p. 799.

34 A
Ref.: Green's Operative Hand Surgery. 7ª ed., p. 806.

35 D
Ref.: Green's Operative Hand Surgery. 7ª ed., p. 819.

36 D
Ref.: Green's Operative Hand Surgery. 7ª ed., p. 836.

37 B

REF.: Green's Operative Hand Surgery. 7ª ed., p. 844.

38 B

REF.: Green's Operative Hand Surgery. 7ª ed., p. 698.

39 A

REF.: Green's Operative Hand Surgery. 7ª ed., p. 803.

40 B

REF.: Green's Operative Hand Surgery. 7ª ed., p. 827.

41 B

REF.: Green's Operative Hand Surgery. 7ª ed., p. 735.

42 D

REF.: Green's Operative Hand Surgery. 7ª ed., p. 791.

43 C

REF.: Green's Operative Hand Surgery. 7ª ed., p. 1408.

44 C

REF.: Green's Operative Hand Surgery. 7ª ed., p.1408.

45 C

REF.: Green's Operative Hand Surgery. 7ª ed., p.1442.

46 C

REF.: Green's Operative Hand Surgery. 7ª ed., p.1444.

47 D

REF.: Green's Operative Hand Surgery. 7ª ed., p.1444.

48 A

REF.: Green's Operative Hand Surgery. 7ª ed., p.1454.

49 C

Ref.: Green´s Operative Hand Surgery. 7ª ed., p. 1455.

50 A

Ref.: Green´s Operative Hand Surgery. 7ª ed., p.1463.

51 B

Green´s Operative Hand Surgery. 7ª ed., p.1468.